U0245319

健康孕产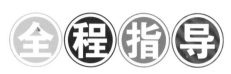

主　编 ◎ 戴淑真

副主编 ◎ 车艳辞

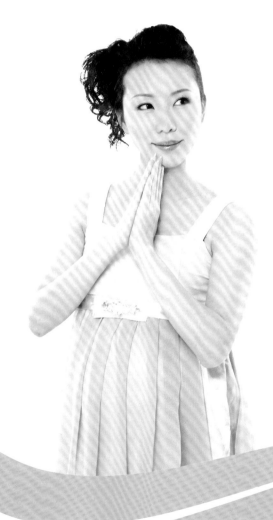

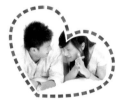

青岛出版社
QINGDAO

国家一级出版社
全国百佳图书出版单位

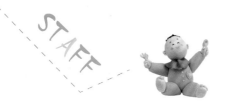

图书在版编目（CIP）数据

健康孕产全程指导/戴淑真主编.—青岛：青岛出版社，2012.6

ISBN 978-7-5436-8259-7

Ⅰ.①健… Ⅱ.①戴… Ⅲ.①妊娠期—妇幼保健—基本知识
②产褥期—妇幼保健—基本知识 Ⅳ.①R715.3

中国版本图书馆CIP数据核字(2012)第102308号

本书部分内容来自台湾《婴儿与母亲》杂志，特此鸣谢。

书　　　名	健康孕产全程指导	
主　　编	戴淑真	
副 主 编	车艳辞	
出版发行	青岛出版社	
社　　址	青岛市海尔路182号（266061）	
本社网址	http://www.qdpub.com	
邮购电话	13335059110 0532-85814750（传真） 0532-68068026	
策 划 编 辑	张化新	
责 任 编 辑	尹红侠　谢磊	
制　　版	青岛艺鑫制版印刷有限公司	
印　　刷	青岛嘉宝印刷有限公司	
出版日期	2012年6月第1版　2012年6月第1次印刷	
开　　本	16开(720mm×1020mm)	
印　　张	19	
字　　数	300千	
书　　号	ISBN 978-7-5436-8259-7	
定　　价	36.80元	

编校质量、盗版监督服务电话　4006532017　0532-68068670
青岛版图书售后如发现质量问题，请寄回青岛出版社印刷物资处调换。
电话：0532-68068629

序言

科学权威、方便查阅、轻松易学的
健康孕产全程指导

怀着对新生命的憧憬与期待，准妈咪从成功受孕那一刻，就开始了孕育宝宝的难忘历程。

准妈咪刚刚怀孕的惊喜马上被随之而来的孕吐不适所代替，孕中期腹中宝宝清晰的胎动又让准爸妈快乐地感受到新生命的存在。孕晚期宝宝生长迅速，准妈咪终于度过了完美的孕期生活，盼望已久的小天使终于降生，给家庭带来了无穷的欢乐。

本书请知名妇产科专家为准妈咪讲解孕产健康细节

为了帮助和指导准妈咪顺利度过孕产期，为了让宝宝能正常发育，顺利降生，健康成长，我们专门请知名妇产科专家编写审定《健康孕产全程指导》一书，向准妈咪讲解科学孕育宝宝的保健知识。

本书为准妈咪提供科学细致的宝宝孕育知识

本书从孕前准备开始，详细讲解新生命的孕育过程，帮助准爸妈制订完美的助孕计划，列出各种助孕方法，帮助准妈咪成功受孕。

接下来，根据孕早期、孕中期、孕晚期不同的月份，详细介绍准妈咪的身体变化和注意事项、宝宝的成长记录与发育要点；讲解准妈咪的营养搭配，列出适合准妈咪的私房菜；提醒准妈咪按时进行产检，针对孕期容易出现的不适和常见疾病，提出相应的处理对策和治疗方法；在每个月份都为准妈咪制订胎教计划，列出了适合的胎教方法。

十月怀胎，一朝分娩。在分娩期，为新妈咪列出妈妈和宝宝所需的物品，讲解自然分娩和剖宫产的全过程，指导新妈咪顺利生产，针对生产时可能出现的异常情况，提出相应的处理对策和治疗方法。

在产褥期和哺乳期，针对新妈咪产褥期生活护理、饮食调养、疾病防治，以及哺乳期乳房护理、催乳饮食等多方面知识，给出了科学详细的介绍。

本书由权威妇产科专家娓娓道来，文字亲切活泼，内容科学实用，装帧温馨精美

本书内容亲切活泼，科学实用，装帧温馨精美，通过知名权威的妇产科专家的娓娓道来，详细讲解孕产期保健的各个细节，方便每一位准妈咪快速查阅，让准妈咪充满喜悦地迎接宝宝的降生。

编　者

2012年4月

CONTENTS 目录

 孕前准备

Part one

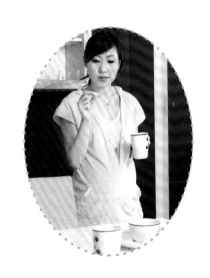

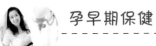

孕中期保健

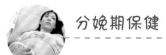

分娩期保健 .... Part five

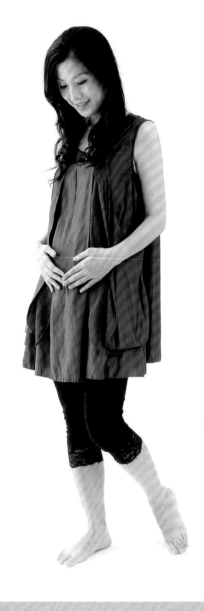

产褥期保健

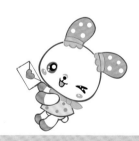

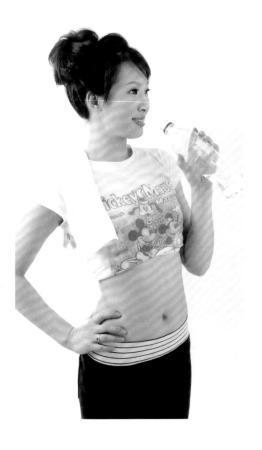

PART 1

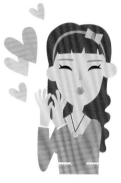

孕前准备

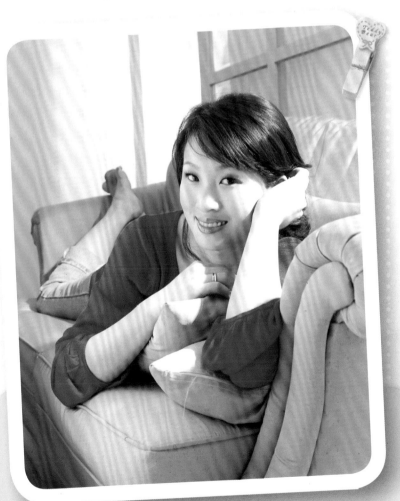

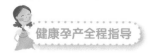
 优生知识——新生命的孕育过程

① 神奇的生命起源

卵子：女性体内的卵子在胎儿时期就已存在，以卵原细胞的形式包覆于卵泡内，共有400～500万个。

精子：精子是由精原细胞经过减数分裂而成，外观包括头、颈、尾三部分，呈蝌蚪状。

排卵：女性从青春期到更年期，每月都会有数个卵泡趋于成熟，但只有一个真正成熟，形成卵子并排出，也就是排卵。女性的一生中，两个卵巢的排卵数量大体相当，基本上按月交替排卵。

造精：比起女性每月只排出一个成熟卵子，成年男性一天就可制造出上亿个精子，未射出的精子存于精囊中，并自行分解被人体吸收。

结合：男性通过射精将精子植入女性体内后，精子需要通过女性阴道酸性环境的考验，才会有受孕的机会。卵子受精后便形成受精卵，开始进行细胞分裂，变成胚胞。胚胞经过约5天的移动，附着在子宫内膜上，即所谓的着床过程。

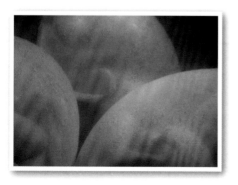

多胞胎是共享一个胎盘吗？

同卵双胞胎是共享一个胎盘，还是各自拥有自己的胎盘呢？约有七成的同卵双胞胎属于单绒毛膜性，也就是会共享同一个胎盘。其他三成左右的同卵双胞胎，则属于双绒毛膜性，也就是各自拥有自己的胎盘。胎盘的数量要等胎儿出生后，以科学检验的方式才能确定。

同卵异卵大不同

同卵双胞胎是如何形成的？

同卵双胞胎的形成原因，是单一卵子在受精后的14天之内，分裂成两个胚胎。除了少数案例，同卵双胞胎的基因几乎一模一样，性别也往往相同。每1,000名产妇约有4名会生下同卵双胞胎。

异卵双胞胎是如何形成的？

异卵双胞胎的形成原因，是母体释放出两个卵子，而这两个卵子又分别受精；异卵双胞胎有五成的基因相同，出生后长得比较像。异卵双胞胎的性别、所属种族、卵子受孕的时间和出生时的体重皆有可能不同。不同种族的异卵双胞胎形成率有所不同，而这种情形最有可能发生在非洲裔妇女身上。

② 精子的冒险旅程

♥ 射 精

当男女发生性行为时，男性在高潮时射出精子，精液中含有几千万甚至数亿个精子，聚集在女性阴道内，有些精子遇到阴道排出的酸性分泌物而死亡，有些精子可以成功地穿过阴道急速地游到子宫颈口。

♥ 精子到达输卵管壶腹部

精子射出后，在1~3天内都有授精的能力。卵子排出后，大约在24小时之后就会死亡。当精子进入女性体内后，由阴道经宫颈到达子宫，然后进入输卵管，在数小时或数十小时后，到达与卵子相遇的位置——输卵管壶腹部。

♥ 卵子与精子相遇受精

由卵巢排出的卵子会被输卵管伞部捕获，送至输卵管壶腹部，等待与精子相遇受精。输卵管伞部的开口位于卵巢附近，状似爪子。

③ 受精后胚胎的形成

♥ 受精后卵子的变化

男性射精产生的千万个精子中，只有数百个能到达输卵管的外端，一旦到达输卵管外端，精子就因能量变化的作用，产生一种化学物质，称为酵素，这种物质能让精子很顺利地融解包裹着卵细胞的外膜，从而进入卵细胞内。当精子进入卵细胞后，卵细胞的外壁就发生了变化，使输卵管内的其他精子无法再进入。

♥ 受精卵细胞分裂并着床

受精后，受精卵开始进行细胞分裂，分裂呈几何级数递增。通过输卵管黏膜的纤毛运动与输卵管壁的蠕动，来运送受精卵，在3~4天后到达子宫，着床在子宫内膜上，这个过程需要6~8天的时间。受精卵在着床时内部会形成胚胎。

♥ 胎盘为受精卵传送养分

受精卵着床不久，受精卵与子宫内膜的两侧会形成胎盘，胎盘是胎儿赖以生存的重要器官。胎儿在子宫内完全由胎盘供给养分，胎盘从受精后5周开始形成，在12周完全成形，一直发育到孕八月左右。

胎盘会从母体血液中吸收氧气和养分，来滋养胎儿。当母体健康出现问题时，胎盘仍具有保护胎儿的功能。胎盘是包含许多微血管的海绵状器官，到孕晚期重约500克，直径为15~20厘米，厚度15~30厘米，呈圆盘状。

♥ 奇妙的胚胎发育

受精卵从一个单细胞逐渐发育成胎儿的过程，的确是大自然界中最奇妙的事情。这一过程从最后一次月经的第一天算起，需要277天或40周，在这短短的时间内，一个单细胞竟然能够变成一个由亿万个细胞组成的复杂结构，而这亿万个细胞都得到完全发育，在胎儿体内发挥各自的功能。

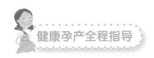

④ 宝宝第一个温暖的家——子宫

从受精到受精卵植入子宫壁，约须8天。当受精卵成功地植入子宫壁后，会逐渐发育，成长中的受精卵与母体卵巢会产生各种激素，子宫在各种激素的影响下，日益扩大。

未怀孕时，子宫位于盆腔内，在怀孕3个月后，子宫会从盆腔进入腹腔，子宫体会碰到前腹壁。

未怀孕时，子宫长6~8厘米（指从子宫底到子宫颈的长度），重40~45克，大小如拳头。到了怀孕后期，便长到36~40厘米，重约1千克，仅仅9个多月，子宫腔的容量急剧扩张，占据了腹腔的大部分空间。

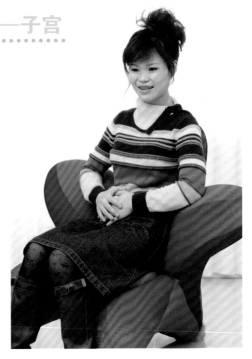

⑤ 认识子宫

子宫的功能是通过子宫内膜的周期性变化，为受精卵植入做好准备。在未怀孕时，子宫内膜每月脱落一次，形成月经；受孕后，子宫是胚胎着床和生长的地方；直到分娩时，子宫有规则地收缩，以娩出胎儿。

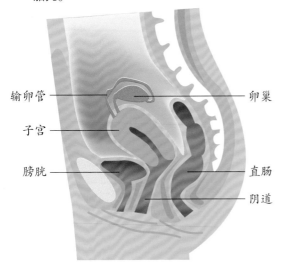

输卵管——

子宫——

膀胱——

——卵巢

——直肠

——阴道

♥ 子宫的发育与构造

子宫是女性特有的器官，位于肚脐之下的盆腔中，具体位置是膀胱的后方与直肠的前方。子宫的形状如同倒置的梨，血液由两侧的子宫动脉供应。大部分女性的子宫稍微向前倾斜弯曲，也有少部分女性的子宫向后倾斜。

在未怀孕时，子宫只比鸡蛋大一点。其上端左右两侧连接两个输卵管及两条连接卵巢的韧带，下面连接阴道。

子宫由外到内可分为三部分：子宫外膜、子宫肌层和子宫内膜。其中子宫肌层的肌肉占大部分，这些肌肉属于平滑肌。子宫的内衬称为子宫内膜，属于黏膜组织。在未怀孕时，子宫内膜会定期增生、剥落或吸收，以一个月为一周期，即所谓的月经。

♥ 子宫的保养

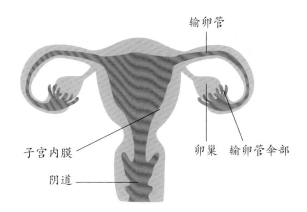

输卵管
卵巢 输卵管伞部
子宫内膜
阴道

子宫的保养是指避免让子宫受到感染或伤害。为避免感染，生活作息应有规律，身体免疫力强，子宫感染造成盆腔炎的几率才会低。避免子宫受到伤害是指未有生育计划时，进行性生活时应采取避孕措施，若意外怀孕而行人工流产手术，则有可能使子宫内膜受损，进而产生粘连。

⑥ 计算排卵日期

♥ 用排卵预测试纸测试

首先需要确定月经周期，即从本次月经第一天到下次月经第一天的天数，从月经周期第11天开始测试，每天一次，可以在家中自测，以便安排家庭生育计划，择期怀孕。

♥ 推算法

大部分女性在下次来月经前两周左右（12~16天）排卵，可根据自己以前月经周期规律推算排卵期。由于排卵期会受疾病、情绪、环境及药物的影响而发生改变，使用此方法时应与其他方法结合使用。

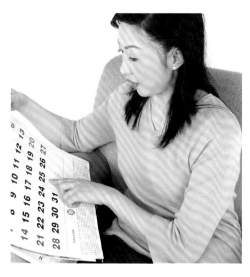

♥ 观察宫颈黏液

月经干净后，宫颈黏液一般稠厚而量少，甚至没有黏液，称为干燥期，即非排卵期。月经周期中期，随着内分泌的改变，黏液增多且变得稀薄，阴道分泌物增多，称为湿润期。接近排卵期时，黏液变得清亮滑润而富有弹性，如同鸡蛋清状，拉丝度高，出现这种黏液的最后一天的前后48小时是排卵日，因此，在出现阴部湿润感时即排卵期，也称为易孕期。

♥ 测量基础体温

在一个月经周期内，女性的基础体温会有周期性变化，排卵后基础体温升高能提示排卵已经发生，排卵一般发生在基础体温由低到高上升的过程中，在基础体温处于升高水平的三天内为易孕阶段，但这种方法只能提示排卵已经发生，不能预测排卵将何时发生。

> **爱心小贴士**
>
> 测量基础体温时，必须要经6小时充足睡眠，醒后未进行任何活动之前测量并记录，任何特殊情况都可能影响基础体温的变化，如性生活、感冒等。

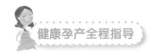
⑦ 怀孕自测

想要宝宝的女性应尽早知道自己是否怀孕，这样可较早开始对胎儿加以保护，避免有害因素影响，怀孕的自我诊断方法如下：

 月经停止

月经周期一直很规律的育龄女性，如果月经到期不来，就应考虑到怀孕的可能，因为这是怀孕的最早信号，过期时间越长，妊娠的可能性就越大。

 早孕反应

停经后出现的一些不适现象称为早孕反应。最先出现的反应是畏冷，并逐渐出现疲乏、嗜睡、头晕、食欲不振、疲乏无力、倦怠、挑食、喜酸、怕闻油腻味等现象，严重时还会出现恶心、呕吐等症状。

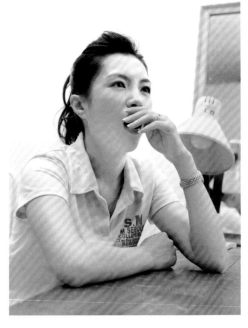

 乳房变化

怀孕后，可感到乳房胀痛、增大，乳头、乳晕颜色加深，乳头增大，周围出现一些小结节。

 基础体温升高

一贯测量基础体温的女性，怀孕后可发现晨起基础体温往往升高0.3～0.5℃。

早孕试纸

在普通药店就能买到早孕试纸。可用此种试纸测试尿液，最好选择早上第一次尿液，如出现两条红线，就预示着可能怀孕了。

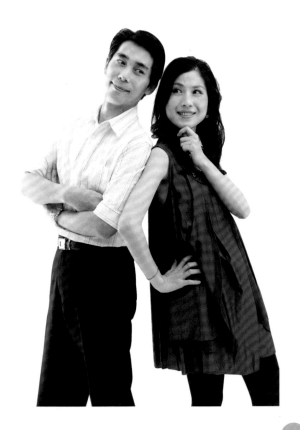

小贴士

如果怀疑怀孕了，应该去看医生加以证实，排除一些异常情况，切不可仅仅自行判断。

助孕计划——为受孕所做的准备

1 生活作息规律，调节内分泌有利助孕

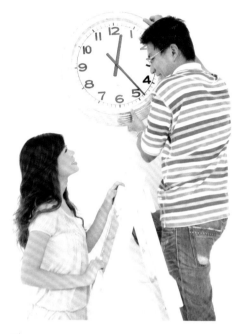

调查发现，长时间日夜颠倒作息者，其内分泌、卵巢排卵时间都会处于不稳定的状态。也就是说，经常熬夜、晚睡或值夜班者，排卵状况及内分泌都会比较不稳定，生理周期也呈现不规则状态，比较难受孕。

长期熬夜的结果会导致体内褪黑激素分泌紊乱，进而影响卵巢排卵的时间。排卵时间不规律，就很难计算何时是适合受孕的时间。

为了顺利受孕，应该如何安排自己的生活作息呢？最好在晚上10~11点就寝，早上6~7点之间起床，睡眠时间至少保证7个小时，并且至少坚持几个月，让身体渐渐习惯这个步调。

2 针灸治疗改善排卵功能

针灸治疗主要是通过穴道刺激来调节气血循环，改善排卵功能，增加子宫内膜的厚度。

根据每个人的体质不同，需要刺激的穴道和调理方式也不同。

一般来说，针灸治疗会按照子宫寒冷、子宫实热、肝气失畅、子宫瘀血、子宫痰湿及肾虚等六种主要病症进行。

 子宫寒冷

子宫寒冷常见于寒性体质或平时喜欢吃冰冷食物（譬如习惯每天喝冰饮）的女

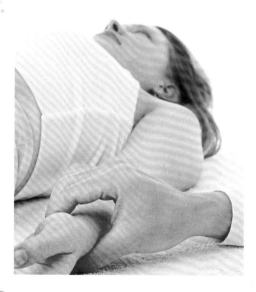

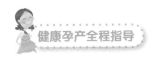
性。子宫寒冷的症状主要包括月经期延后或不规则、经血量少且呈暗红色、生理期期间会有小腹胀痛感、手足冰冷、腰酸、容易腹泻及排卵障碍（排卵不规则或月经周期不规律，有时两个月来一次，甚至半年来一次者）等。

针灸的穴位：

治疗原则是暖宫散寒，可选择气海、关元、神阙、命门、肾俞等穴。

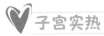 子宫实热

子宫实热常出现于火气大的女性身上，典型症状包括月经提前、生理期量多、生理期结束的时间总是拖很久（指的是生理期经常超过一星期者，有时以为结束，又会出现一点点经血）、经血深红又夹杂血块、经血黏稠有腥臭味、经常有口干舌燥的感觉、容易烦躁易怒、多梦、便秘等。

针灸的穴位：

治疗原则是清热凉血，可选择三阴交、太冲、合谷、太溪、曲池等穴。

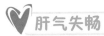 肝气失畅

肝气失畅多出现于情绪不稳或压力过大的女性身上。常见的症状有经期不固定、经血量时多时少、经血颜色呈暗红又夹杂小血块、生理期来临之前乳房及小腹胀痛、有时会偏头痛、容易烦躁易怒、胸口闷痛等。

针灸的穴位：

治疗原则是调肝气，可选择中极、地机、血海、行间、太冲等穴。

子宫瘀血

子宫瘀血常见于手术、流产后或痛经的女性身上，症状有月经量少兼夹杂血块、皮肤干燥、有时会有手麻的感觉等。

针灸的穴位：

治疗原则是活血化瘀，可选择关元、归来、腰阳关、血海、三阴交等穴。

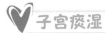 子宫痰湿

子宫痰湿常见于肥胖的妇女，症状有月经延后、生理期血量少、平时白带多、平时容易头晕心悸、胸闷恶心等。

针灸的穴位：

治疗原则是健脾利湿，常用脾俞、三焦俞、中脘、公孙、三阴交、丰隆等穴调治。

肾虚

肾虚的典型症状是月经失调或停经，并伴随头晕、耳鸣、腰酸膝软、倦怠、卵子质量不佳或排卵障碍（此条件需经不孕症医师检查才会知道）等。

针灸的穴位：

治疗原则是补肾，可选用肾俞、志室、气海、复溜、然谷等穴调治。

爱心小贴士

针灸治疗需3～6个月的时间才能达到调理效果，除针灸治疗外，还应注意减少熬夜、均衡饮食、适量运动，这样才能真正达到调理的功效。

❸ 助孕度假，重温恋爱幸福感

沉重的工作压力和急切想怀孕的精神压力都会影响怀孕的成功率。临床观察发现，许多尝试过人工受孕、饮食调养、针灸的不孕患者在失望之余，和另一半去度假后，竟然传出好消息。虽然目前还没有明确的实验数据可以解释原因，但这的确是一种助孕好方法。

其实在近几年，助孕度假在国外相当风行。尤其像是一些热带小岛的短期度假方案，比如菲律宾的长滩岛、泰国的普济岛、印尼的巴厘岛、马尔代夫等，因为时间不长（5~8天），消费比欧美旅游团便宜，再加上旅行社精心安排的SPA舒缓疗程、烛光晚餐、夕阳散步等，可以让人尽情放松享受，重温情人浪漫夜。

如果预算有限，来一趟国内旅游也不错。无论是热带海滨风格，还是现代都市风格，还是想要享受山中宁静，都能让您得到超惬意的精致享受。

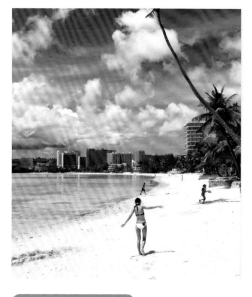

爱心小贴士

要想享受一次完美的旅程，事先规划很重要，这样才不会因为小事又让小俩口吵翻天。

❹ 性爱招数助您成功受孕

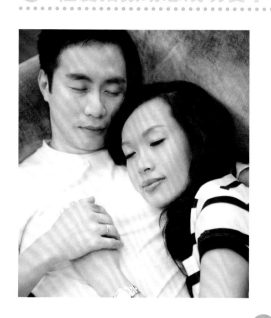

♥ 算准排卵日出招

行房次数多，并不代表受孕机会就高，掌握巧妙的时间点才能成功受孕。卵子的存活时间约1天，精子可在体内存活5天，因此在排卵日到来之前，每三天行房一次，接着在排卵日当天跟隔天增加行房次数，受孕机会就会大大增加。

♥ 让女性先达到高潮

女性在达到高潮时，体内会产生弱碱性分泌物，这种分泌物可帮助精子游动，让精子更顺畅地到达卵子所在的位置。不

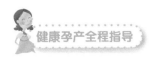
过，男性与女性达到高潮的时间点不同，如果没有适度的性前戏，男性达到高潮的时间会比较早。因此，建议老公在行房前多进行浪漫的性前戏（如亲吻耳后、脖子、背部、乳头周围、大腿内侧等部位），能够帮助妻子达到高潮。

 ## 采取男上女下体位

性爱体位多种多样，若要增加受孕机会，则需要运用一些特别招数。在姿势体位上，建议采取男上女下位，稍微垫高女方的臀部，男方射精后，才能使精液停留在子宫颈内。如果在射精时采取的是女上男下的姿势，精液容易流出，不易停留在女方体内。

需要提醒的是，在行房的过程中，并不需要全程都采取男上女下的体位，只要在男方快要射精时，再改为男上女下的体位即可。

 ## 结束后女性卧床休息

男性射精后，由于部分精液还停留在子宫颈口，因此若此时能垫高臀部，并且稍微休息，不要马上坐起或走动，就能帮助精子停留在体内，增加成功受孕的机会。

"爱闯红灯"会降低受孕率

需要注意的是，有些人喜欢"闯红灯"，这样会影响受孕的成功率。因为如果总是在月经期间或月经尚未完全结束时行房，女性体内的防卫机制为了抵抗外来物，会对精子产生抗体，如此一来，就会影响卵子与精子结合的顺畅度，受孕几率也会降低了。

性爱助孕三步骤

❶ 在性爱结束后，建议女性将双脚靠墙举高，并将枕头垫在臀部下面，这样将有助受孕。

❷ 在性爱结束后，女性也可侧躺，将膝盖弯曲靠近腹部，这样做也能提高受孕几率。

❸ 在这里提醒想要怀孕的女性，在性爱结束后，不要立即冲澡，这也是帮助受孕的好方法。

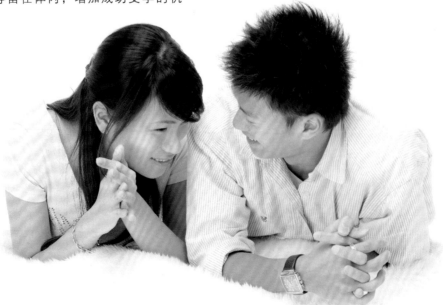

⑤ 提前服用叶酸

叶酸是什么

叶酸是一种水溶性的B族维生素，因为最初是从菠菜叶中提取得到的，所以称为叶酸。食物中的叶酸进入人体后会转变为四氢叶酸，在体内发挥生理作用。

缺乏叶酸的后果

当体内叶酸缺乏时，其直接的后果就是细胞的分裂和增殖受到影响，在血液循环系统表现为血红蛋白合成减少，红细胞无法成熟，从而导致巨幼细胞性贫血。如在妊娠早期缺乏叶酸，则会影响胎儿大脑和神经系统的正常发育，严重时将造成无脑儿和脊柱裂等先天畸形，也可因胎盘发育不良而造成流产、早产等。

目前已经证实，孕妈咪在孕早期叶酸缺乏是导致胎儿神经管畸形的主要原因。因此，在怀孕前后补充叶酸，可以预防胎儿发生神经管畸形。

如何补充叶酸

绿叶蔬菜中，如菠菜、生菜、芦笋、龙须菜、油菜、小白菜、甜菜等都富含叶酸。谷类食物中，如酵母、麸皮面包、麦芽等，水果中，如香蕉、草莓、橙子、橘子等，以及动物肝脏均富含叶酸。

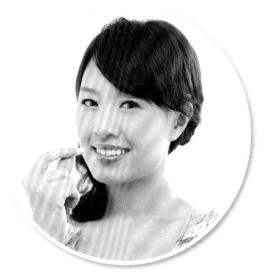

叶酸遇热会被破坏，因此建议烹制上述食物时不要长时间加热，以免破坏食物中所含的叶酸。营养学家曾推荐孕妈咪每天吃一只香蕉，因为香蕉富含叶酸与钾元素。为了预防胎儿神经管缺陷，也可以口服药物，如斯利安或叶酸胶囊0.8毫克/日，孕前3个月和孕后3个月口服，或直至妊娠结束。

爱心·小·贴士

叶酸是人体不可缺少的维生素，在体内的总量仅5～6毫克，但参与机体几乎所有的生化代谢过程，参与体内许多重要物质如蛋白质、脱氧核糖核酸（DNA）等的合成。

⑥ 在理想的年龄生育可减少并发症

生育是女性一生中最难忘也是最有挑战性的经历。生育不但对妇女的健康有着深远的影响，如果难产还有可能危及生命。因此，每一位女性都应该对生育和健康的关系有更深的了解。

最理想的生育年龄为20～30岁。如果生育时年龄过小或过大，特别是小于18岁或大于35岁的产妇，由于怀孕和分娩而产生的并发症要比理想年龄群的妇女高出2～6倍。

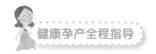
虽然现在营养状况普遍得到改善，医疗水平也更加发达，可减少因分娩而产生的并发症，但高龄产妇潜在的危险还是没办法消除。在美国，生育年龄超过理想年龄1岁，潜在的危险就增加10%～12%。

超过35岁的产妇易发生出血、妊娠期高血压疾病及难产等并发症，生低能儿及畸胎的机会也较高。高龄所引起的体质改变，有时是医学无法克服的。

小于18岁的年轻产妇，因分娩而引起的并发症比较容易通过医疗技术来克服，所以在医学发达的国家，年轻产妇的并发症都可减少到最小的程度。

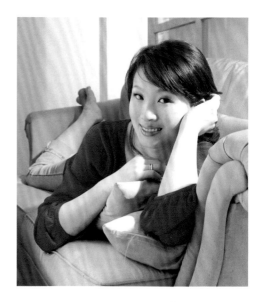

7 把握孕育优质宝宝的黄金年龄

现代男女响应晚婚晚育，造成太多的高龄产妇和高龄生子。只有把握生育黄金年龄孕育宝宝，对母子来说才是最好的。

24～30岁是黄金生育年龄

女性在21岁，男性在24岁，是身体发育完全，进入身强体壮的鼎盛时期。女性在28～32岁，生理功能发育到顶峰。这一时期，女性身体发育已完全成熟，骨盆、韧带和肌肉的弹性较好，卵子的质量最好，所以在这个时期生育，妊娠并发症少，分娩的危险性少，流产、早产、死胎、畸形儿和痴呆儿的发生率最低。

爱心小贴士

为了生育一个优质宝宝，在适龄阶段生育，可以保证胎儿智力正常发育，生理功能发育健全。适龄妇女应及早做出计划，安排好自己的生活、工作，在身心最佳的状态下孕育新生命，这样对自己和宝宝都好。

35岁之后生育增加风险

女性到了35岁后，卵子开始老化。男性到40岁后，精子的质量和活动力也会每况愈下，如果此时生小孩，就会增加不少风险。不论男女，在24～30岁之间是生育旺盛时期，也是精力最充沛的时期，堪称生育的黄金年龄。

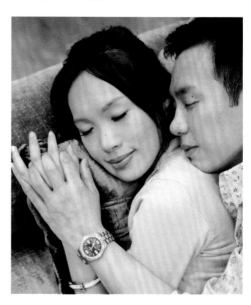

⑧ 高龄产妇年龄如何界定

现代的社会，女性的自主权日益增高，职业妇女也越来越多，结婚时间普遍延后，生育年龄提高，以致高龄孕产妇的比例增加，高龄怀孕生产的风险也逐渐引起孕妈咪的重视。

医学上界定35岁以上的怀孕妇女即为高龄产妇。不论是初产妇还是经产妇，怀孕时年满34岁的孕妈咪统称为高龄产妇。高龄产妇和高龄生子虽然危险性较高，但是以目前发达的产检水平来说，大都能妥善处理，所以高龄产妇还是可以生出健康可爱的小宝宝的。

⑨ 高龄怀孕生产的缺点

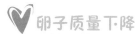

卵子质量下降

女性卵巢会随着年龄的增长而逐渐老化，卵细胞质量有所降低，不理想的卵子受精后会产生不理想的受精卵，容易使胚胎发生问题，直接影响胎儿的健康，容易发生胚胎萎缩、胚胎死亡、自然流产及胎儿染色体异常（如唐氏综合征等）。

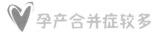

孕产合并症较多

高龄孕妇存在诸多并发症的风险，如妊娠期高血压疾病或其他慢性病的发生率上升，患子痫前症、妊娠糖尿病的可能性也会增加，其他如胎儿染色体异常、胎儿畸型、流产、早产、胎儿生长受限或胎儿过大、围产期死亡的机会也较多，孕期发生胎盘剥离、前置胎盘的可能性也增加。

产后恢复较慢

高龄产妇年龄较大，常感体力衰退，骨盆、韧带和肌肉的弹性变差，因此难产或剖腹产的比例较高，产后复原期也较长。骨盆随年龄的增长会变得较为松弛，分娩后若没有做好产后调理和适度锻炼，日后发生子宫或阴道脱垂、骨盆下坠感、尿频或尿失禁的机会都较高。

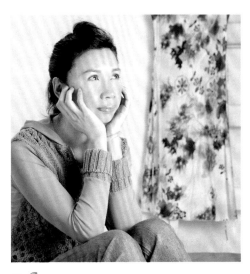

罹患癌症的几率增加

高龄生育还可能导致罹患癌症的几率增加。调查显示，35岁以上初次生育的女性，乳腺癌的发生率比30岁以前首次生育者大大增加，而且首次生育年龄越大，乳腺癌的发生率就越高，还容易罹患其他妇科癌症。

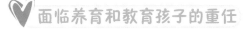

面临养育和教育孩子的重任

高龄产妇生育后还要面临养育和教育孩子的重任。年龄偏大的母亲，在精力和体力上都比不上较年轻的父母。重返工作岗位后，高龄产妇自己年迈的父母也没有精力和体力分担照顾孩子的责任，这一切都是现实中需要面对的问题。

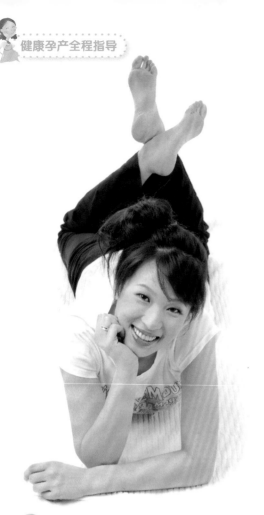

 10 高龄怀孕生产的优点

身心成熟

一般说来，20～30岁是女性适宜的生育年龄，高龄妈咪身心较为成熟，在心理上能适应为人母亲的重任。

经济较稳定

通常高龄妈咪在社会上有一定的职场经历，家庭经济多半较为稳定，可以为宝宝提供相对优裕的物质生活。

对孕产及小孩教养有规划

高龄妈咪对怀孕生产都会有较为周全的计划，对于新生儿的照顾比较完善，能够全盘规划孩子的教养计划，有助于孩子日后的智力发展。

 11 高龄妇女孕前注意事项

进行孕前相关健康检查

高龄妇女在孕前需要检查是否患有不适合怀孕或高风险的内科疾病，如风湿、高血压、糖尿病等，检查是否存在甲状腺、肝、肾、血液等方面的健康问题。如果确定没有重大疾病就不用太担心，若通过孕前检查发现存在某些健康问题，也能及早开始治疗，待病情得到控制后，才可准备受孕。

若患有内科疾病，如高血压、心脏病、肾脏病、糖尿病、自身免疫疾病等，就必须同时接受内科医师的治疗和妇产科医师的产检，千万不要自行减药或停药。

加强孕期的营养摄取

在计划怀孕前三个月就开始服用叶酸，保证胎儿神经管的良好发育。

定时产检

在确定怀孕后，必须定时产检，包括唐氏筛查，必要时在孕18～23周时要做羊水穿刺，在孕20～24周做四维彩色超声波，在孕28～30周要进行妊娠糖尿病筛检，在孕32周后应每两周通过超声波监测脐带血流及每日注意胎动（每天从早上起床到中午，必须有10次有感觉的胎动），若发现胎动明显减少，应立刻到医院检查。

PART 2

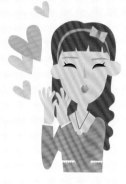

孕早期保健

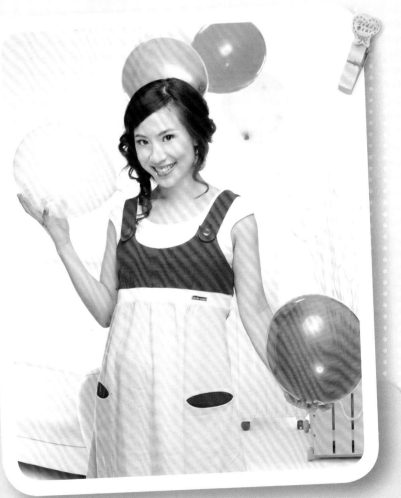

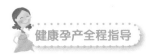

孕早期孕妈咪之旅（孕1~3个月）

❶ 孕早期妈咪变化

 孕一月的变化

　　孕一月，处于胚胎着床的阶段，因此孕妈咪不一定会出现怀孕的征兆。早孕期间，有部分人会有孕吐、慵懒、胸部胀痛等不适症状，但每个人怀孕早期的反应各不相同。

 孕二月的变化

　　孕二月，孕妈咪的子宫如鹅卵般大小，比未怀孕时稍大一点，腹部表面还没有任何增大的痕迹。此时，早孕反应始终伴随着孕妈咪，身体慵懒发热，食欲下降，恶心呕吐，心情烦躁，乳房发胀，有人甚至会出现头晕、心跳加速等症状。

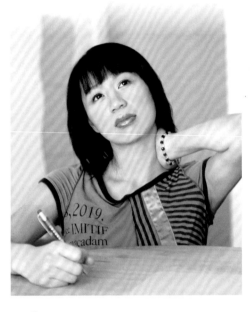

孕三月的变化

　　怀孕迈入第3个月时，孕妈咪诸多不适症状在高峰期之后，终于即将进入尾声，孕妈咪能花更多时间帮自己与胎儿补充心灵与身体的养分。在怀孕第三个月时，孕妈咪应学习如何面对和缓解不适症状，除了自我照顾外，还要让胎儿健康成长。

　　此时期的子宫只比平时大一点而已，长度顶多增加到12厘米，因此孕妈咪在孕12周以前的子宫高度并不会超过耻骨的位置，即孕12周以后的子宫将超过骨盆腔，腹部才开始微微隆起。

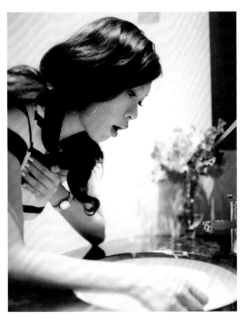

2 孕早期宝宝成长记录

♥ 第1个月：着床期

宝宝的话

我现在长得黄黄丑丑的，像一条透明的小鱼，长着鳃弓和尾巴，漂浮在一个毛茸茸的小球里，虽说在妈咪肚子里还不具人形，虽然很不起眼，但我可是有让妈咪感到疲劳、想呕吐的潜力呢！

胎儿多大了？

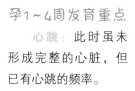

大小：0.5~1厘米。

重量：小于1克。

孕1~4周发育重点

心跳：此时虽未形成完整的心脏，但已有心跳的频率。

♥ 第2个月：确定怀孕期

宝宝的话

虽然我还称不上是人模人样，甚至长得有点像半透明的鱼，但是你们可不要太小看我哦，我有自己小小的心脏，还会扑通扑通地跳呢！

胎儿多大了？

大小：1.7~2.5厘米。

重量：1克。

孕5~8周发育重点

脸部雏形：此时期脸部已有大致的雏形，双眼仍是黑黑的突点且距离很远，看起来像鱼一般，耳朵与鼻孔于此时可见。

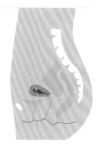

心脏、血管：心室与心房形成，心脏已发育完全，长出血管，开始血液循环。

躯干、四肢：尾巴渐渐消失，外观更趋向人形，四肢会以肉芽的形式出现。

皮肤：皮肤呈半透明状，汗腺与皮肤上的细毛已开始发育。

大脑：胎儿在子宫内，每分钟能制造出250万个脑细胞。

♥ 第3个月：害喜期

宝宝的话

妈咪如果现在看到我可能会吓一跳，因为我的头好大，占身高的1/3，我只是身体还没长大，可没有大头症哦！

胎儿多大了？

大小：6.5~9厘米。

重量：30~40克。

孕9~12周发育重点

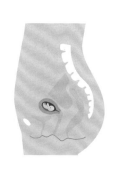

五官：胎儿的眼睛在此时期从两侧移至脸部，耳朵清晰可见。此外，由于脸部肌肉已经开始发育，胎儿能做出皱眉和张合嘴巴的表情动作。

四肢：手指和脚趾由肉芽渐渐分化而成，会出现简单的手掌开合动作。

皮肤：胎儿因表皮神经的发育而产生触觉，指甲和指纹也在此时形成。

性器官：虽然胎儿的性别在受精的那一刻便已决定，但性器官要到孕3月才开始发育，男胎的睾丸和女胎的卵巢也于此时定位。

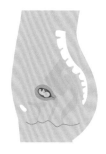

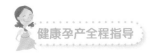
❸ 孕早期宝宝发育要点

第3周：受精卵形成，胚泡形成。

第4周：受精卵植入完成，妊娠囊形成。

第5周：胚芽出现，妊娠囊内可见胚芽和原始心管搏动。胎儿血循环建立。

第6周：胚盘与体蒂可辨，头尾可辨。

第7周：手板已明显形成。

第8周：五官、手指及足趾可辨，各器官开始分化发育。心脏形成，可见搏动。

第9周：男胎睾丸开始分化发育。

第10周：生成肝脏器官。

第11周：可见胎儿胸壁运动和小肠蠕动。女胎卵巢开始分化发育。

第12周：外生殖器已发育。

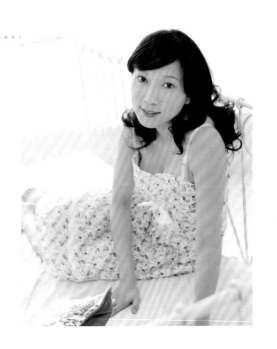

❹ 准爸爸可以做哪些事

♥ 注意准妈妈的身体变化

丈夫是妻子最亲近的人，妻子能否顺利度过孕期，丈夫有非常重要的责任。准爸爸应善于观察妻子细微的身体变化和情绪变化，细心照顾准妈妈的饮食及日常起居，当好妻子孕期保健的助手，尽早发现异常，早期处理，以确保母婴安全。

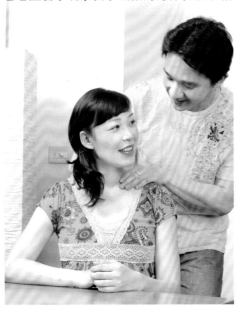

♥ 细心·照顾准妈妈

孕二月，由于早孕反应，准妈妈身体的不适感更加明显，情绪容易变坏，食欲也受影响。丈夫在此期间要主动承担起做饭的家务，不要让准妈妈在厨房劳动，以免加重孕吐。丈夫要对妻子更加体贴和照顾，帮助其度过这段不适的日子。

♥ 注意准妈妈的情绪变化

孕三月，准妈妈的早孕反应仍在持续，孕8~9周是最难受的时候。准爸爸要照顾好准妈妈的日常生活起居，帮助准妈妈稳定情绪，放松精神，尽量缓解恶心、呕吐、乏力等症状。同时，注重加强营养，补充因孕吐而损失的营养。

⑤ 孕期体重平均成长表

根据医学统计，建议孕妇在整个怀孕过程体重增加10~12千克，怀孕各期分配如下：

> 孕早期（1~3个月）：1~2千克。
>
> 孕中期（4~6个月）：5~6千克。
>
> 孕晚期（7个月~生产）：4~5千克。

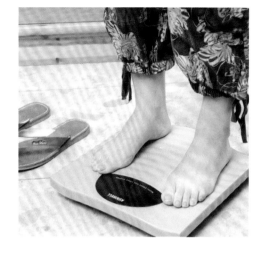

⑥ 准妈妈孕期注意事项

♥ 不要乱吃药

怀孕初期可能会有低热、倦怠等类似感冒的症状，如果随便找一些抗感冒药吃，不仅不能达到治疗的效果，说不定还会导致畸形儿呢！因为目前的抗感冒药大多数都是孕妈咪禁服的。

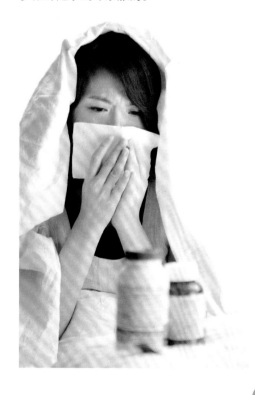

♥ 适量运动

当孕妈咪感觉身体不适时，不要勉强做运动或远游，过度运动可导致一部分孕妇阴道流血，甚至流产。

孕妈咪不要接触有毒物质，如烫发水、染发剂、农药、铅、汞、镉等。做X光、CT等放射检查之前，应先确定有无怀孕。

孕妈咪要少用电脑、微波炉、手机、电热毯，少看电视，远离电磁污染。这个时期外界的不良影响对胚胎来说可能是致命的。

♥ 注意静养

有习惯性流产的孕妇要在医生指导下卧床静养，采取相应的保胎措施。

爱心小贴士

孕妈咪在孕早期容易发生先兆流产，在生活细节上尤其要留意小心。在孕早期，夫妻最好不要行房，以免压迫腹部，导致流产。准妈咪要保持规律的生活习惯，不熬夜，保证充足的睡眠。

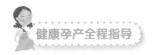

孕早期生活安排

① 孕早期生活细节多注意

◆ 从确定怀孕到孕12周之间，孕妈咪与先生之间的闺房之乐必须暂停，生活上要以安全为第一准则。

◆ 学会通过运动、饮食、工作与睡眠来放松自我，让孕期生活更轻松美好。

◆ 避免激烈的游戏、运动，避免温度过高的环境。

◆ 除了担心高温会对胎儿造成影响外，要保证浴盆卫生洁净，以免引起感染。

② 孕早期妈咪衣着与鞋子的选择

怀孕第二个月时，孕妈咪的身形变化并不明显，但是由于黄体酮水平升高，孕妈咪的体温会较一般人高一些，分泌物也会多一些，建议孕妈咪在衣物材质的选择上以透气舒适为原则。建议选择柔软的气垫鞋，最好不要穿拖鞋、高跟鞋，而以包鞋为主，以免跌倒。

③ 孕妈咪不宜穿着邋遢

有些女性怀孕后，因为妊娠反应忽视了自身的修饰打扮，常常衣冠不整，再加上身体容易疲劳不适，脸色显得苍白无华，整个人就显得邋里邋遢，这是非常不好的。

女性平日应讲究美观与整洁，即便是在妊娠期也不例外，而且更应该注意修饰打扮，这样不仅可以掩饰怀孕后体形的变化，还有利于保持身体健康和精神愉快，保持心理平衡，有助于孕妈咪保持良好的心态，对孕妈咪及胎儿的身心健康都十分有利。

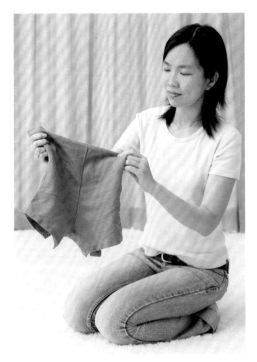

孕妈咪应选择那些穿在身上能体现出胸部线条美，使隆起的腹部显得不太突出的样式，服装轮廓最好呈上小下大的A字型。此外，应选择方便穿脱的衣服，衣服颜色应清爽明快。

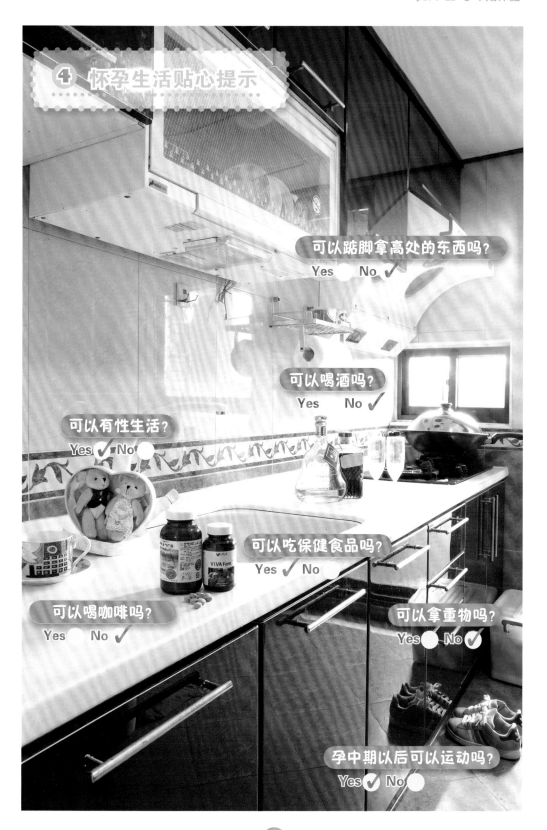

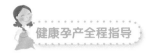
⑤ 做一个整洁干净的准妈妈

准妈妈要勤洗澡

夏季天气酷热，每天洗澡不宜少于两次。春秋气候宜人，每周洗澡1～2次即可。寒冬腊月，每两周洗澡1次就足够了。饥饿时或饱食后1小时以内不宜洗澡。

无论春夏秋冬，浴水温度最好都与体温接近，在38℃左右。太凉或太热的水对皮肤造成的刺激会影响孕妈咪的周身血液分布，不利于母体健康及胎儿发育。

淋浴比盆浴更适合孕妈咪，因为淋浴可防止污水进入阴道，避免孕期感染。再者，孕妈咪身体笨重，进出澡盆、浴缸不便，容易滑倒，使腹部受到撞击。

洗澡既可使全身清洁，又能促进血液循环，消除疲劳，抖擞精神。

孕妈咪还要经常洗头发，使头发清洁黑亮。每周最好洗两次头发。

经常清洗外衣

孕妈咪要经常清洗外衣，以保持整洁卫生，还应经常换洗内衣，最好每1～2天换洗一次，以免受细菌感染，导致阴部或乳腺炎症，造成不良影响。

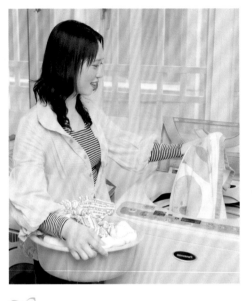

准妈妈要注意外阴清洁

孕妈咪还要经常进行外阴局部皮肤清洁。这是因为孕妈咪外阴发生了明显变化，皮肤更加柔弱，皮脂腺及汗腺的分泌较体表其他部位更为旺盛。同时由于阴道上皮细胞通透性增高，以及子宫颈腺体分泌增加，使白带增多。局部清洁时，注意不要用热水烫洗，也不要用碱性肥皂水洗，更不要用高锰酸钾溶液洗。

⑥ 孕妈咪不能拿剪刀吗

听老一辈的人说："孕妇拿剪刀会生出兔唇的宝宝！"这并没有科学根据，兔唇属于器官组织发育的变异，和拿剪刀没有任何关系。实在需要解释，其背后的意义应该是孕妇不能过于操劳。如果孕妈咪在怀孕期间做太多的家务，容易累坏身体，引起宫缩，甚至影响胎盘功能，容易生出不健康的宝宝。

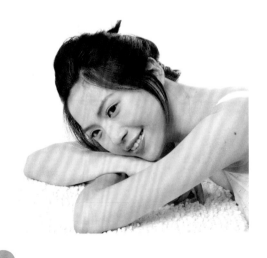

7 孕妈咪不宜用力搬重物

当孕妇用力搬东西时，腹压随之升高，会使子宫下垂，容易加重尿频、腰酸等症状，甚至出现腹股沟疼痛的现象；另外，搬重物还可能使子宫处于紧张的状态，引起子宫收缩，血流容易不畅，进而影响胎盘功能，影响宝宝的健康。

因此，孕妈咪平时不要过度劳累，不宜搬重物，太重或过大的物品就交由家人处理，并将心情调适在最佳状态。

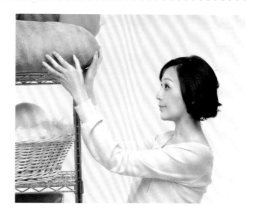

8 孕妈咪不宜动作幅度过大

民间有"手不可以高举过肩，否则会流产"的说法，就西医观点来看，完全无医学根据，若真要寻找理由，应该是孕期不宜从事过多的劳动或动作幅度不宜过大，以免引起子宫收缩及后续的不良反应，造成流产。

9 孕妈咪不宜泡温泉或做SPA

孕妇到底能不能泡温泉？医生不建议孕妇通过泡温泉来放松身心。

怀孕早期，过高的温度容易导致畸胎，因此，洗澡水的温度应控制在38℃左右，只要皮肤感到烫就要调低水温，并且将洗澡时间控制在15～20分钟；孕妇容易出现姿势性低血压的问题，往往保持同一个姿势时间久了，血液回流速度慢，突然站起来会感到头晕，因此，孕妇洗完盆浴起身时注意动作要缓慢，旁边最好有人陪伴或抓住扶手，以免晕倒造成危险。

另外，若是纯粹的SPA按摩则是允许的，不过按压有些穴位和筋脉会引起子宫收缩，像是三阴交、肩颈穴，要请按摩师或芳疗师特别小心。

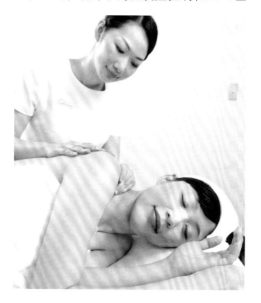

小贴士

怀孕期间，孕妇若想要放松身心，还是以散步最佳，每天至少要有半小时或1小时的散步或运动时间，每隔10分钟就稍作休息。

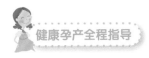
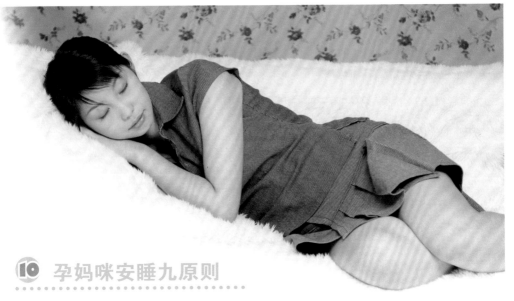

⑩ 孕妈咪安睡九原则

孕妈咪如果睡不着，可以尝试以下九大安眠原则：

就寝时间：孕妈咪就寝的时间尽量固定，不宜差别太大，能在11点前能入睡最佳。

睡前不要太动脑筋：慢慢让自己进入准备睡觉的阶段。

勿过饱：睡前不要吃太饱，不要喝太多水。

冥想：躺在床上，去冥想一个可以让自己放松且愉快的画面，将自己的注意力转移到快乐的事情上。

白天活动规律：如果白天多进行有规律的活动，对入眠也会有帮助。

睡姿：在孕期头三个月肚子还没有变大时，正躺或侧睡都没有问题，但是随着肚子渐渐隆起，建议采用侧睡的姿势，这种姿势不大会产生压迫感，并且侧躺左边入眠不大会影响静脉的循环。

避免刺激性食物：平日上班习惯了喝茶、咖啡等饮料，在怀孕之后应该不喝或少喝，茶与咖啡中含有咖啡因，具有兴奋神经的作用，当然不利于入睡，而且茶里面的鞣酸会和食物中的铁质结合形成复合物，易造成贫血。

催眠食物：建议睡前喝一点温热的红枣茶，简单的做法是将红枣用热开水冲泡饮用即可。桂圆其实就是龙眼，有镇静安神温补的作用，但是提醒孕妇不宜食用桂圆。此外，孕妈咪平日也可以食用莲子、银耳等有助安神又不刺激的食材。

温柔按摩：丈夫在睡前可以帮妻子轻柔地按压身体酸痛的部位，妻子就会睡得非常安稳。可按摩背部、腰部和出现水肿的双腿，轻轻地顺着皮肤的纹理按压下去即可。

爱心小贴士

失眠有可能是孕妇其他身体不适情形（如燥热、便秘等）所反应出来的结果。针对孕妇的失眠，中医会先了解孕妇的体质，然后选用酸枣仁汤、甘麦大枣汤等平和又能镇静安神的处方来帮助孕妈咪入眠。

⑪ 孕期性生活注意事项

　　怀孕期间是否能进行性生活一直是孕妈咪的疑问。孕期头4周是胚胎的着床期，此时进行性行为会造成着床不稳定，导致出血或流产，因此建议孕妈咪可等过了孕12周胎盘形成后再适度进行性生活，怀孕晚期，孕37周后已临近生产期，容易产生不适，也建议暂停性生活。

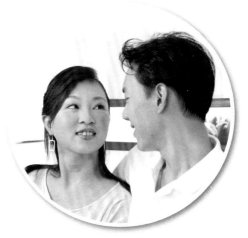

⑫ 孕妈咪巧妙工作也不累

　　孕妈咪在工作中，可以采用一些放松的秘诀，帮助维持好心情。下面提供五个建议给职场孕妈咪。

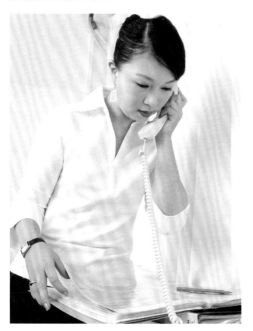

工作中多安排些小休息：隔半小时起身走动几分钟或伸伸懒腰，闭目养神或把腿伸一伸，让自己放松后再继续工作。

调整每天的工作日程表：先完成较吃力的工作，免得到下午更累。

减少外出活动：应付孕期与忙碌的工作之后，工作一天回到家之后应减少外出活动的机会，可利用网络购物或请家人代劳整理家务，保证足够的休息时间。

保持运动习惯：每天下班后散散步，能提升第二天的工作能量。

早点就寝：回到家中若感到疲倦，就应马上就寝。

小贴士

　　孕妈咪在孕期应戒掉不良的生活习惯，并且避免让自己处于二手烟的环境中。

⑬ 准妈妈要远离电磁辐射

♥ 电磁辐射的危害

　　最新研究报告指出，怀孕早期的女性如果在电脑前工作时间较长，其流产率就有可能增加，畸形胎儿的出生率也可能提高。因此，孕前及怀孕早期女性还是尽可能远离手机与电脑。

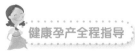
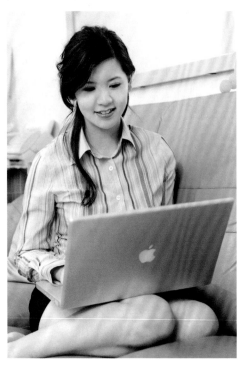

♥ 远离电磁辐射的对策

专家提议，应让孕前女性及孕妈咪暂时离开电脑、电视等视屏岗位，至少在怀孕的头3个月，即胎儿器官形成期，暂离此类工作环境，仍在这一工作岗位的，必须穿着特殊防护服装。长期在电磁辐射环境下工作的孕妈咪即使顺利产下婴儿，婴儿的智力和体质也有可能受到损伤。

爱心小贴士

家庭是电磁辐射较为集中的场所，孕前女性和孕妈咪在家中要远离微波炉、电视机和电脑，也可穿着专门用于屏蔽电磁辐射的特殊防护服。

⑭ 孕妈咪适合从事的运动项目

孕妈咪适合从事的运动包括水中有氧体操、爬楼梯、孕妇瑜伽和游泳等。孕妈咪常做运动，能让身心更放松，生产更顺利。例如：近几年颇流行的生产球，孕妈咪趴在圆弧型的球体上，不但能让手臂与下半身的肌肉获得伸展，缓解孕期的腰酸背痛与待产的疼痛感，还能有效预防产后出现妈妈手。

⑮ 孕妈咪应适度活动

妈咪怀孕后应避免过度劳累，应适度活动。孕妈咪一天中最好有6~8小时的睡眠时间，尽量在夜间11点之前就入睡，因为晚上11点到凌晨3点之间是体内激素作用最旺盛的时候。其实，怀孕期间的生活作息可一切照常，除非是有出血或早产的征兆才需要多卧床休息，只要避免过重的劳动和幅度太大的动作即可。平时上班过分忙碌的孕妈咪则要减少自己的工作量。

孕妈咪若是只注意休息而没有适度的活动，很容易造成体重增加过多，进而引起更多不良反应，如妊娠糖尿病、产后肥胖等。因此，孕妈咪应适度活动，只是记得累了就稍作休息，不可逞强。

16 孕妈咪可通过游泳来放松心情

孕妈咪游泳时，依靠水的浮力，能够减轻大肚子带来的负担，比在地上行走要轻松得多。

会游泳的孕妈咪可采用自由式，能够把身体拉直，或者拿着浮板踢水，都能够放松身体，并且锻炼大腿肌肉帮助生产。通常建议孕妈咪视自己的体能状况，选择在水中的活动方式，觉得累了就要休息。水中活动在怀孕12～36周都可以持续进行，一个星期2～3次，运动时间控制在半个小时，中间再休息一下，就能真正达到放松的效果。

孕妈咪还可以试着爬楼梯（不要下楼梯，以免膝盖劳损），训练大腿及下半身肌肉，以应付将来艰辛的产程，并且强化双腿肌肉，提高推挤娩出胎儿的力量。

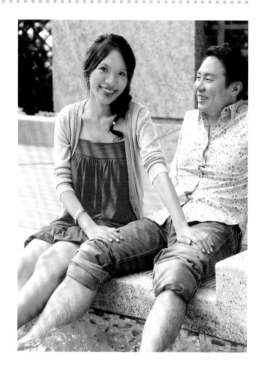

17 孕妈咪瑜伽让身体放松伸展

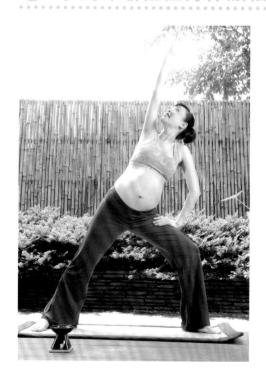

孕妈咪可以做一些简单的瑜伽动作，只需准备一个瑜伽垫，不需要太大空间就能进行，让腰背的肌肉得以伸展，建议孕妈咪在专业人员指导下练习。

♥ 动作1

【步骤】左脚踏出，形成侧身弓箭步，右手往上延伸拉直右侧腿，另一只手放在左大腿上休息，停留3～5秒，换另侧动作。注意动作幅度不宜过大，以免产生不适。

【目的】如此各重复5次，能够伸展腰侧肌肉，缓解腰酸症状。

♥ 动作2

【步骤】取坐姿，双腿先伸直并拢，然后收起右脚至另一脚的膝盖处，将右手

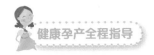

放置于右脚膝盖处，旋转身体往后看，一直停留5秒后，换另一侧动作。

【目的】如此各重复5次，能够伸展腰侧肌肉，缓解腰酸症状。

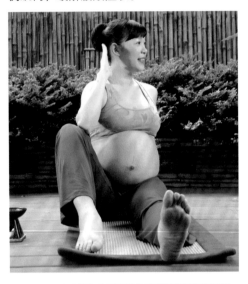

日晒散步，走出好心情

影响情绪的大脑神经位置与传导物质相对复杂，有一部分和褪黑激素有关。褪黑激素由松果体分泌，负责日夜睡醒周期调节。某些地区因为日照不足的关系，居民容易出现忧郁的症状，有专家提出忧郁症可能与松果体功能失调有关，因此建议孕妈咪常去散散步，接受适度的光照，对缓解忧郁情绪有帮助。

♥ 动作3

【步骤】侧身靠墙，身体与墙壁呈90°姿势，将手臂伸直，与身体重直并贴紧墙壁，停留3~5秒，即可换另一侧再做一次。

【目的】此姿势能够放松孕妇紧绷的肩颈。

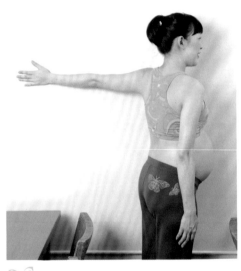

♥ 动作4

【步骤】呈坐姿，将双腿打开至90°，用单手撑地，旋转身体，往后看，停留3~5秒后，换另一侧手来支撑地板，并旋转另侧身体，一样停留3~5秒后，两侧各进行10次。

【目的】能放松腰背肌肉。

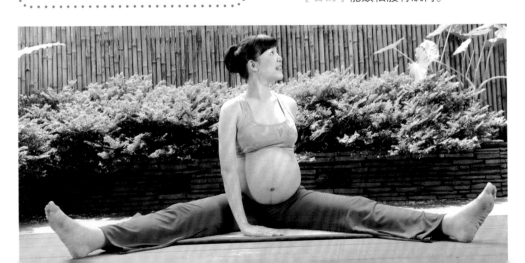

18 孕妈咪情绪困扰四成因

初次怀孕的孕妈咪通常最担心宝宝的身体有无异常、营养摄取是否能够保证胎儿正常发育等问题。如果夫妻双方都还没有做好角色转换与环境支持的准备，最让孕妈咪倍感压力。

孕早期受内分泌影响

孕妈咪在孕期为什么容易有坏情绪？体内激素对孕妈咪的影响多在第一孕程，也就是怀孕的前三个月，此时因为孕妈咪要开始适应高涨的激素水平(体内的雌激素、黄体素及甲状腺素等都会跟着上升)，会产生心悸、睡眠质量不佳、恶心呕吐、倦怠疲劳、烦躁焦虑等问题，这些问题与不适会造成直接的情绪冲击。

孕中晚期身心状况改变

在孕中晚期，孕妈咪的身体慢慢适应了激素水平的改变，此时肚子胀大，子宫变大，都会使孕妈咪的身体负担变得更重。孕晚期，孕妈咪更容易担心宝宝的发育状况是否健康，也特别容易对分娩过程感到害怕。

怀孕全期适应角色转换

准妈妈在怀孕后，从被呵护的小公主变成了必须自己独立去面对许多生产问题的母亲的角色。当被照顾者转为照顾者的角色时，总是需要一段角色转换的适应过程，这个时候特别容易陷入孕期的忧虑低潮，家人需要及时发现孕妈咪的情绪波动，帮助孕妈咪稳定情绪。

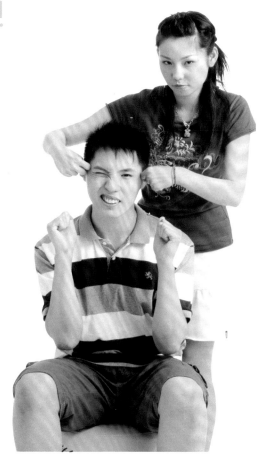

怀孕全期经济环境支持

育儿的经费支出、孩子由谁来带等问题都会在孕期一一浮现，也在考验着婚姻或家庭。此时，特别需要丈夫扮演好倾听者的角色，多多包容，倾听孕妈咪诉说自己内心的困扰。

对于孕妈咪来说，怀孕带来的各种难题不一定都会带来压力反应或负面情绪。孕妈咪在怀孕的过程中要做些放松调整的活动，借此机会发现自己开心快乐、充满期待、积极乐观的一面。

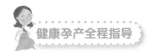
⑲ 孕妈咪为何爱发脾气

孕期焦虑是正常的

妻子怀孕后爱发脾气的现象很常见。随着怀孕的好消息到来，夫妻俩往往都很激动，并且怀着幸福的憧憬。可好景不长，一向活泼开朗的妻子变得郁郁寡欢，愁眉不展，常常因为生活中的小事大动肝火，脾气暴躁。

准爸爸要怎样做

孕期焦虑是一种心理变化，即将成为母亲的准妈妈心情都比较复杂。孕妈咪身心将经历重大变化，会考虑宝宝是什么样，自己是否会变得很胖，如何扮演母亲角色，住房、婆媳关系、经济压力、工作安排等问题经常会困扰着她们。因此丈夫应该体谅妻子，不要和妻子争执，平时要多和妻子沟通交流，许多问题要谈出来，达成一致意见，积极乐观地共同面对。孕期焦虑情形严重的，可寻求心理咨询医生和精神科医生的帮助。

有些孕妈咪脾气变坏是因为孕期不适导致。轻微的如妊娠反应，60%～80%的孕妈咪会有不同程度的肠胃不适，有的还会持续整个孕程。

⑳ 孕妈咪调整心情放轻松

孕妈咪要调整好自己的情绪，可以多和自己对话，多和亲友沟通，积极为孕期情绪减压。

和自己对话

当怀孕本身成了最大的压力源，反而是学会压力调适的最佳机会。医生建议，准妈咪可仔细评估自己的情绪，学习如何关心自己，了解在压力状态下自己的反应，每个人都有自己的压力反应表现，可能是头痛、失眠、容易动怒、发脾气与意兴阑珊，首先要了解自己的压力反应，然后决定自己可以做些什么改变，学习调整心态与反应来面对压力。

安排有趣的活动

许多孕妈咪因为怀孕的关系，在工作上可能会有一些变动，甚至会请假在家。如果孕妈咪一直闷在家里，没有合理安排自己的生活，就可能会让心情慌乱烦闷。医生建议孕妈咪每周

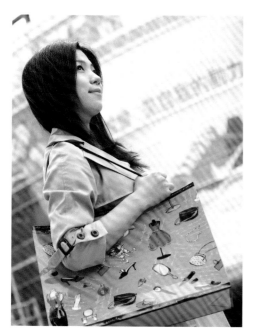

都安排几次有趣的活动，保持与外界的互动，这样可以提供情绪宣泄的渠道。

孕妈咪在日常生活中多做一些喜欢做的事，就是最好的放松。做自己最喜欢做的事，如运动、逛街、听音乐、看电影等，只要是做自己喜欢的事，就能达到自然放松的效果。

与家人朋友互动

孕妈咪的心理压力需要实时释放，不论是身体还是心理有困扰或疑问，都一定要讲出来，适度地倾吐表达，让家人、朋友或医师了解问题，才有办法帮助孕妈咪解决，避免问题日渐累积而爆发。

孕妈咪面临身材走样、角色转换等很多问题，此时更需要亲人多多安慰、肯定和赞美。丈夫要改变态度，理解怀孕生子是很辛苦的过程，从待产、分娩到坐月子、育儿，都能一起陪伴度过，陪伴妻子去产检，一起去妈妈教室学习生产课程，了解在整个怀胎十月中，孕妈咪的身体将出现怎样的变化，及时发现妻子的情绪问

腹式呼吸放轻松

当孕妈咪正在气头上时，试试腹式呼吸法吧！呼吸是唯一能够通过意念去改变生理状态的方式，平时的呼吸一般都是比较浅的胸式呼吸，但腹式呼吸是让人想象由肚子（也就是丹田）发动这个呼吸。

做法：吸气时手摸着肚子，感觉肚子是鼓起来的，呼气的时候用丹田出力，此时肚子会是扁的，协助把腹腔的空气挤出来，此时呼吸的节奏及频率都要变慢，试着去控制自己的呼吸节奏，免得越做越紧张，反而觉得吸不到气而达不到放松的效果，这需要好好练习。

好处：通过腹式呼吸，能将心思转移到自己的身上，达到转移情绪的效果，腹式呼吸还能为身体带来放松的感觉。当孕妈咪感觉烦躁、慌乱时，或者是躺在床上失眠的时候，都可以通过腹式呼吸的练习，直接观察肚子的起伏，这种呼吸方式与深呼吸相比，能够把更多的注意力放到自己身上。

题。部分孕妈咪会质疑自己带小孩、喂母乳等能力，此时，丈夫和妻子应一起学习孕产育儿知识，丈夫的陪伴与鼓励是孕妈咪最大的精神支柱。

小贴士

胎儿是有记忆的，在妈妈腹中的感知体验将会长期保留在记忆中。准妈妈应始终保持平和愉快的心情，快乐地度过整个孕期。

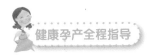
21 孕妈咪居家按摩放轻松

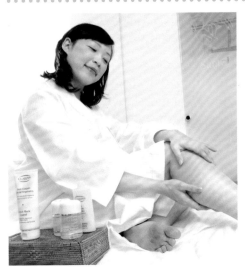

孕妈咪可以进行简单居家按摩法，每天利用沐浴与睡前时光，由亲爱的老公来为怀孕中的妻子提供轻抚按压服务，按摩效果马上提升120%。

♥ 脸 部

【原因】怀孕的时候，血液循环会比较差，孕妈咪的脸部容易出现暗沉浮肿，需要通过按摩的方式来促进淋巴的排毒。

【做法】取坐姿，将脚打开与肩同宽，将手肘靠在大腿上，低头向下看，双手合并呈小碗状(V字型)，依序从额头、眼袋、颧骨下方(脸颊)、下巴到耳后，每个部位都按压10秒再放开。

【叮咛】低头向下看，脸部皮肤中的水分会集中在鼻翼两侧，可以集中按压，以便将水分排出去。按压前也可先涂抹促进循环的脸部保养产品。

【功效】促进新陈代谢，排水排毒。

♥ 肩 部

【原因】肩头平时就容易紧绷，孕期的血液循环差、容易疲惫以及心理紧张，

例如担心宝宝的健康，这些都会在无形中加重肩膀的负担，让肩部常常有紧绷酸痛感。

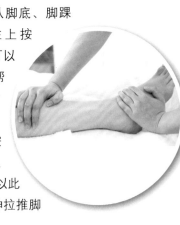

【做法】用精油来回轻轻按摩肩部，能达到放松纾压之效。

【叮咛】传统习俗有"孕妇不能按摩肩头"的说法，如果担心而不敢自己做的孕妈咪可以请丈夫代劳，能增进夫妻感情。应选择调和过的精油配方，因为调和过的基底油比例高，同时应选择孕妇专用的安全配方。

【功效】缓解肩部的酸痛不适感。

♥ 腿 部

【原因】孕妈咪在孕期腿部特别容易水肿酸胀，循环差，还容易抽筋。

【做法】从脚底、脚踝开始，由下往上按压，脚底按摩可以请丈夫和家人帮忙，用四指指腹按压脚底中心的凹陷处，按压时数"1、2、3"放开后，再以此为中心往外延伸拉推脚底筋肉。

【叮咛】按压完毕之后，也可以涂抹乳霜，能缓解腿部酸痛。

【功效】帮助消除水肿，改善循环。

♥ 腹　部

【做法】只要在腹部轻轻地按顺时钟的方向画圆，由下往上轻轻按摩即可。按摩时涂点乳霜能保养肚皮，还能消除子宫下坠感。这种按摩可以达到放松安抚的功效。

♥ 胸　部

【原因】随着孕程的进行，孕妈咪胸部日益胀大，孕妈咪不免会担心，乳房是否会外扩下垂，可以通过简单的动作来达到预防乳房下垂的效果。

沐浴时间可特别按压腿部

洗澡时先在温热水中滴入几滴精油来泡脚，或者先泡完脚再涂抹精油准备按摩，双手环绕腿部，依个人习惯，选择右手在上、左手在下或相反次序，由下往上涂抹按压，按压时停下，数"1、2、3"，放开往上移动时再数"1、2、3"，一路往上至完成单侧腿部按压后，再换另一侧用相同手法按压。

【做法】

❶ 站立，做伏地挺身的姿势来推墙壁，用肩膀施力，在自己的能力范围内，每次做10～15下。

❷ 呈"E"字口型来开怀大笑吧！这个动作能让您感觉到脖子肌肉拉紧，收缩肩部宽扁平肌，预防胸部外扩，重复15次。

22 记下怀孕日记

整个孕期大约共有280天，从孕妈咪怀孕开始，帮小宝贝记录下孕期的每一刻，是孕期甜蜜的活动之一。例如：将每天的胎动感受转化成文字描述，在日后阅读起来，的确是一种特别的回忆。孕妈咪在产检时，胎动记录也能派得上用场，孕妈咪能通过每日的胎动记录，让医生更清楚自己孕期的状况。

此外，许多孕妈咪会在怀孕时拍写真照片，或担任妇幼杂志内页的模特，这也能为小宝贝和自己留下难忘的怀孕写照。

准爸爸也可以在与胎儿对话的时候，利用录音笔将声音录下来，将来在小宝贝生日时，可以把这些对话录音作为有纪念意义的生日礼物送给小宝贝。

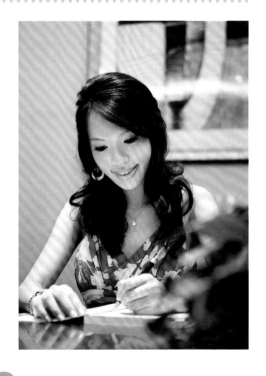

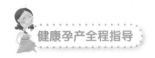

孕早期营养课堂

① 孕一月饮食要点

孕一月，有些孕妈咪由于体内激素的变化，会出现食欲不振的现象，甚至在怀孕初期还有体重减轻的迹象，对此孕妈咪不用太担心，因为在怀孕初期（1～3个月），胎儿增加的重量不多，孕妈咪在怀孕初期所吃的食物往往只能补到自己的身上。

孕妈咪在孕一月，可以少吃油腻、辛辣、生冷食物，在呕吐感较强烈的时候，应该少喝水，并且选择自己喜欢吃的食物，同时放松心情，无须太过紧张或给自己过多压力。

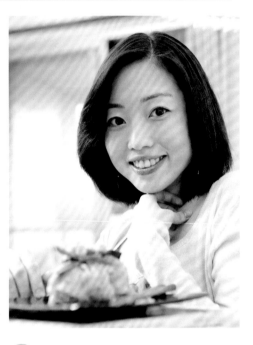

② 孕一月一日食谱

早餐

全麦夹蛋三明治＋低脂（或全脂）牛奶

午餐

鸡肉蔬菜意大利面＋罗宋汤

晚餐

糙米饭一碗＋菠菜炒牛肉＋芦笋肉片＋姜丝蛤蛎汤＋绿色花椰菜

饭后水果

柑橘类水果，如葡萄柚、柳橙等

③ 多补充四种营养素

从计划怀孕的前3个月开始，或在怀孕第一个月，可以增加摄入富含叶酸的食物，预防由于叶酸缺乏造成的胎儿神经管缺陷，避免胎儿脊柱裂的发生。目前建议成人叶酸的每日摄取量为400微克，怀孕妇女在孕早期1～3个月应提高至600微克。在每日饮食中很难摄取足量的叶酸，故建议孕妈咪在多选择含叶酸丰富的食材的同时，最好每日再补充叶酸营养剂或综合维生素片。

准备怀孕的夫妻应均衡饮食，在平日饮食时应多注意下列四项营养素的摄取，有助于受孕：

叶酸：如果孕妇缺乏叶酸，将影响胎儿神经管的发育，导致胎儿脊柱裂的发生，故在饮食中可多选择菠菜、芦笋、西蓝花、深绿色蔬菜、动物肝脏、瘦肉等食物。

蛋白质：食物中蛋类、奶类、豆类及

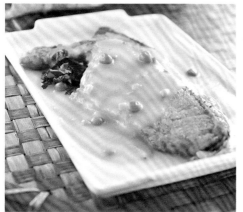

豆制品、肉类等蛋白质，被人体消化吸收后会变成氨基酸。若缺乏精氨酸，容易引起不孕症。

维生素E：又称生育醇，抗不孕维生素。动物实验表明，缺乏维生素E可能成造成睾丸的损害。富含维生素E的食物包括全谷类、米糠油、小麦胚芽油、棉籽油、蛋黄、坚果类、绿色蔬菜等。

锌：多食用海鲜类、牡蛎、蛋、坚果类、全谷类、肉类等富含锌的食材，有助于雄性激素（睾固酮）的合成。

避免叶酸流失，烹调注意事项

❶ 烹调时间勿过久，以免影响食物中的营养价值。

❷ 食物若储存时间过长，食物中叶酸的含量则会降低。

❹ 孕二月饮食要点

❶ 均衡饮食，平时饮食应包括五谷根茎类、奶类、蛋豆鱼肉类、蔬菜类、水果类、油脂类等六大类食物。

❷ 食物要好消化吸收，口味要清淡。

❸ 孕二月是胎儿神经及器官形成的重要时期，不建议吃补品或炖补，而是以新鲜食物为主，除了整个孕程都需增加叶酸外，此阶段还需注意蛋白质、钙、铁、维生素A、维生素B_1、维生素B_2、维生素B_6、维生素D的摄取。

各类营养素每日建议摄取量及食物来源

营养素	每日建议摄取量	食物来源
蛋白质	50～60g	鱼类、蛋类、豆类及其制品、奶类、肉类、全谷类
钙	1000mg	鱼类、蛋类、豆类及其制品、奶类、红绿色蔬菜
铁	10～40mg	肝及内脏类、蛋黄、牛奶、瘦肉、贝类、海藻类、豆类、全谷类、葡萄干、绿叶蔬菜
维生素D	1200mg	鱼肝油、蛋黄、乳酪、鱼类、肝、牛奶
维生素A	500～600μgRE	肝、蛋黄、牛奶、乳酪、人造奶油、黄绿色蔬菜水果（白菜、红萝卜、菠菜、番茄、木瓜、芒果）、鱼肝油
维生素B_1	0.8～1.5mg	胚芽米、麦芽、肝、瘦肉、酵母、豆类、蛋黄、鱼卵、蔬菜
维生素B_2	0.9～1.7mg	酵母、内脏、牛奶、蛋类、花生、豆类、绿叶菜、瘦肉
维生素B_6	1.9～3.1mg	肉类、鱼类、蔬菜、酵母、麦芽、肝、肾、糙米、牛奶、蛋类、花生、豆类

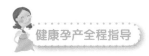
⑤ 孕二月一日营养食谱

以外出就餐为主的孕妈咪

早餐	全麦馒头夹蛋 半糖豆浆
午餐	馄饨面(少加肉臊) 烫青菜(用盐调味) 豆干1盘(3块) 苹果
午点	原味酸奶 可有可无
晚餐	自助餐 饭1碗 清蒸(或红烧)鱼1片 青菜两种 玫瑰桃1个
睡前点心	牛奶1杯

有孕吐情形的孕妈咪

早餐	蔬菜三明治(生菜、番茄片、素肉松、小黄瓜) 酸奶
早点	苏打饼干2~4片
午餐	锅烧乌龙面(肉丝1两、乌龙面1/2包)加茶碗蒸 凉拌青菜 番石榴(中)半个
午点	花生豆花1碗
晚餐	烤鸡腿饭 五谷饭八分满 烤棒棒腿1只 三色干丝(黑干丝40g、黑木耳20g、芹菜40g、胡萝卜20g) 清炒高丽菜 猪肝汤 樱桃10颗
睡前点心	吐司1片夹芝士1片

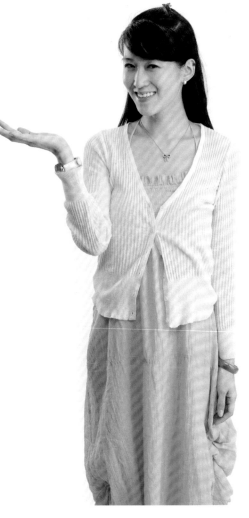

以在家自备为主的孕妈咪

早餐	吻仔鱼稀饭(可加苋菜、蛋花)
午餐	高丽菜水饺 猪血汤
晚餐	糙米饭1碗 卤大排1块 海带丝50g，炒肉丝30g 素炒地瓜叶 青菜(40g)豆腐(1/2块)汤 葡萄13个
睡前点心	牛奶(3平匙) 麦片(2平匙)

6 孕三月饮食要点

怀孕初期，胚胎成长不需要孕妈咪特别添加营养。因为此时期孕妈咪所吃的营养全部都被自身吸收了，胎儿无法吸收到。许多孕期发胖的孕妈咪都是因为这个时候补充了过多的营养素或热量。

这个时期，胎儿的神经系统正在发育，所以建议孕妈咪不要随意服用营养保健品，以免影响胎儿的发育，不要把自己和胎儿当成试验品。

怀孕初期，孕妇如果能保证均衡而充足的饮食，就不需要服用额外的营养补充剂。建议孕妈咪可以从以下几个方面多加留意：

♥ 叶 酸

怀孕初期是胎儿组织和器官分化的重要时期，最好能多多摄取富含叶酸的食物，因为叶酸具有造血、预防胎儿神经管缺损及胎儿畸形的功能。

含叶酸丰富的食物：酵母、小麦胚芽、绿色蔬菜、肝脏、肾脏、瘦肉、鱼、全谷类、柑橘类水果等。

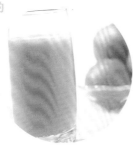

♥ 铁 质

怀孕期间，孕妈咪需要摄取大量的铁质，除了供应孕妇本身及胎儿的需要外，还会储存在胎儿的体内，以供婴儿出生后4个月内所需。

含铁丰富的食物：肉类、蛋黄、肝脏、绿色蔬菜、全麦面包及完整谷类等。

♥ 蛋 白 质

在日常饮食中都能获取蛋白质，所以不须太过担心。

含动物性蛋白质的食物：蛋、奶、肉、鱼等。

含植物性蛋白质的食物：豆浆、豆腐等。

♥ 钙 质

怀孕期间，孕妈咪应摄取足够的钙质，每日可以多喝1~2杯牛奶，或者适量补充钙质，以满足胎儿的生长发育及母体的需要。

含钙丰富的食物：牛奶、蛤蜊、小鱼干、苋菜、发菜、黄豆、黑豆、黑芝麻等。

♥ 纤 维 素

蔬果类能提供大量的膳食纤维，有效增强消化道机能，促进营养吸收。除此之外，膳食纤维还可以促进肠道蠕动，预防便秘的发生。如果饮食中含有较多的膳食纤维，可减少热量的摄取，达到预防肥胖的作用。

孕妈咪每日应摄取适量的纤维素(2~3份/天)及6~8杯水。

孕妈咪只要每日均衡摄取各类食物，从不偏食，就可以补充上述几种营养素，若是仍有不足(如钙不足)，可请教医生给予药剂补充。

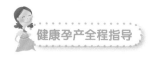
7 孕三月一日食谱

补充叶酸、钙

例如：身高为160厘米，体重为50千克的女性，建议在怀孕早期每日摄入总热量1600卡。(标准体重×30卡)

早餐	西式早餐： 全麦吐司1片+蛋1颗+芝士1片+生菜沙拉1盒+豆浆1杯 中式早餐： 皮蛋瘦肉粥(糙米粥1碗+皮蛋1颗+瘦肉1两+深绿色蔬菜)	提供丰富的蛋白质、纤维素、叶酸、钙、铁质
早点	低热量食物 杏仁豆腐、仙草、爱玉	增加食欲，但不增加总热量
午餐	糙米1碗+枸杞豆腐1块+香煎鲑鱼1份+深绿色蔬菜1盘+金针排骨汤1碗+水果1份	提供丰富的蛋白质、叶酸、钙和纤维素，避免排便不顺
午点	黑芝麻糊、酵母饼干	提供丰富的钙、叶酸
晚餐	五谷饭1碗+九层塔炒文蜊1份+凤梨鸡片1份+深绿色蔬菜1盘+鱼汤1碗+水果1份	提供丰富的蛋白质、叶酸、钙和纤维素，避免排便不顺
晚点	牛奶1杯	提供丰富的蛋白质、钙

8 孕早期不宜服用维生素A补充剂

维生素A对人体皮肤、眼睛、牙齿、黏膜的细胞分化很重要，但一般不建议孕妇服用维生素A补充剂。怀孕前后三个月应尽量避免服用任何药物，只要保证均衡饮食，不偏食，原则上就不会缺乏维生素。如果孕妈咪维生素A摄入过量，易产生骨骼畸形或眼睛及脑的畸形、并指、腭唇裂等畸胎。

9 孕期不宜食用含汞鱼类

食物中的汞会被肠胃吸收，堆积在脑部，如果汞摄入过多，对成人来说，容易造成视力障碍、肌肉无力、动作不协调、感觉及听力丧失、

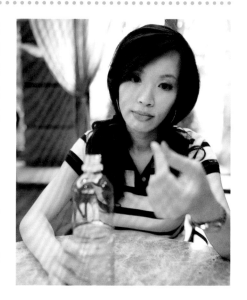

关节痛、智能低下、全身麻痹，严重时会导致死亡；对胎儿来说，容易伤害大脑细胞和神经系统，造成畸形或智能不足。研究指出，孕妈咪每日汞的摄入量勿超过8μg，一周吃2~3次深海鱼，每次不要吃太多。

⑩ 孕妈咪不宜吃桂圆

桂圆能养血安神，生津液，润五脏，是一味良好的食疗佳品。但是，由于桂圆味甘温，因此内有痰火者及患有热病者不宜食用，尤其是孕妈咪更不宜进食。

女性怀孕后，阴血偏虚，阴虚则滋生内热，因此孕妈咪往往有大便干燥、小便短赤、口干、肝经郁热等症状，如果这时再食用性热的桂圆，非但不能产生补益作用，反而会增加内热，容易发生动血动胎、见红腹痛、腹胀等先兆流产症状，严重者可导致流产。

在民间，有的孕妈咪在分娩时服用桂圆汤（以桂圆为主，加入红枣、红糖、生姜，用水煎煮而成），这主要是针对体质虚弱的孕妈咪而言。因为分娩时要消耗较大的体力，体虚的孕妈咪在临盆时往往容易出现手足软弱无力、头晕、出虚汗等症状，喝一碗热气腾腾、香甜可口的桂圆汤，对增加体力、帮助分娩都有一定好处，但体质好的孕妈咪在分娩时无须喝桂圆汤。

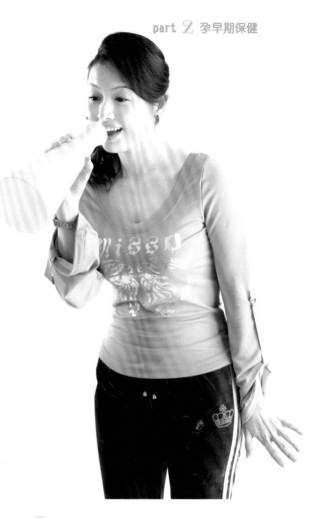

爱心小贴士

桂圆性温味甘，极易助火，孕妈咪若多吃桂圆，容易动胎动血，使孕妈咪气机失调，引起胃气上逆、呕吐，日久则伤阴，出现热象，引起腹痛、见红等先兆流产症状，甚至会引起流产或早产。

⑪ 孕妈咪不宜吃热性香料

香料属调味品，人们在日常生活中经常食用。八角、茴香、小茴香、花椒、胡椒、桂皮、五香粉、辣椒粉等都属于热性香料，孕妈咪如果常食用这些热性香料，会对健康不利。

女性在怀孕期间，体温相应增高，肠道也较干燥，而香料性大热，具有刺激性，很容易消耗肠道水分，使胃肠腺体分泌减少，造成肠道干燥、便秘或粪石梗阻。肠道发生秘结后，孕妈咪必然用力屏气解便，这样就会引起腹压增大，压迫子宫内的胎儿，易造成胎动不安、羊水早破、自然流产、早产等不良后果。

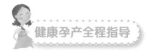
⑫ 孕妈咪不宜吃山楂

山楂开胃消食，酸甜可口，很多人都爱吃，尤其是女性怀孕后常有恶心、呕吐、食欲不振等早孕反应，更愿意吃些山楂或山楂制品，调调口味，增强食欲。山楂虽然可以开胃，但对孕妈咪不利。研究表明，山楂对孕妈咪子宫有兴奋作用，可促进子宫收缩，倘若孕妈咪大量食用山楂或山楂制品，就有可能刺激子宫收缩，从而导致流产。尤其是以往有过自然流产史或怀孕后有先兆流产症状的孕妈咪，更应忌食山楂食品。

⑬ 保健食品挑选注意事项

怀孕早、中、晚期每个阶段适合吃的食物与营养品基本大同小异。不过，专家建议，孕妈咪在挑选保健食品时，一定要特别注意以下三点：

❶ 是否标有"孕妇专用"。

❷ 怀孕几周以后适用。

❸ 每次(或每日)建议食用量。

保健食品也许能让孕妈咪的身体更健康，但是选择天然的食材，经过烹煮调理，食用起来会更安心，只要六大类食物(包括五谷根茎类、奶类、蛋豆鱼肉类、水果类、蔬菜类和油脂类等)摄取均衡，就能让胎儿茁壮健康成长。在怀孕晚期，孕妈咪要多补充钙与铁，除了从钙片和铁剂中摄取外，还应多吃白芝麻、瘦肉与全谷类等食物，这些食物也是钙和铁的重要来源。

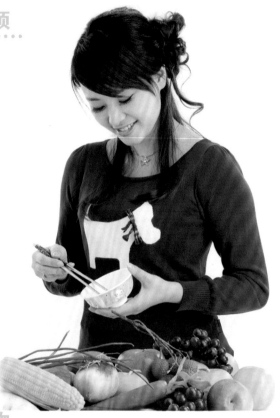

⑭ 三类让心情变好的食物

♥ 舒缓情绪的食物

多吃富含维生素B_6的食物可减轻沮丧、情绪不安、倦怠的症状，这类食物包括牛奶、胡萝卜、豆类、菠菜、麦胚、酵母、葵花子、核桃等。

♥ 改善脾气、失眠的食物

多吃富含钙和镁的食物可以减轻神经质、焦虑不安的情形，这类食物包括牛奶、鱼干、豆类、海藻类、五谷、坚果、深绿色蔬菜等。

调节内分泌的食物

多吃含天然雌激素的食物可帮助调节内分泌，稳定情绪，这类食物包括樱桃、苹果、黄豆、苜蓿、茄子、大蒜等。

小贴士

研究表明，雌激素能影响人的情绪和认知，可以起到抗抑郁和抗焦急的作用。

15 香醇的咖啡孕妈咪少碰为妙

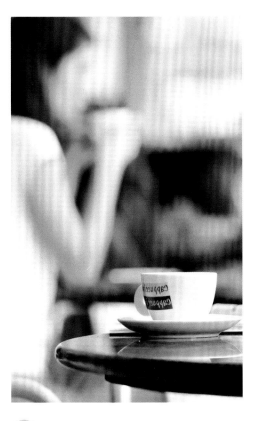

咖啡易导致不孕及流产

计划生育的妈咪如果每天喝咖啡6杯以上，再加上存在抽烟、喝酒或其他不良生活习惯，就容易造成不孕，自然流产的几率也会上升；即使顺利继续怀孕，宝宝也容易出现体重过轻的情形。另外，孕妈咪还应少喝其他含咖啡因的饮料，例如茶、可乐、某些加味饮料（可查看包装上的成分说明）。

咖啡易导致胎儿过轻或畸形

孕妈咪如果每天喝咖啡3杯以上，胎儿就可能会体重过轻，新生儿可能会出现心律不齐的状况。孕妈咪摄入的咖啡因会通过胎盘进入胎儿血液循环，胎儿血液中咖啡因的浓度几乎等同于母体的浓度。咖啡因可能与中枢神经系统异常、腭裂、某些心脏异常、骨骼肌肉异常相关。

16 孕妈咪要降低盐分摄取量

盐分摄取过多，会让孕期可能出现的水肿情形更加严重，还会使血压升高，甚至造成妊娠期高血压疾病。

因此，计划怀孕的妈咪或是在怀孕初期，可以采取逐渐减少摄取盐分的方式(1日盐分7~8克)，用水果醋（柠檬汁更佳）、洋葱、芝麻、香菜来提升食物的口味。

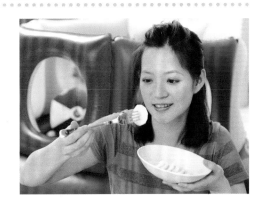

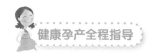

⑰ 孕妈咪营养不良或过剩对宝宝不利

胎儿的健康是所有孕妈咪最关心的问题，孕妈咪在孕期的饮食对胎儿成长与健康有着深远的影响，因为胎儿会根据其所处的环境调整生长速度，进而使器官发育成熟。

♥ 妈咪吃不饱，对宝宝不利

如果孕妇存在营养不良的问题，就容易导致胎儿生长变慢，还需担心胎儿的器官成熟度是否达到安全标准，或宝宝出生时会不会因体重过轻而影响未来的体格发展与健康。

♥ 妈咪吃不对，对宝宝不利

如果孕妇没有科学补充营养，或者补充营养过量，不仅无法保证胎儿正常发育，妈咪本身也会因摄取过多热量，而使脂肪囤积在体内，造成胎儿过大，导致生产困难。

吃进太多高热量的垃圾食品，有可能使孕妇因热量过剩而过胖，进而导致体质改变，甚至在产后引发潜在的慢性肥胖疾病，如糖尿病等，而且产后的身材也难以恢复。

⑱ 孕妈咪三餐321原则

为了避免盲目进食，孕妈咪最好遵从321饮食原则，就是把晚餐分量当成一份，那么早餐就吃到晚餐分量的三倍，午餐则为两倍，即早餐吃得好，午餐吃得饱，晚餐吃得少。

孕妈咪最好严格控制宵夜，因为吃了宵夜，肠胃无法休息，容易产生胀气，并且影响睡眠质量，还会出现便秘、头痛、胃痛等症状。虽然不建议吃宵夜，但如果孕妇真的因肚子饿而需要吃东西，可选择清粥、清淡的卤味或营养饼干等食物，最好不要吃过于油腻的煎炸类餐点，且尽量在睡前两小时前食用完毕，才不会影响睡眠质量。

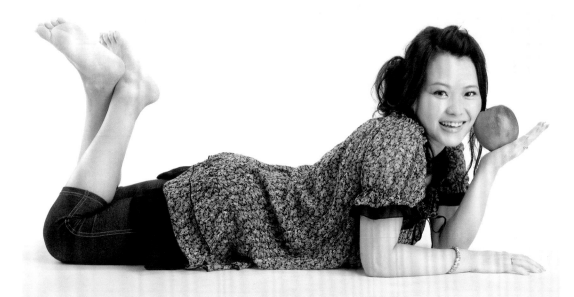

⑲ 孕妈咪应重视早餐

由于现代人工作过于忙碌，生活步调紧凑，大多数人都是早、中餐一起解决，或是草草吃点东西打发。这样的饮食习惯到了孕期最好调整过来，吃得好才能让宝宝吸收到完整、充分的营养。

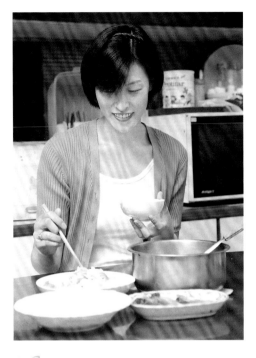

肉类和蔬菜搭配

孕妈咪的早餐最好有肉类，为避免吃腻，可以将猪肉、牛肉、鸡肉、羊肉等各种肉类交替食用，分量为100～150克；此外，蔬菜的搭配也很重要，除了绿色蔬菜外，胡萝卜、海带、莲藕、马铃薯等食物也应多吃。就早餐来说，中式与西式都有很好的搭配选择。

中式早餐

稀饭配上各式川烫青菜、荷包蛋、油煎里脊肉、卤肉等，就是一顿丰盛的早餐。上班族孕妈咪如果早上做早餐的时间不够，或不想自己做，不妨在周末假日简单做做，平日就喝碗瘦肉粥或烧饼夹蛋配豆浆，都是不错的选择。

西式早餐

新鲜牛奶300毫升，配上夹有鸡肉、鲔鱼的全面面包，吃得饱，营养也均衡。就西式早餐来说，这是比较好的组合。不过，建议孕妇不要将咖啡作为早餐饮料，因为摄入过多咖啡因会对胎儿造成不良影响，且一旦喝咖啡成瘾后，就很难戒掉。

⑳ 孕妈咪午餐要吃饱

孕妇常工作到上午10点多，就开始肚子饿了，于是只好胡乱吃点饼干、面包打发；但到了真正的午餐时间，却可能因感觉不饿而不想用餐了，于是又延后午餐的时间，使午休质量也相对降低了。因此，要在正常的用餐时间用餐，才能给予肠胃固定的"消化作息表"，才不会出现因消化不良或饿过头所产生的低血压症状。

孕妇的午餐主菜可多以鱼类为主，过敏体质者要避免食用虾、蟹、生鱼片等，以免造成胎儿过敏，或自身细菌感染而引起肠胃不适。由于鱼类的营养价值非常高，能提供孕妇及胎儿所需的蛋白质和钙质，且鱼类种类繁多，可天天换着吃；烹调做法上建议用蒸或煮的方式，尽量避免煎或炒，以降低油脂的摄入量。另外，蔬菜和汤都要搭配好，主食可以用杂粮饭代替白饭，保证营养的全面摄取。

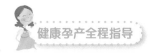
21 孕妈咪晚餐应慎选

孕妇的晚餐应是一天中分量最少的一餐，建议以青菜为主，烹调的口味尽量清淡，谢绝大鱼大肉，好让肠胃充分休息。水果可提供丰富的维生素，对于预防感冒有很好的作用，但要注意在保鲜期内食用完，不宜食用出现腐烂的水果。

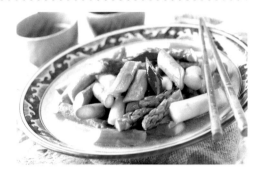

22 孕妈咪要培养饮食好习惯

孕妇如果养成良好的饮食习惯，等于是给胎儿安排最好的机会，吸收妈咪所摄入的营养。

三餐定时

最理想的早餐时间是7：00~8：30点半，午餐时间是12：00~13：30分，晚餐

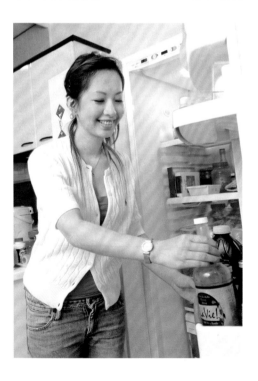

时间是18：00~19：30分。孕妈咪不论多忙，都应该按时吃饭。

三餐定量

一日三餐都不宜忽略或合并，且分量要足够，注意热量的摄取与营养的均衡，将营养平分在每餐之中。

三餐定点

吃饭时要专心，不要同时还做别的事，如果边吃饭边工作，就容易消化不良。用餐地点最好固定，进食过程要从容不迫，保持心情愉快，避免被干扰或打断用餐。

以天然的食物为主

在烹调时可以少用调味料，就能吃出美味和健康。

少吃垃圾食品

孕妇要戒掉依赖垃圾食品的习惯，才能让胃有更多的空间去消化含有丰富营养的食物。

23 孕妈咪轻松避开食物添加剂

市面上有很多便利易得的零食食品，但是其中有些零食对人体健康不利，比如含有大量的防腐剂或添加了其他合成物、高盐、高脂等。下面提供几项要点，教孕妇避开含有防腐剂的食品。

水果 小心路边削好久放的

水果能提供大量的维生素与矿物质，并含有天然的膳食纤维，绝对是自然又唾手可得的健康食物。

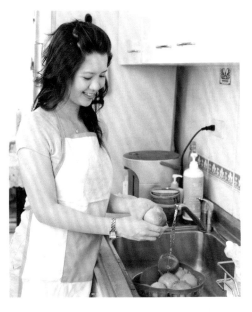

豆奶、牛奶、低脂芝士、酸奶 注意保鲜期限

此类食品能提供足量优质的钙质、蛋白质与维生素D，可以促进胎儿牙齿、骨骼的发育。

葡萄干 开封后要存放冰箱

葡萄干含有膳食纤维、铁质、蛋白质。

坚果类 注意要完全咬碎再吞下

坚果类食物有杏仁、核桃、瓜子、松子、花生等，提供多元化不饱和脂肪酸。

据研究，一个健康的大脑有60%是由脂肪酸组成，所以坚果类是健脑益智的营养食品。

自制色拉 热量的控制很重要

色拉材料可选择菠菜、胡萝卜、番茄、芹菜、小黄瓜、南瓜、葡萄干、坚果、素鸡、菜豆等食材，可蘸酸奶来食用，营养又健康。

无糖燕麦片或其他全谷类、全麦面包、饼干 选用有信誉的商品

谷类食物可提供碳水化合物、维生素和膳食纤维。

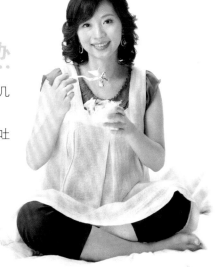

24 妈咪孕吐后食欲降低怎么办

孕早期孕吐常使孕妇食欲降低，营养师有以下几点建议：

❶ 休息过后，记得用清水漱漱口，冲淡口中呕吐物的味道再进食。

❷ 正餐要尽量吃干的食物。

❸ 最好少量多餐。

❹ 正餐之间再吃汤水的东西，如牛奶。

❺ 避免油炸品。

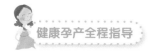
25 孕妈咪吃酸味食品有讲究

许多孕妇爱吃带有酸味的食品，这是因为怀孕时，孕妇常常出现食欲减退、恶心、呕吐等现象，又称为孕吐，所以孕妇会常吃带有酸味的食物，来弥补胃酸的不足，以缓解恶心、呕吐、食欲减退等症状。

带有酸味的食品虽然可以缓解孕妇恶心、呕吐等现象，但并非所有的酸味食品都适合孕妇食用。中医认为山楂就是孕妇应避免的酸味食品，因山楂会刺激子宫收缩，可能诱发流产。除山楂以外，如番茄、樱桃、橘子、葡萄、苹果、橙子等酸味水果，孕妇可放心选用。

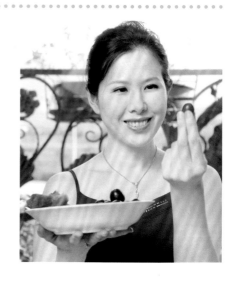

26 孕妈咪保胃之道

孕妈咪一旦不小心吃坏肚子，一定要记得视情况就医，仔细回忆之前的饮食有没有问题，平常也要注意以下保胃之道：

❶ 孕妇要避免暴饮暴食。

❷ 在空腹时，尽量避免食用甜食、咖啡、浓茶、可乐及汽水。

❸ 某些食物容易产气，吃下去可造成胀气，要减少食用，如豆类及豆制品、玉米、马铃薯、小黄瓜、瓜子、花生、腰果、萝卜、洋葱等，甚至面包类食物，也要避免同一时间大量食用。

❹ 注意食物有无变质。

❺ 在外用餐时，要注意餐厅的卫生，慎选路边摊的小吃。

27 孕妈咪要抵抗住甜食的诱惑

调查显示，四至五成的孕妇怀孕时体重增加超过15千克，有过胖倾向，不仅存在生下巨大儿、难产等危险，产后留在母体的脂肪还是引发中年慢性病的重要因素。一般建议，孕妇体重增加以12千克为宜。

此外，过胖孕妇发生妊娠糖尿病的风险相对增高，还容易出现腰酸背痛、易喘、易累或肠胃道被挤压而消化不良等问题，甚至产后还有肥胖的健康隐患，后遗症不只是体态走样、皮肤松弛，还存在中年慢性病的隐忧。看到甜点还会流口水吗？快快转移你的视线吧！

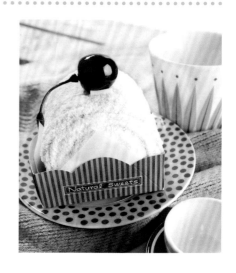

孕早期妈咪私房菜

1 奶焗西蓝花

材料：

奶焗酱适量，西蓝花150克，焗烤用芝士丝20克。

调味料：

盐适量。

做法：

❶ 将西蓝花切小朵。

❷ 锅中烧水，加入少许盐煮开，入西蓝花汆烫后捞起，将水分沥干。

❸ 将烫好的西蓝花放入焗烤盘中，淋上奶焗酱，再撒上芝士丝，放入预热好的烤箱中，烤至芝士金黄上色即可。

烹调小秘诀：

奶焗酱的热量较高，可依个人喜好增减量，适量的奶焗酱可使西蓝花的口感更滑润顺口，且味道更香浓。

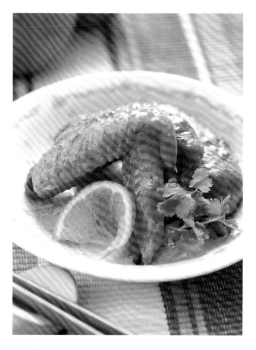

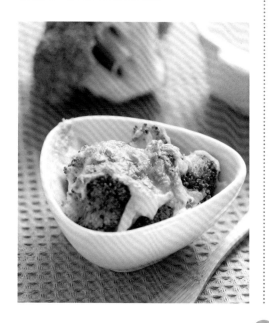

2 橙汁鸡翅

材料：

鸡翅6个，橙子两个，香菜少许。

调味料：

味精、酱油适量。

做法：

❶ 锅中倒水煮开，将鸡翅放入汆烫后捞起。

❷ 橙子对切压汁，将橙汁和鸡翅一起入锅，用小火烧煮，加入味精、酱油调味即可。

烹调小秘诀：

味精在将起锅时加入，可以避免肉质变硬，且能增加食材光泽度，让鸡翅看起来油亮可口。

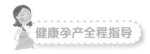
③ 彩蔬豆皮寿司

材料：

豆皮寿司6个，寿司米1/2杯，胡萝卜15克，青花菜心15克，杏鲍菇10克，黑芝麻少许。

调味料：

寿司醋适量。

做法：

❶ 寿司米洗净，将胡萝卜、青花菜心、杏鲍菇切细丁，加入寿司米中，再放入电饭锅中煮熟。

❷ 蔬菜寿司米煮熟后起锅，趁热拌入寿司醋。

❸ 将饭倒至平盘中铺平，不时翻动，让米饭自然变凉。

❹ 取豆皮小心撕开，将步骤3的米饭填入，撒上些黑芝麻即可。

烹调小秘诀：

若想自行调煮寿司醋，可将白醋、糖、盐放入锅中，煮至糖溶再放凉。

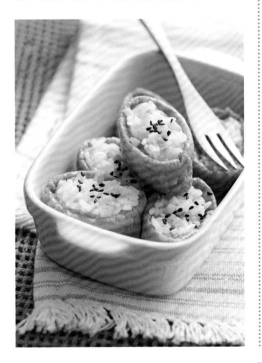

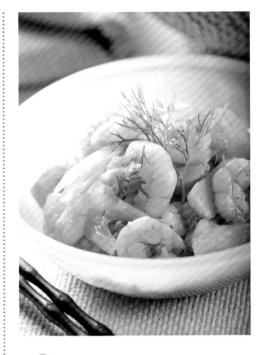

④ 凉拌鲜虾葡萄柚

材料：

虾仁300克，葡萄柚1/2个，西芹3支，新鲜茴香少许。

做法：

❶ 一开始先将虾仁去肠泥，再放入滚水中烫熟，捞起沥干水分。

❷ 将西芹削去外部较硬的纤维，切斜片后，再浸泡冰水中捞起，使口感变清脆。

❸ 把葡萄柚去皮，去子，切小丁。

❹ 新鲜茴香切小段。

❺ 待酱汁混合均匀，与所有材料拌匀，入冰箱冷藏静置30分钟入味即可食用。

营养小典：

葡萄柚含有维生素A、维生素C、膳食纤维、叶酸、茄红素及钾等营养素，对于孕妈咪而言，多食用含叶酸的葡萄柚可预防贫血，好处多多。

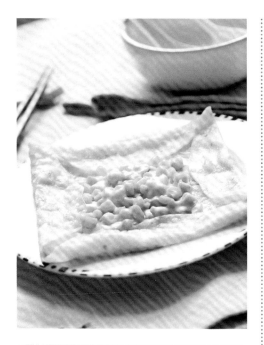

芝士玉米蛋饼

材料：

蛋饼皮1片，芝士片1片，玉米粒1大匙，鸡蛋1枚。

调味料：

盐、黑胡椒少许。

做法：

❶ 将鸡蛋打成蛋液，加入玉米粒、盐拌匀。

❷ 平底锅入少许油烧热，倒入步骤1的玉米蛋液，用中火煎约1分钟，煎至蛋液呈五分熟。

❸ 取蛋饼皮盖在蛋液上，待蛋液略微附着在蛋饼皮时即可翻面。

❹ 翻面后，放上芝士片，将蛋饼卷起即可。最后可依个人喜好撒些黑胡椒调味。

营养小典：

芝士富含蛋白质及钙质，可促进骨骼发育成长，且乳糖含量较低，不易出现乳糖不耐症。

⑥ 蔬菜贝果三明治

材料：

贝果1个，奶油芝士少许，生菜1片，西红柿两片，小黄瓜4片，红黄甜椒适量，千岛酱少许。

做法：

❶ 将贝果对切，再喷上少许的水，放入烤箱烤1～2分钟。

❷ 将烤好对切的贝果均匀涂抹上奶油芝士。

❸ 将生菜、西红柿、小黄瓜、甜椒依序放在贝果上，再依个人喜好淋上少许千岛酱即可。

烹调小秘诀：

若贝果没有当天食用完毕，从冰箱冷藏取出加热时，可喷洒少许水分，使贝果在烤箱加热过程中，不会变得又干又硬而影响了口感。

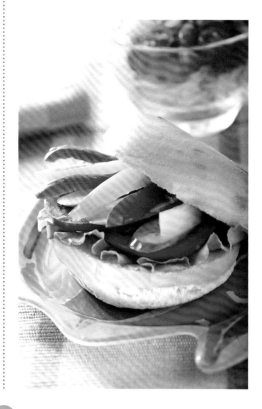

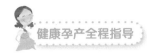

7 嫩口豆腐心

材料：

猪绞肉100克，青葱半根，胡萝卜5克，蛋豆腐两小盒。

调味料：

盐1小匙，胡椒少许，酱油适量，香油适量。

做法：

❶ 胡萝卜切末，青葱切成葱花，与绞肉拌匀。

❷ 将调味料与步骤1拌匀，备用。

❸ 蛋豆腐切四方块，用模型挖出圆洞，将步骤2的肉填入装盘。

❹ 放入电饭锅，外锅加约1杯水煮熟即可。

营养小典：

蛋豆腐不含黄豆，用鸡蛋、柴鱼、水等材料制成，富含蛋白质等营养。

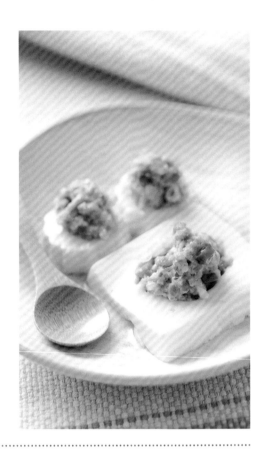

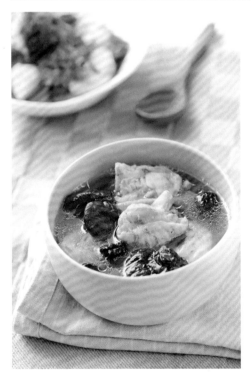

8 香菇鸡汤

材料：

鸡腿2个，干香菇8朵，红枣1小把，姜片3片。

调味料：

盐少许。

做法：

❶ 将鸡腿放入沸水中，汆烫后即捞起。

❷ 将所有材料放到容器中，加水约七分满后，放入电饭锅，外锅加3杯水，煮至鸡肉软嫩入口即化。

烹调小秘诀：

鸡腿炖煮前先汆烫，可去杂质，让汤煮好后浮沫较少，看起来清澈美味。

孕早期健康检查

① 选择固定的妇产科医院检查

♥ 最好在固定医院产检生产

孕妈咪若决定在某家医院生产，产检最好也在同一家医院进行，但若工作与住

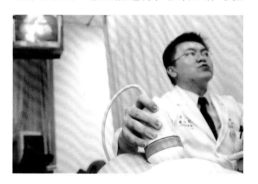

家相隔一段距离，则建议在住家与工作地点附近都应选择一家医院或诊所，方便出现突发状况时就近诊治。

♥ 去其他医院莫忘带健康手册

若孕妈咪想要将来回娘家或在特定地点生产，产检与生产地点不同，若基于安全的理由，并不建议这么做，但如果无法避免的话，须请医师在每次产检后，将结果详细记录在孕妇健康手册（等同于孕妈咪的随身病历）中，孕妈咪每次出门都应随身携带，以备不时之需。

② 孕妈咪在孕期最好做15次产检

孕妈咪理想的产检次数为15次，正常情况下，孕28周前每四周检查1次；孕28周后，每两周检查1次；孕36周后，每周检查1次。若发现异常，应随时进行检查。

每次产前检查都有必须要做的例行检查项目，这15次产检已足够让医师及孕妈咪了解整个孕期胎儿的变化，掌握母体及胎儿的状况，一旦出现异常状况，也能及早发现。具体产检时间见右表。

爱心小贴士

孕妈咪在孕早期应及早建立孕妇保健卡，至少在孕三月接受初次产前检查，以后要定期做检查。

产检次数	建议15次产检
第1次	孕4~6周
第2次	孕8~10周
第3次	孕12周
第4次	孕16周
第5次	孕20周
第6次	孕24周
第7次	孕28周
第8次	孕30周
第9次	孕32周
第10次	孕34周
第11次	孕36周
第12次	孕37周
第13次	孕38周
第14次	孕39周
第15次	孕40周

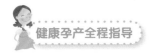
❸ 孕妈咪要做的常规检查

在孕早期，孕妈咪应进行一系列化验检查，以便了解自己和胎儿的健康状况，需做的常规化验有以下几项：

♥ 血常规

通过检查血常规，可了解孕妈咪是否贫血。正常情况下，孕前及孕早期血红蛋白≥120克/升，妊娠6~8周，血容量开始增加，至妊娠32~34周达到高峰，血浆增多，而红细胞增加少，血液稀释，血红蛋白110克/升。通过检查血常规，还可以了解白细胞和血小板有无异常。

♥ 尿常规

了解孕妈咪尿酮体、尿糖、尿蛋白指标，可以了解妊娠剧吐的严重程度，提示孕妈咪是否患有糖尿病。

♥ 乙肝五项检查

了解孕妈咪是否是乙肝病毒携带者，如乙肝表面抗原（HBsAg）呈阳性，则表明是乙肝病毒携带者，如果同时伴有e抗原（HBeAg）、核心抗原（HBcAg）阳性，则提示胎儿被感染的机会增加，新生儿出生后应及时给予主动免疫和被动免疫。

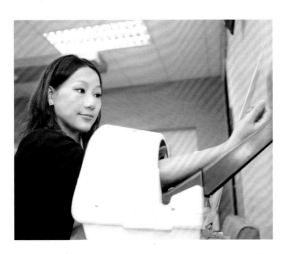

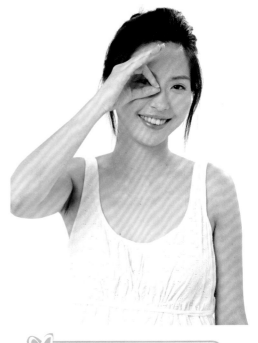

♥ 肝功能检查

了解孕妈咪孕早期肝脏情况。急性病毒性肝炎患者不宜妊娠，如妊娠期患急性病毒性肝炎，可使病情加重，危及母儿生命安全。通过肝功能检查，还可对孕妈咪其他肝脏疾病进行鉴别。

♥ 血型检测

通过血型检测，可了解有无特殊血型。如果孕妈咪为Rh阴性血型，丈夫为Rh阳性血型，或如果孕妈咪为O型血，其丈夫为O型以外的血型，则胎儿有发生溶血的可能。

♥ 优生四项检查

优生四项检查包括弓形体、巨细胞病毒、单纯疱疹病毒、风疹病毒检测，如以上病毒在孕早期感染后，均可造成不同程度、不同器官的畸形。一旦检查出阳性，应及时就医。

④ 孕妈咪第一次产检内容

孕妈咪初次产检的时间是4～6周。第一次产检通常包括以下四项：

问 诊

医生会先询问孕妈咪至今最后一次月经来临的时间、目前身体的症状(有无孕吐、不正常出血等症状)、过去有无怀孕、生产、流产史，以及家族与个人病史等问题，初步计算预产期。

实验室检查

检验项目包括血常规检验、尿液检验、测量血压等。

血常规检验：确定孕妈咪的血型，检查孕妈咪是否携带梅毒、艾滋病带原、风疹抗体、肝炎抗体等。

验尿：确认孕妈咪是否真的怀孕。

血压：一般来说，怀孕初期血压会下降，所以，如果血压高于正常值(收缩压与舒张压为140/90mmHg)，就要小心妊娠期高血压疾病。

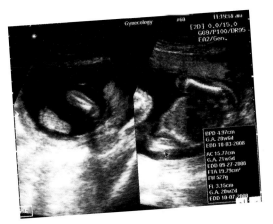

小宝贝的第一张照片

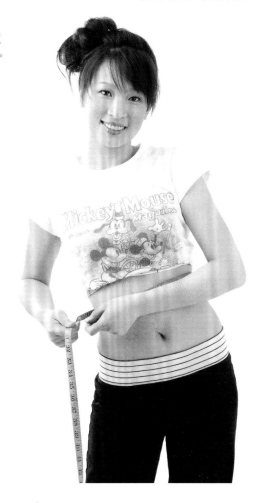

测量身高与体重

主要是为了跟孕前的体重做比较，判断是否出现因为孕吐而使体重急速下降的状况。初诊身高与体重的测量，也可作为日后体重增减的参考，用来判断孕妈咪的体重增加是否在正常范围内，从而适时调整饮食，让孕妈咪及胎儿都能获得充分的营养，并保证健康。

内 诊

初次产检的内诊，目的是要利用阴道超声波来检查阴道的状态与子宫的大小，并判断有无宫外孕或流产等征兆。

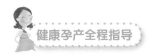
⑤ 孕妈咪第二次产检内容

孕妈咪第二次产检时间在孕8~10周。第二次产检内容如下：

问 诊

问诊的内容包括家族与本身疾病史、生产史、不适症状等计算预产期。

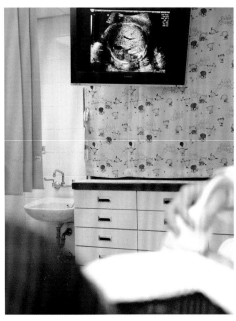

身体检查

身体检查包括体重、身高、血压、甲状腺、乳房、骨盆腔、胸部及腹部检查等。

血常规检验

血常规检查内容包括观察白血球（WBC）、红血球（RBC）、血小板（P1t）、血球容积比（Hct）、血色素（Hb）、平均红血球体积（MCV）等项目。

实验室检查

实验室检查包括尿液检验（尿蛋白、尿糖）、艾滋病检查、第一次梅毒反应血清检查等。

小贴士

除了每次产检的例行检查项目外，医师还会进行B超检查，以确定是否为子宫内怀孕，并确认胎儿心跳，还可领取孕妇健康手册，孕妈咪可以将自己与宝宝共同成长的过程记录下来。

⑥ 孕妈咪第三次产检内容

孕妈咪第三次产检时间在孕12周左右。第三次产检内容包括问诊、身体检查、尿液检验、B超检查、第一孕期唐氏症筛检等。在孕11~14周，还可做母血筛检和胎儿颈后透明带检测，其唐氏症检出率为85%。

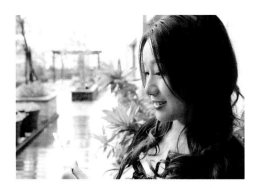

爱心小贴士

通过B超测量胎儿颈部透明带，在第一孕期11~13周就可进行新式唐氏症筛检，孕16周前即可测出结果。在孕早期发现异常，对孕妇来说身心压力较轻，可及早进行处理。

❼ 预产期速算法

♥ 预产期推算方法一

夫妻亲密的当日（为受孕日）再加38周，就是小宝贝的预产期，也就是怀孕40周的时间。例如：今天9月1日是受孕的日子，再加上38周（1周是7天），即来年的5月25日就是小宝贝的预产期。

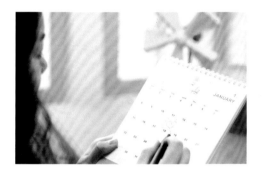

♥ 预产期推算方法二

从孕妈咪末次月经的第一天算起，加9个月或减3个月，加7天，约为280天后，所得结果即为预产期。或者妈咪可用转盘推算，因为受孕时其实已经算怀孕满两周，因此一般在怀孕4~5周可见到胚囊。

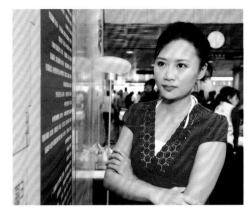

❽ B超检查的作用

❶ 确认胎儿是否为子宫内受孕。

❷ 可通过B超检查测量胎儿的头臀径，经期不固定的孕妈咪也可计算出怀孕周数与预产期。

❸ 观察胎儿是否正常发育。

❹ 观察胎盘位置是否正确，测量胎儿羊水量。

❺ 观察胎儿有无严重畸形。

❻ 观察胎位是否正确。

❼ 追踪之前发现的异常状况。

❽ 观察结果若出现异常，可及早进行治疗或处置。

❾ 孕妇接受放射性检查注意事项

❶ 妇女在怀孕期不小心暴露于放射线之中，医生应该详细给予咨询，使其安心。没有一个单一的诊断性放射线检查会造成胎儿辐射伤害，尤其是放射线检查小于5雷得（Rad），也就是5000毫雷得（mrad）安全剂量以下。

❷ 孕妇不要因为担心放射线检查会造成胎儿伤害而拒绝接受必要的诊断性放射性检查。当然医生建议如果有替代检查方式，可优先选择没有放射性伤害的超声波检查。

❸ 当怀孕妇女接受诊断性放射线检查时，关于放射线剂量问题，可咨询放射线防护师。

❹ 孕妇不要接受放射性同位素碘的治疗。

❺ 如果诊断需要，诊断性放射性检查需要使用显影剂，好处大于坏处时可以使用，不大可能对胎儿造成潜在伤害。

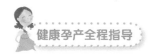
❿ 孕早期避免进行核磁共振MRI检查

英国国家放射性保护学会建议，怀孕早期最好避免MRI检查，因为怀孕初期是胎儿器官发育的关键时刻。此外，怀孕初期流产率也较高(15%)，MRI检查很容易成为待罪羔羊。

至于MRI扫描器产生的快速共振电磁流噪音，是否会对子宫内胎儿产生听力影响，英国的两篇报告显示不会有胎儿听力伤害。

核磁共振检查需要使用显影剂，显影剂通常作用改变附近氢核子磁场效应，按药物分类是属于C级，目前没有造成先天性异常的案例报导。

⓫ 为宝宝建立保健卡的好处

女性在确诊妊娠后，要到户口所在地或居住地的妇幼保健院建立孕产妇保健卡，进行初查，孕期检查有以下好处：

了解妊娠过程及健康状况

建立孕产妇保健卡后，孕妈咪应及时进行孕期检查，可以了解孕妈咪的妊娠过程和健康状况，对孕期合并症和并发症做到早预防、早发现，及早采取措施，避免病情发展，保证孕妈咪健康和胎儿正常发育。

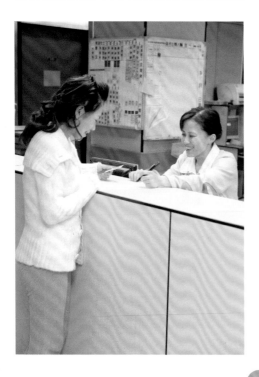

对孕妈咪进行指导

对孕妈咪进行孕期保健、营养、自我监护的指导，消除孕妈咪对分娩的恐惧和顾虑，增强孕妈咪的信心和自我保健能力，减少孕期并发症的发生。

筛选异常

通过早孕初查、询问病史、全身体检等方法，筛选出异常孕妈咪，并将其转入有条件的医院进行监护。

阻止遗传病发生

对有严重遗传病和畸形胎儿史的孕妈咪，通过家谱分析、遗传咨询和产前诊断，及早做出确诊，果断采取措施，预防某些遗传病。

通过产前检查可发现某些异常情况，如骨盆偏小、胎位不正等，可及时予以纠正。有些虽不能纠正，也可随时监控。

孕早期保健课堂

1 孕早期用药安全须知

孕妈咪用药安全，除了应考虑致畸性（导致胎儿先天异常）外，还应考虑母体生产安全、胎儿生命安全或隐性发展障碍等。孕妈咪服用药物，其实等于是对母子两人同时用药，其中宝宝还是非常脆弱敏感的小生命。服用药物的种类、使用时间、剂量、孕周都要一并考虑。

母亲服用的药物基本上都可能通过胎盘进入胎儿的血液循环中。只是每种药物在胎儿循环中的浓度会有相当大的差异，即使到达胎儿血液循环中的浓度相同，对胎儿造成的影响也会因个体差异而有所不同。

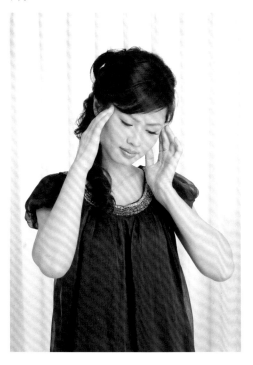

对母子的影响随孕周而不同

孕4周以内，如果药物会影响子宫腔环境，影响受精卵着床及其后续发育，就易造成胚胎死亡与流产。

孕5~10周是最易致畸时期

最易致畸的时期是孕5~10周。一般在孕早期都要特别注意，孕早期是宝宝各个器官发育的重要时期。孕7~10周是胎儿四肢主要发育期，如果这期间服用了会造成肢体发育不良的药物，宝宝就有可能出现肢体的先天异常；胎儿心脏在孕5.5~8周开始发育，这时若服用会造成心脏发育异常的药物，就非常危险。

爱心·小贴士

孕妈咪如果在孕期患病，应及时就医治疗，勿讳疾忌医，勿随便自行服药。在就诊时，向医生说明自己已怀孕，请医生尽量选择安全无副作用的药物。

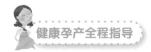
② 孕妈咪用药安全原则

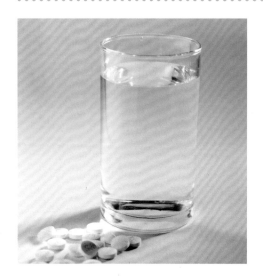

❷ 也不要因噎废食。孕妈咪如果真的很不舒服或患有疾病，必须通过药物控制或进行治疗，最好按时服药。

❸ 药物的危险性跟药物本身特性有关，还跟服药时怀孕周数、单次服用剂量与服用天数有很大的关系。

❹ 若存有疑虑，请直接向自己的产检医师咨询，千万别道听途说。

爱心小贴士

患有心脏病、糖尿病、高血压或癫痫等疾病的孕妈咪，须告知医生，请医师将药物改成孕妇可服用的安全药物。此外，也要将自己的病史与用药习惯告诉医生，以预防怀孕用药所产生的并发症。

❶ 从打算怀孕开始，妈咪就应注意自己的饮食和服药情况。怀孕之后，均衡的饮食是最重要的，不要相信五花八门的保健品广告，自行补充了一大堆东西，反而弄巧成拙，更不要随意吃药。

③ 孕妈咪不宜凭借药物抑制呕吐

♥ 孕吐的发生

怀孕初期，大部分孕妈咪都会有明显的早孕反应，时间长短根据个人体质而有所不同。即使是孕妈咪自己，也会因为不同的怀孕次数而表现出不同的症状。目前市面上尚无发售有效抑制孕吐的药剂。孕妈咪不宜擅自利用药物抑制孕吐。

♥ 镇吐药物

产生孕吐状况的时候，就是最易流产的时刻，也是胎儿器官形成的重要时期，在此期间，胎儿若受到X光的照射、某种药物的刺激，或受到病原体的感染，都有可能产生畸形。

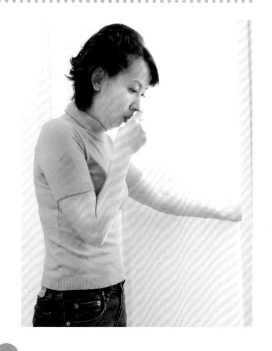

抑制孕吐的镇吐剂中，尤以抗组胺最具药效，因此经常来治疗孕吐，但是服用此种药剂可能会使胎儿畸形。

 怎样缓解孕吐

在此时期，孕妈咪应保持身心平衡，注意饮食，吃些清淡和有助于缓解呕吐的食物，必要时可接受医师的指导。倘若一日孕吐数次，身体显得相当虚弱，就应住院进行治疗，每天可接受多量葡萄糖、盐水、氨基酸液等点滴注射，以迅速减轻症状，保持良好宁静的心态，一般1~2周即可出院。

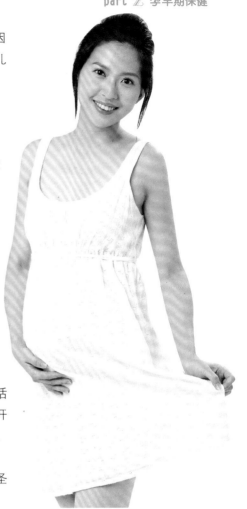

④ 孕妈咪不宜服用的中成药

许多有毒副作用的中草药常以配方形式出现在中成药中，孕妈咪应禁用或慎用这些药物。

孕妈咪禁止服用的中成药有牛黄解毒丸、大活络丹、至宝丹、六神丸、小活络丹、跌打丸、舒筋活络丸、苏合香丸、牛黄清心丸、紫雪丹、黑锡丹、开胸顺气丸、复方当归注射液、风湿跌打酒、十滴水、小金丹、玉真散、失笑散等。

孕妈咪慎用的中成药有藿香正气丸、防风通圣丸、上清丸及蛇胆陈皮末等。

⑤ 孕妈咪莫用含药物成分的化妆品

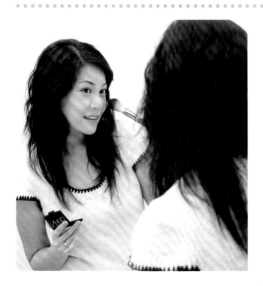

按照美国食品与药物管理局（FDA）所颁布的妊娠药物分级，共分为A、B、C、D、X等五个级别。在日常化妆品中，用来治疗青春痘与美白的涂抹型A酸，属于妊娠药物中的C级药品，是孕妈咪应避免使用的药物等级。

小贴士

化妆品所含的砷、铅、汞等有毒物质被孕妇皮肤吸收后，会通过胎盘进入胎儿体内，影响胎儿正常发育。

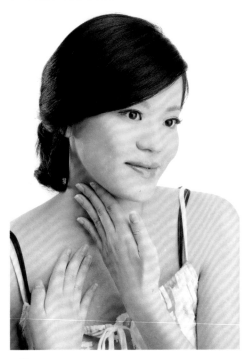

⑥ 春暖花开拒绝过敏

许多孕妈咪感觉自己的肌肤状况比未怀孕时敏感许多，难道怀孕期间真的容易出现过敏情形吗？肚子上面长了一粒粒又痒又红的小丘疹，究竟是怎么回事？

过敏引起的原因

孕期可能会出现色素沉淀、肝斑、指甲脆化、妊娠纹、静脉曲张、痔疮，或因为血管张力不稳定而出现皮肤变化，孕期所发生的过敏现象因人而异。有时皮肤过敏不一定是刺激反应，也有可能是因为人体内的免疫反应失调导致。造成肌肤、鼻子或呼吸道过敏的情形包括许多种类型，要解决过敏问题，就得了解原因，对症下药。过敏原因包括以下几种：

过敏体质

过敏体质的人可能因为空气、环境、摄取特定食物或接触外来物品等原因而引起过敏现象。假如您不知道自己的过敏原，建议可到专业检测中心做过敏原检测，确认过敏原，并且减少接触该食物或物品的机会，将会在很大程度上避免过敏现象的发生。

环境不洁

环境中的微尘、悬浮微粒、尘螨、空气污染、空气湿度都是造成过敏反应的原因。建议孕妈咪应定期打扫房间，保持居室的整洁卫生，若有需要，也可购买空气净化器或除湿机，以保持室内空气新鲜，且干湿度适中。

免疫反应失调

值得注意的是，部分肌肤疾病的发生是因为人体免疫系统失调，例如红斑性狼疮。若孕妈咪的皮肤过敏为免疫系统失调所致，应尽快到医院检查，确认病情与治疗方案。

避免过敏九大守则

摄取抗过敏的食物：含抗组织胺的食物可以避免身体细胞释放出组织胺而引起过敏反应，这一类食物包含坚果类、花茶、绿茶等。富含维生素C的食物也具有这样的功效。此外，可服用含乳酸菌食物，乳酸菌属益生菌，可以帮助维持细胞的稳定，避免释放出组织胺。

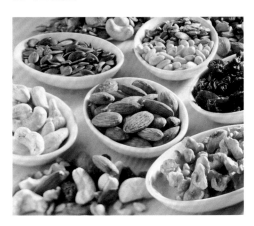

用湿抹布清除家中灰尘：若是家中散布灰尘微粒，容易引起过敏反应，因此，建议用湿抹布清除家中的灰尘。

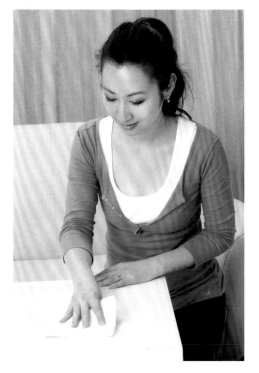

使用空气净化器：空气净化器可以让环境中的空气保持干净，但必须勤换过滤网。

使用除湿机：到了春季的梅雨季节，环境湿度会相对提高，可在家中使用除湿机，使湿度维持在50%以下，以免霉菌滋生。

避免食用易致敏食物：若已知对特定食物会出现过敏反应，当然要避免；若是属于过敏体质，但仍不确定对何种食物会

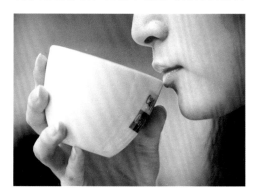

出现过敏反应，就要尽量避免接触较易引起过敏的食物，如花生、蛋、牛奶、贝类、海鲜等，含酒精、咖啡因的食物也要避免。

使用防菌寝具：建议使用防菌寝具，并勤换枕巾，每周用56℃以上的热水清洗，并经太阳暴晒，以达杀菌效果。

住郊区者早晨避免外出：郊区的早晨是花粉散布在空气中最多的时候，若住在郊区，此时最好留在家中，窗户最好紧闭。若需出门，回家后要记得洗衣服、洗头发，眼睛也可滴一些食盐水，好清除睫毛上的过敏原。

勿铺地毯：地毯容易产生尘螨，容易沾上棉絮和皮屑，也容易引起呼吸道的过敏症状，因此，属于过敏体质的孕妈咪家中最好不要铺设地毯，若是冬天怕冷，可以用较易清理的巧拼来代替。

不要养宠物：尽量不要养宠物，若不得已，要勤替宠物洗澡，或将宠物养在室外，不能让宠物进入卧房。

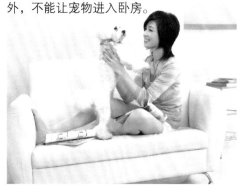

爱心小贴士

怀孕期间，要尽量避开容易引起过敏的物质，避免引发过敏。若需用药物控制过敏症状，则必须告知医师已怀孕，请医师斟酌剂量，切忌自行到药店买药服用。

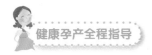
7 夏末初秋妈咪保健计划

夏季生理变化

夏天气候炎热潮湿，食物易腐坏变质，是胃肠疾病的好发季节。夏季人体的脾胃功能也较为薄弱，中医称为湿困脾阳，就是指胃肠功能低下，容易遭受外邪侵袭。

秋季生理变化

初秋温度仍高，正如大家所说的秋老虎，人体会产生燥热感，这样的燥热之气容易伤肺，故秋季养肺是主要的保健目的。夏秋交替之际，孕妈咪常会出现口干舌燥、喉咙痒或干咳等现象，这都属于秋燥伤肺。

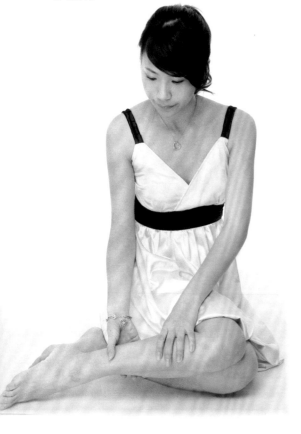

夏秋换季咳嗽怎么办

孕妈咪换季时咳嗽，首先一定要忌冷饮寒食与油炸食品，同时摄取均衡的营养，以增强抵抗力。孕妈咪此时应少吃西瓜、水梨或葡萄柚等寒性水果。如果孕妈咪久咳不止，就要请医师诊断，才能对症医治。

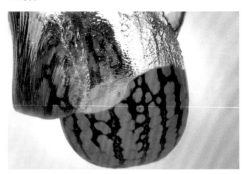

夏秋换季身体酸痛怎么办

孕妈咪换季时常见的困扰还包括身体酸痛。若孕妈咪曾受过伤，或手脚扭伤过，身体一定会像气象局一样，当全身开始酸痛时，就预先知道要换季了。因此，当发生酸痛时，建议孕妈咪要放松心情，同时多加注意饮食。多补充维生素C和B族维生素。B族维生素具有消炎减痛的功效，维生素C属抗氧化剂，能防止关节提早退化。还可以通过热敷来缓解酸痛症状，必要时，可接受医师的治疗。

夏秋换季皮肤瘙痒怎么办

换季时皮肤干燥敏感，容易发生瘙痒。建议孕妈咪洗澡水的温度不要太高，也不要因为感到皮肤痒而频繁洗澡，最好使用pH值为7.0的中性肥皂，特别针对容易藏污纳沟的关节处加强清洁。

孕早期常见不适及对策

❶ 怀孕的不适征兆

孕3~4周处于胚胎着床的阶段，不一定会出现怀孕的征兆。早期怀孕有部分人会以孕吐、慵懒、胸部涨痛等不适症状表现，但每个人怀孕的征兆各不相同。孕妈咪可以观察自己的身体是否出现下列几点征兆，也许您怀孕了哦！

☐ 燥热　　☐ 嗜睡

☐ 恶心　　☐ 对食物的喜好产生变化

☐ 身体易感疲倦　　☐ 焦躁

☐ 乳晕颜色加深　　☐ 胸部胀痛

☐ 阴道分泌物增加　　☐ 尿频

☐ 睡眠时间延长，但仍有睡不饱的感觉

如果您出现以上症状，建议您到药店购买验孕产品，或是直接到医院进行检

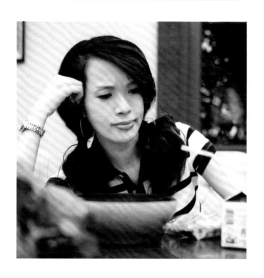

查。因为即使上述症状全部出现，在医学上仍不能断定等同怀孕，医师表示，怀孕的主要症状是月经没来，但还是必须通过验孕来进行确认。

❷ 妈咪害喜孕吐怎么办

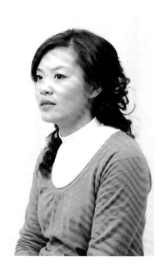

孕妈咪在怀孕初期时可能会出现恶心、呕吐的症状，这就是妊娠性呕吐，通常孕妇身体可自动调整恢复，不太需要医疗介入，只有极少数人会持续孕吐到孕中晚期。改善妊娠性呕吐的方法包括少食多餐、少喝水、少油腻、少辛辣，多吃清淡食物，多吃自己喜欢的食物，少量多餐，保持心情愉快，具体措施如下：

少量多餐：以免三餐之间的空腹及低血糖易导致孕吐。

避免闻到刺激性气味：如油烟味、油漆味、废气等。

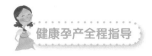
食物尽量干爽，减少汤水： 如此可缓解孕吐。

吃干咸的淀粉食物： 例如苏打饼、吐司等，对抑制恶心有不错的效果。

补充液体： 尤其是当呕吐造成大量水分流失时，更应注意。但切忌与其他食物一起吃，以免诱发呕吐。

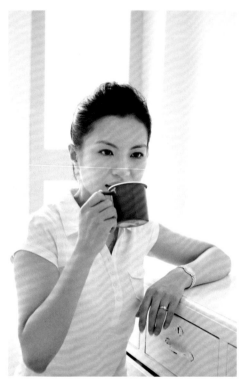

服用孕期专用复合维生素： 以补偿吐掉的维生素。

避免油腻、酥炸、浓烈味道的食物。

呕吐后不要马上刷牙： 先用一点点牙膏涂抹牙齿，以防呕吐物中所含的胃酸侵蚀牙齿，然后漱漱口，等一个小时后再用牙刷刷牙。

姜可止吐： 例如喝姜茶，对止吐确实有效。

指压： 按压位于手腕上三横指的内关穴有止吐的功效。

补充维生素B$_6$： 已证实对止吐有效。

放松心情： 小睡片刻或听柔和的音乐，有助于症状减轻。

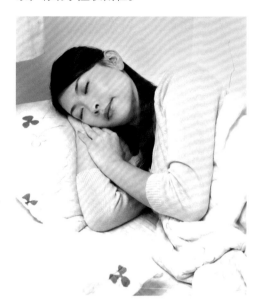

必要时需就医： 医师会用点滴补充流失的电解质及葡萄糖，也会让孕吐缓解。

一般而言，呕吐、食欲不振的情形会在孕期迈入3个月之后慢慢改善。假如孕妈咪呕吐情形厉害，甚至吐出胆汁，或尿液中含有酮体，则可住院。建议可以到医院打营养针，接受静脉注射（打点滴）治疗。有些医师也会视状况开药，如维生素B$_6$，但其治疗效果因人而异。

爱心小贴士

怀孕初期，孕妈咪孕吐的严重程度因人而异。孕吐时期，孕妈咪吃得少，不用担心无法供给营养给胎儿，因为此时胎儿只需要吸收孕妈咪原有的身体养分就已足够。若孕妈咪呕吐且出现脱水现象，体重减轻5千克以上，就应该就医，请医师协助诊治。

❸ 孕二月容易出现的不适

♥ 胸胀痛

胸胀痛的情形通常在孕12周之后渐渐消失，但胸部仍会持续发育。建议平时可稍微热敷或冰敷，假如胀痛到了疼痛难耐的程度，也可请医师开一些孕妈咪可服用的止痛药。

♥ 恶　心

通常孕期的恶心感都来自于黄体酮水平的升高，导致胃肠蠕动变差，加上日渐成长的胎儿使肠胃遭到挤压，胃肠蠕动的情况会更差，因此建议孕妈咪少量多餐，吃东西的速度放慢，否则容易产生胃食道逆流的情形。恶心的症状约在孕12周消失，之后胃口也许仍不好，但是恶心呕吐的症状会稍获改善。

♥ 乳晕凸出、分泌乳汁

由于内分泌的变化，孕妇乳晕颜色会

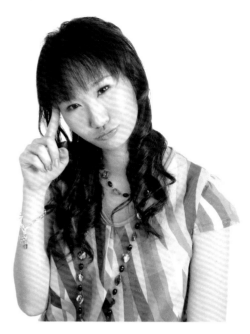

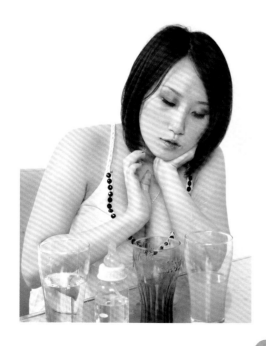

变深，或乳晕凸出，这都属于正常。若乳房分泌少许乳汁也属正常，但若分泌量过多则要怀疑是否泌乳素水平太高。虽然孕期泌乳素水平原本就比较高，但也可能是脑部垂体有腺瘤或囊肿，这些都是使泌乳素增高的原因之一。

♥ 尿　频

怀孕初期和晚期都会出现尿频的症状，主要是由于子宫和胎儿压迫膀胱造成的。孕妈咪最好不要憋尿，以免引起膀胱炎或尿道感染，也千万不要因为尿频就不敢喝水，但是睡前最好不要再喝水了，这样才能好好睡一觉。

假如尿频的现象过于频繁，则表示孕妈咪可能休息的时间不够，太过劳累而产生了子宫过度收缩的现象，必须小心留意。

大家要多体谅尿频的孕妇，她们常常才刚上完厕所，马上又有尿意，但却只能尿出一两滴，这样频跑厕所既辛苦又尴尬，周遭的人应多加体谅，并且给予协助。

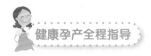

 ④ 孕三月容易出现的不适

妊娠纹与色素沉淀

原因：由于孕妈咪体内激素水平改变所致。

表现：出现全身或局部的色素沉淀，容易出现在乳晕、外阴等部位，或出现肤色暗沉、孕斑等问题。

解决方法：建议孕妈咪在怀孕早期就开始涂抹预防妊娠纹的乳液，尤其在腹部左右两侧下方的部位。若孕妈咪担心妊娠纹影响美观，应及早开始预防，因为妊娠纹一旦出现，便不容易消失。产后若仍然非常介意妊娠纹不美观，可能就得通过医学美容的方法来改善。此外，孕妈咪在孕期良好的体重控制也能减少妊娠纹的出现。

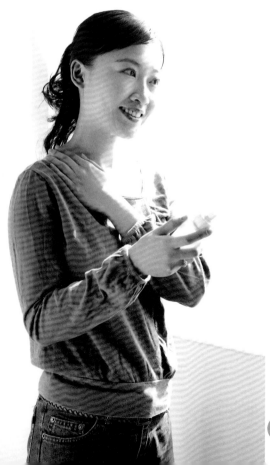

肌肤暗沉的问题会因为每个人体质不同而存在个别差异，有些人日后可能消失，有些人则只会变淡。

 ### 贫 血

原因：由于怀孕时血液增加的量会比红细胞增加的量多，因此会出现生理性贫血的现象。

表现：头晕、疲倦。

解决方法：贫血的原因除了生理性贫血外，较常见的原因是缺铁性贫血，医师会视每位孕妈咪的病因、症状轻重给予不同的建议或治疗。建议孕妈咪在怀孕后应避免突然变换姿势，要多吃补血的食物。

阴道分泌物增加

原因：怀孕时因为内分泌的改变，会造成阴道分泌物增加，是很常见的情形，不必过于担心。

表现：若分泌物大量增加，颜色改变，有异味，阴部瘙痒不适，请就医。

解决方法：孕妈咪最好不要穿牛仔裤或其他不透气的裤子，或不要用过烫的水清洗外阴，尽量保持会阴的干爽，如厕后，应由前往后擦拭。

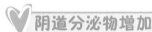 ### 小贴士

怀孕期间，孕妈咪每天应保持身体清洁，穿透气干净的内裤。若分泌物是淡黄色或乳白色，没有臭味，就属正常；但若分泌物颜色改变（例如变成绿色），或者外阴又痒又痛，就应该赶快请妇产科医师诊治。

情绪波动

原因：生理会影响心理，孕妈咪体内内分泌的改变会引起情绪波动。对怀孕、生产、胎儿健康过于担心与紧张也会产生心理压力。

表现：疲倦、睡不饱、慵懒、易怒或易感伤、时常想休息或容易焦虑。

解决方法：建议孕妈咪应多从事一些能够让自己感到喜悦、放松的活动，保持愉悦的心情，想睡就睡，该休息时就休息，养成正常作息以及适度运动的习惯，都能稳定孕妈咪较敏感的情绪问题。

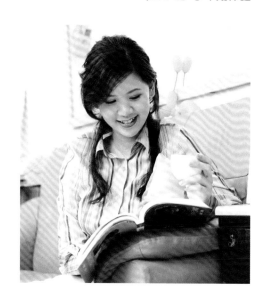

5 缓解孕期疲劳的方法

孕妈咪的身体承受着额外的负担，在孕期会变得特别容易疲倦，嗜睡，头晕，乏力，这种疲倦感在孕早期和孕晚期尤为明显。专家建议，怀孕期间，孕妈咪想睡就睡，不必做太多事，尽可能多休息，早睡觉。

下面列出六种减轻疲倦、恢复精力的方法。

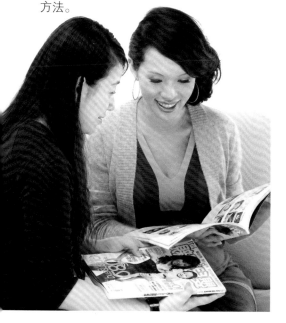

发展兴趣

动手制作一些小玩具、小动物、小娃娃，或学习插花艺术，或为即将出生的宝宝做一些小衣物。

按 摩

闭目养神片刻，然后用手指尖按摩前额、双侧太阳穴及后脖颈，每处16拍，可健脑养颜。

听胎教音乐

选择一些优美抒情的音乐或胎教磁带来听，以调节情绪。

散 步

去洁静、安全、充满鸟语花香的公园或其他场所散步。

聊 天

聊天是一种排解烦恼、有益心理健康的好方法，不仅可以释放和减轻心中的种种忧虑，而且可获得需要的信息。在轻松

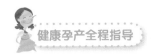
愉快的聊天中，也许你就忘却了身体的
不适。

♥ 想 象

想象一些自己喜欢去的地方，例如公园、农家小院、海边、小溪、高山、一望无际的平原等。把思绪集中在美好的景色上，可以使人精神饱满，心旷神怡。

爱心小贴士

孕妈咪在孕期要适当增加休息和睡眠时间。一般夜间睡眠时间不要少于8小时，有条件的应午睡，避免身体过于劳累。休息时抬高下肢，有助减轻下肢水肿。良好的作息习惯能保证胎儿的正常发育。

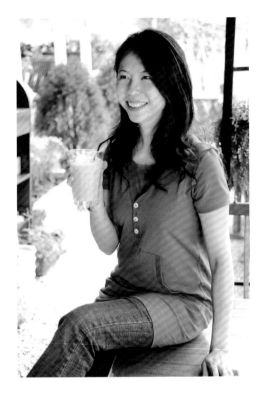

⑥ 为何孕妈咪容易燥热或感冒

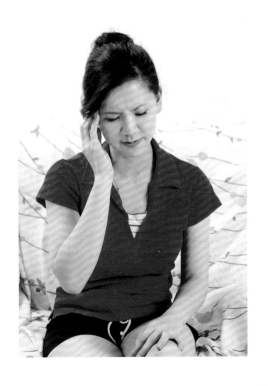

在孕期，孕妈咪的免疫力会因为自行调节而有所下降，部分孕妈咪由于免疫力下降而容易感冒。孕妈咪感到身体燥热，则是因为孕期的黄体素、雌激素水平增高，基础代谢率的上升也会使孕妈咪的体温会略微上升（每个人上升的幅度也不全然相同）。若实际去测量孕妈咪的体温，测量结果通常仍在正常值内，而且不见得每位孕妈咪都会有燥热感，这些都是正常现象。

孕期免疫力的下降除了会让孕妈咪容易感冒外，孕妈咪还有可能发现白带变多了，这是因为阴道遭到细菌、霉菌的感染。如果白带分泌过多，甚至出现异味或颜色异常，都可以请专科医师诊治。

7 孕妈咪感冒怎么办

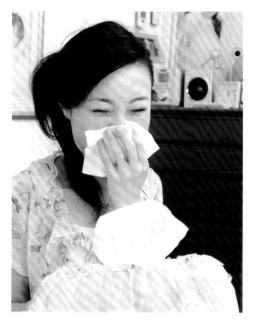

如果孕妈咪感冒了，但不发热，或发热时体温不超过38℃，可增加饮水，补充维生素C，充分休息，感冒症状就可得到缓解。如果孕妈咪有咳嗽等症状，可在医生指导下用一些不会对胎儿产生影响的药。

如果孕妈咪体温达到39℃以上，且持续3天以上，可分以下两种情况来处理。

第一种情况：如果孕妈咪感冒的时间是处在排卵以后两周内，用药就可能对胎儿没有影响。

第二种情况：如果感冒的孕妈咪处在排卵以后两周以上，这一时期，胎儿的中枢神经已开始发育，孕妈咪高热39℃如持续3天以上，就可能会对胎儿造成影响。如果出现以上情况，就需要与医生、家人共同商讨是否继续本次妊娠。

如果孕妈咪在怀孕3～8周之后患上感冒，并伴有高热，就对胎儿的影响较大。病毒可通过胎盘屏障进入胎儿体内，有可能造成胎儿先天性心脏病、兔唇、脑积水、无脑和小头畸形等。感冒造成的高热和代谢紊乱产生的毒素会刺激子宫收缩，造成流产，新生儿的死亡率也会因此增高。

孕妈咪应在医生指导下选用安全有效的抗感冒药物进行治疗，自己千万不可随意服药，以免对母体和胎儿造成不良影响。一般可选用以下较为安全的药物。

轻度感冒：可选用板蓝根冲剂等纯中成药，并且多喝开水，同时要注意休息，补充维生素C，感冒很快就会痊愈。

重度感冒，伴有高热、剧咳：可选用柴胡注射液退热和纯中药止咳糖浆止咳。同时，也可采用湿毛巾冷敷，或用30%左右的酒精（或将白酒对水冲淡一倍）擦浴，起到物理降温的作用。

抗生素可选用青霉素类药物，不可应用喹诺酮（如氟哌酸等）和氨基甙类（如链霉素、庆大霉素等）药物。

孕妈咪最好避免患感冒，要少到公共场所，加强营养，保证睡眠，少与感冒患者接触，以减少感染的机会。

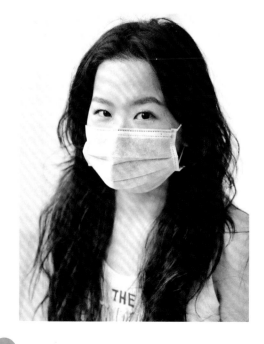

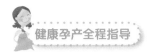

孕早期异常处理与疾病防治

❶ 认识五项流产危机

♥ 先兆流产

症状：阴道出血与下腹部疼痛，但并没有真正的流产，因为此时的胚胎还有心率。

治疗方式：只要孕妈咪保持安静状态（一般俗称"安胎"），就可以持续保胎。

♥ 过期性流产

症状：孕妈咪几乎没有疼痛或出血，胚胎虽留在子宫内，但已经死亡。

治疗方式：医师通过手术将胚胎取出。

♥ 人工流产

症状：宫外孕或胎盘剥离，不一定会有出血或下腹部疼痛等症状。此时医师可通过检查后确定孕妈咪无法继续怀孕。

治疗方式：进行人工流产手术。

♥ 不完全性流产

症状：胚胎流出子宫时，有部分的胎盘组织还残留在子宫内，会有持续下腹部疼痛或出血的症状。

治疗方式：施行刮除手术，将残留的胎盘组织清除干净。

♥ 完全性流产

症状：胚胎与胎盘全部剥离，并排出体外，此时出血和疼痛症状会逐渐减轻。

治疗方式：完全流产后，妇女的身心

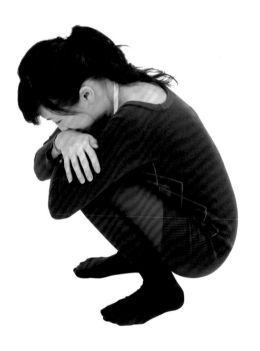

都非常脆弱，仍要以产后坐月子的方式调理身体，同时需要家人的支持。

♥ 四种预防流产的方法

❶ 不要提重物。

❷ 避免激烈运动。

❸ 学会缓解压力，学习自我放松。

❹ 当出现出血和腹痛征兆时，要立即就医。

小贴士

先兆流产是一种过渡状态，如果经过保胎治疗后出血停止，症状消失，就可继续妊娠。如果保胎治疗无效，流血增多，就会发展为流产。

② 谨防先兆流产

怀孕早期，孕妈咪腹部容易出现不舒服的感觉，通常随着孕期时间的增加，不适感都会减轻，但若发现阴道有不正常的出血现象，或有咖啡色分泌物，就要到医院检查。咖啡色的分泌物其实就表明阴道内有轻微出血，且在阴道留置一段时间，因此不论是咖啡色分泌物还是阴道出血，都应该赶紧就医。

若有胁迫性流产的迹象，卧床休息是孕妈咪最好的安胎药，该休息的时候就该休息，并且听从妇产专科医师的意见。另外，怀孕早期的出血有时候是因为体内黄体酮不足，有时医师也会视孕妈咪的身体状况判断是否需要服用黄体酮。

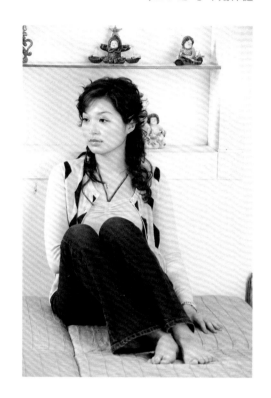

③ 如何预防流产？

所谓流产是指在怀孕20周前将胎儿娩出，或是娩出小于500克的胎儿，占所有怀孕的15%～20%，所以是个常见的问题。下面列出早产的预防方法，孕妈咪一定要注意：

❶ 曾有早产、流产或子宫手术者，在怀孕初期及后期应停止性生活。

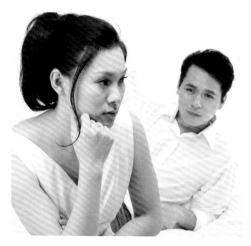

❷ 不要攀高、爬上爬下或提举重物。

❸ 不要过度疲劳，避免不必要的长途旅行。

❹ 注意食品卫生及个人清洁，以免腹泻或发热。

❺ 不要吃辛辣等刺激性食物。

❻ 行走及搭乘交通工具要小心，不要穿飘逸的长裙，以免跌倒或受伤。

❼ 保持愉快的心情。

❽ 保持正常的作息规律。

❾ 务必定期产前检查。

爱心小贴士

孕妈咪应保持会阴清洁，避免生殖道炎症。每晚清洗外阴，必要时一天清洗两次。不要从事过重的体力劳动，避免负重导致腹压增加。

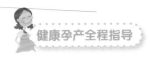
❹ 什么是习惯性流产？

据统计，自然流产率为10%～15%，尤其是在前三个月。习惯性流产是指连续流产三次以上，通常一次或两次都属于偶发性流产，因为有时胚胎不是很成熟，或者受精卵先天比较差的时候，身体就会自动排掉，属于一种类似自然淘汰的机制。连续三次流产就需要做详细的检查，影响因素可能有以下几种：

染色体异常：检查双方的染色体或基因是否出现问题。

子宫异常：如果子宫腔内出现肌瘤、息肉、粘连的情况，受精卵着床可能会受到影响。

内分泌异常：怀孕的时候，卵巢会产生黄体酮，在临床上称作"助孕酮"，是帮助怀孕的激素，一旦分泌不够，可能会造成习惯性流产。另外，甲状腺素、泌乳素等激素的分泌异常都可能会影响怀孕。这些都可通过抽血来检测。

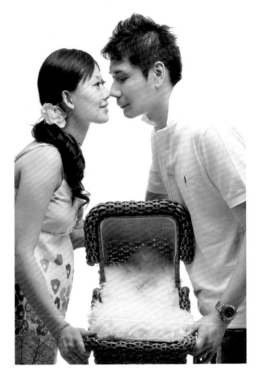

免疫机能异常：是指孕妇的身体无法辨识外来或自体本身的东西。如果免疫机能异常，就可能会把受精卵当做是外来的，那就没办法继续留在子宫生长。这需要通过抽血和免疫疾病检查来判断。此项因素占习惯性流产的四到五成。

免疫机能异常会让小血管产生很多小血栓，会让凝血功能出现障碍，会产生很多小血栓堵住小血管，因此受精卵或胚胎得不到养分，自然就流掉了。一般在治疗上，有些药物可改善血栓的情形，例如阿司匹林，可以让患者持续吃，使其降低免疫疾病造成习惯性流产的风险。

发炎：当孕妇身体状况比较差的时候，可能合并一些细菌、病毒感染，尤其抵抗力较差时，感染病毒的几率就比较高。

其他因素：工作压力、不当服用药物、过度激烈的运动、劳累等因素占的比例比较低。

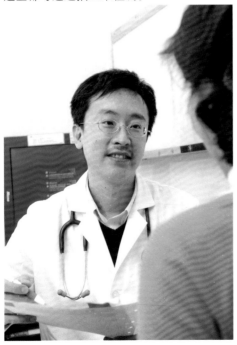

⑤ 流产后的注意事项

流产对身体有一定影响，因此要注意流产后的保健。

加强营养

流产后会或多或少地失血，加上早孕阶段的妊娠反应，流产后一般身体会变得比较虚弱，有些人还会出现轻度贫血。因此，流产后应多吃些营养品，以及新鲜蔬菜和水果，如瘦肉、鱼肉、蛋、鸡肉、奶制品、海产品、大豆制品等。

注意个人卫生

流产时，子宫颈口开放，至完全闭合需要一定时间。故流产后，要特别注意讲究个人卫生。要保持阴部清洁，内裤要常洗常换。半个月内不可盆浴。流产后1个月内，子宫尚未完全恢复，要严禁性生活，以防感染。

充分休息

休息好，防止过度疲劳。流产后应休息两周，不可过早地参加体力劳动，避免过度疲劳和受冷受潮，否则易发生子宫脱垂的病症。

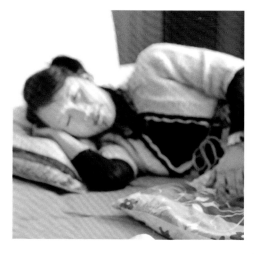

不可急于再次怀孕

流产后子宫内膜需要3个月的时间才能完全恢复正常，在此期间，应避免再次怀孕，因为这对胎儿生长和以后生产都不利。

保持心情愉快

不少女性对流产缺乏科学的认识，情绪消沉，有些人还担心以后再次发生流产，这些顾虑都是不必要的。

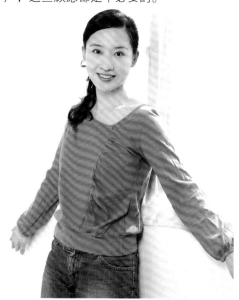

小贴士

绝大多数的自然流产都是偶然的，并且自然流产的胎儿70%左右都是异常的病态胚胎，主要是染色体异常所致，它们很难发育成为成熟的胎儿。自然流产可以被认为是一种有利于优生的自然淘汰，不必为此忧虑。愉快的情绪会有助于流产后的身体恢复，有益健康。

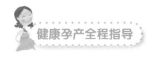
❻ 认识高危妊娠

高危妊娠是指孕妈咪在怀孕期间，任何可能危害到母体或胎儿的身心状况，包括孕妈咪过去本身就有的内科疾病史，都属于高危妊娠。为了孕妈咪及胎儿的安全着想，建议高危孕妇到大医院进行产检及生产，毕竟大医院的资源较多，各科都可互相支援，对孕妈咪与胎儿也较有保障。高危妊娠包括来自母体、胎儿、羊水、胎盘等方面的异常或疾病。

来自母体方面的异常或疾病有以下几种：

♥ 子宫颈闭锁不全

子宫颈闭锁不全容易导致早产或流产。常见于有多次流产史的孕妈咪，由于子宫颈被扩张太多次，或子宫颈曾受过伤（如急产或子宫颈锥状切除），或其他先天性异常的状况，都容易导致子宫颈闭锁不全。

处置方法：

子宫颈闭锁不全的孕妈咪可以做子宫颈环扎术，就是将子宫颈环状缝合起来，以免子宫颈过度扩张造成流产。

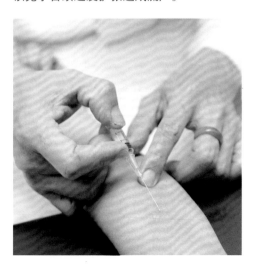

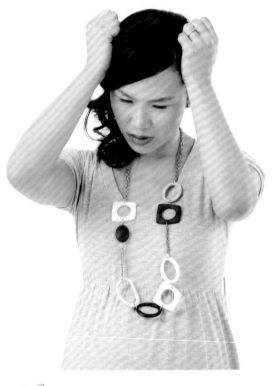

♥ 妊娠期高血压疾病

因怀孕使孕妈咪血压升高即妊娠高血压，常见于孕20周，20周前的高血压则有可能是孕妈咪怀孕前本身便有的疾病。妊娠高血压若合并有蛋白尿、水肿，则有可能为子痫前症（即妊娠期高血压疾病）。此疾病可能会让孕妈咪有生命危险，胎儿也可能长不大或胎死腹中。妊娠期高血压疾病通常会在产后好转。

处置方法：

患妊娠期高血压疾病的孕妈咪必须将血压控制好，先从口服的降血压药物开始，若服药之后仍无法改善高血压的情形，则建议孕妈咪住院观察，并且施打硫酸镁，以免发生抽搐情形。因为若发生抽搐情形，则为子痫症，且孕妈咪每次抽搐都会造成胎儿缺氧，同时也会给孕妈咪自身带来一些后遗症，如脑中风等。

甲状腺功能亢进或低下

有些女性在尚未怀孕前就可能存在甲状腺功能亢进或低下的问题。提醒孕妈咪，若怀疑自己可能存在甲状腺方面的问题，应在产检时提出并做抽血检查。患有甲状腺疾病却没有治疗的孕妈咪，可能会造成胎儿脑部发育不良或其他后遗症。

处置方法：

甲状腺疾病若在产前被控制和治疗，胎儿基本上就能够健康出生，但孕期、产后仍须按时服药与门诊追踪，不可自行停药。若检查结果发现指数异常的话，甲状腺功能低下的孕妈咪须服用含碘的药物，甲状腺功能亢进的孕妈咪则须服用适合孕期服用的治疗药物。

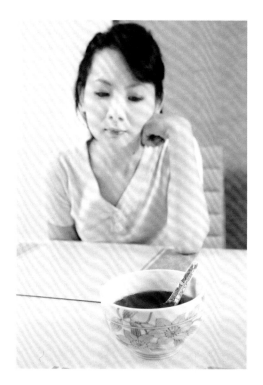

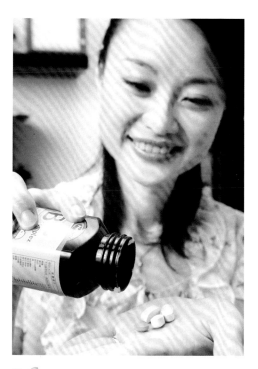

妊娠期糖尿病

妊娠期糖尿病是由于怀孕导致胰岛素代谢不良引起，产后坐完月子再做测量，

通常血糖都会恢复到正常值。但此类孕妈咪在以后患糖尿病的几率会比一般人高，因此应定期追踪血糖数值。

处置方法：

孕妈咪每次产检都会验尿，检测有无尿糖或蛋白尿的情形。若尿糖长期出现，就会怀疑孕妈咪是否患有妊娠糖尿病，并建议做进一步筛检。若有必要，当孕期进入24周时，会请孕妈咪做一项筛检，以决定是否需要再进一步做OGTT检测（口服葡萄糖耐量试验），最后若OGTT检测结果为阳性，即确定为妊娠期糖尿病，便会要求孕妈咪对饮食进行控制。

红斑狼疮

较轻微的红斑狼疮患者除能受孕之外，还有可能因为怀孕内分泌的改变，使免疫功能下降，红斑狼疮的症状也能稍稍获得缓和。但严重的红斑狼疮患者除可能难以受孕（甚至不孕）以外，同时还是子

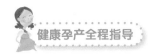
痫前症与子痫症的高危险群，还可能使胎儿在出生后出现先天性的心脏传导异常。

处置方法：

患有红斑狼疮的孕妈咪视情况，有时可以服用适合孕妈咪的低剂量类固醇，但同时要妇产科医师或风湿免疫科医师观察孕妈咪红斑狼疮的指数。此外，还应注意一种名为抗磷脂症候群(Antiphospholipid Syndrome, APS)的疾病与红斑狼疮症状相似，如未谨慎留意，有时甚至会造成胎死腹中。

因此，患有红斑狼疮的孕妈咪（尤其到怀孕中晚期时），在产检时会特别追踪蛋白尿、高血压、水肿的情形，若有明显异常的情形，则应视情况决定何时让胎儿提早报到。

在检查的过程中，医师也会特别留意红斑狼疮孕妈咪肾脏功能是否正常。若孕妈咪肾脏功能已被破坏，继续怀孕对于母体及胎儿都可能会有生命危险，须就情况来讨论是否有必要也让胎儿提早报到，甚至需要在孕妈咪及胎儿之间做抉择。

爱心小贴士

孕妈咪若本身患有疾病，应主动告知妇产科医师。如甲状腺疾病，除非严重到甲状腺突出到肉眼可以察觉，否则一般难以发现。因此孕妈咪若有内科方面的疾病，都应尽早、主动地告知妇科医师，才能为您与胎儿的健康把关！

哮 喘

本身患有气喘的孕妈咪可能会因为气喘发作，影响到供应给胎儿氧气，造成胎儿缺氧，除了孕妈咪本身会有危险之外，胎儿的活动力、胎动也有可能减少，严重者甚至会胎死腹中。

处置方法：

应与呼吸内科医师共同配合，评估孕妈咪的肺部功能，给予适合孕妈咪服用的控制气喘的药物和喷雾剂。另外，孕妈咪所用的支气管扩张剂也需要呼吸内科医师的配合，因为治疗气喘的药物有些也含有类固醇，在患者怀孕之后用药就需要做调整。注意，患有气喘的孕妈咪若决定要足月催生，不应使用前列腺素来引产。

气 喘

孕妈咪若原来就患有癫痫，为避免孕期癫痫发作，造成缺氧，使胎儿有生命危险，因此不应随意停药，须请神经内科医师将药物调整成孕妈咪可服用的安全药品，否则可能会对胎儿发育造成影响。

处置方法：

若孕妈咪在家中癫痫发作，首先应将周遭危险物品或家具移开，避免孕妈咪在抽搐时遭到撞击，同时就地取材，注意不要让孕妈咪咬伤自己的舌头，避免发生出血被呛造成吸入性肺炎的情况。患有癫痫的孕妈咪，其所需的紧急备药应放置在家中方便取用的地方，以免癫痫发作时无法第一时间拿到。

肾脏问题

肾脏除了负责过滤杂物以外，还负责控制血压。孕期的肾脏功能会有些许变化，应谨慎留意。

处置方法：

原本就有肾脏方面疾病的患者，甚至严重到需要透析，通常不建议怀孕；若肾脏、血压正常，则须在孕期密切观察孕妈咪的肾脏、血压状况。

心脏问题

评估孕妈咪有无心血管疾病的方法，包括心电图或心脏超声波等非侵入性检查，以判断是否需要服药控制病情，同时选择适当的生产方式。

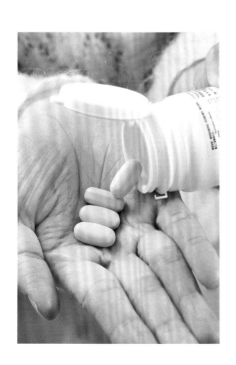

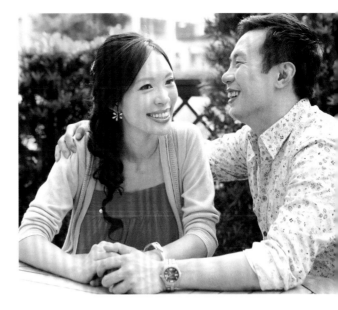

处置方法：

医师通常会依照孕妈咪心脏功能的情况，选择合适的生产方式，孕妈咪应与医师共同评估和讨论适合自己的生产方式。同时须提醒，有心血管疾病或其他特殊疾病的孕妈咪并非一定剖腹产，生产的方式应由专业医师评估孕妇的身体状况后决定。

肝脏问题

乙型肝炎带原者的孕妈咪最担心的是未来能否哺喂母乳，宝宝会不会有垂直感染的可能。

处置方法：

在宝宝出生的24小时内打免疫球蛋白的话，就可避免垂直性感染，因此仍建议哺喂母乳。假如孕妈咪本身有很严重的肝硬化、严重黄疸，应由消化内科的医师观察评估，密切观察怀孕是否会造成其肝功能异常更加严重。

血小板病变等内科疾病

血小板最主要的功能在于凝血。若凝血功能不佳，就必须特别留意孕期及生产时的状况，包括产程出血、止血等问题。妇产科医师应会同血液科医师共同检查、诊治。

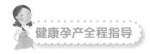

处置方法：

若孕妈咪血小板功能不佳，不易凝血，医师会建议孕妈咪服用孕期可使用的类固醇，以增强血小板的凝血功能。假若生产过程中发生无法止血现象，通常医院会准备血小板输液，甚至必要的话，会在生产前就将血小板输进孕妈咪体内。产后若子宫收缩状况良好，则恢复情形通常与一般人无异。

来自胎儿方面的异常或疾病有以下几种：

♥ 早产

孕36周前的子宫收缩都可视为子宫早期收缩，常见症状有阴道不正常出血或分泌物增加、下腹部发硬或剧烈疼痛、背痛、肠胃绞痛等，孕妈咪要小心留意。

处置方法：

若在孕36周前有子宫收缩的情形，会先给予安胎药。安胎的方式也有很多种，最新的技术能通过药物抑制子宫收缩。

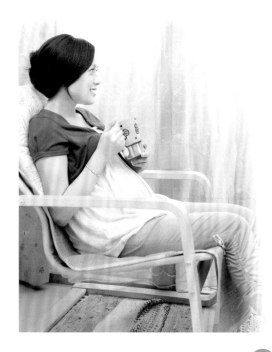

居家安胎注意事项

孕妈咪需要安胎时，应听从专业医护人员的指导与建议，在家休养期间卧床休息（必要时甚至须绝对卧床），尽量避免站立、腹部用力的动作。孕妈咪此时的压力与心情都会较为沉重，可能会出现焦虑或失眠现象，此时应尽量让自己的心情放松，避免状况更加恶劣。有时出血现象也许只是因为劳累，只要及早安胎或治疗，多数都能获得改善，胎儿出生后也同正常宝宝一样健康，因此孕妈咪不必给自己太大压力。

♥ 未足月早期破水

羊水富含营养，所以容易受到感染，由于羊水能够带给宝宝充足的营养，并提供最佳的成长环境，至少应让宝宝在孕妈咪腹中待够37周，不过一旦有感染的迹象，就必须要考虑提早分娩。

处置方法：

若孕妈咪有未足月早期破水的情形，则应把握合适的时机（太早或太晚施打效果都有限）施打类固醇，通常孕24～32周是最佳时间，能够让胎儿的肺部更成熟，以适应出生后的环境。

♥ 多胞胎

哺乳类动物正常的生育胎数都是一胎，但因为现在有些人会做人工受孕或试管婴儿，使多胞胎的几率比以往高出许多。多胞胎容易造成孕妈咪心血管负荷增加，还容易发生早产，也可能会出现同卵双胞胎间彼此竞争血液、养分，造成胎儿一大一小的状况。

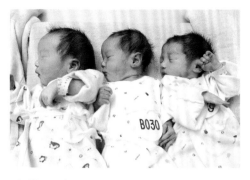

处置方法：

有些多胞胎孕妈咪自身与胎儿的状况都比较良好，有可能不需要安胎，就可以等到足月产。若是较为娇小的孕妈咪，也有可能会在36周左右，胎儿就等不及要出生，因此每次产检都必须仔细观察孕妈咪及胎儿的状况。双胞胎的生产方式须视胎位；三胞胎则通常都选择剖宫产。

胎儿生长受限

胎儿生长受限必须先辨别是全身性生长受限还是部分性生长受限。如患有侏儒症的宝宝，在其成长曲线中可以发现，其头围、肚围都正常发展，但是手、脚长度则明显生长受限。另外，先天性骨成形有问题的胎儿也会出现生长受限的情况，因此胎儿生长受限还可分为身型均衡与不均衡两种。

处置方法：

胎儿的生长曲线图应参考父母亲的身高、体重，若发现胎儿均衡、持续地生长受限，就必须找出原因，譬如观察妈妈有无高血压、胎盘有无问题或孕妈咪本身有其他疾病等，通常也会测量胎儿脐带脐动脉血流有无供应不良的现象，并记录有无血流量变差的情形。甚至胎盘功能太早钙化，都有可能造成胎儿生长受限，必须仔细找出原因，再决定胎儿出生的最佳时机。

胎儿过大

若孕妈咪怀有巨大儿，则有可能出现产程迟滞或阴道严重撕裂伤的状况，将来也可能出现子宫脱垂。

处置方法：

除了要怀疑妈妈可能患有糖尿病以外，同时也因为宝宝长期处于高血糖的环境下，使宝宝的胰岛素功能特强，因此出生后首先遇到的是低血糖的问题。若胎儿在孕37~38周时已超过3600克，甚至是4000克，为避免产程对孕妈咪造成太大伤害，因此会评估孕妈咪的身体状况，判断有无必要提早引产或剖宫产。

过期妊娠

正常而言，胎儿在孕妈咪腹中最好不要超过42周，否则可能会导致胎儿过大、羊水越来越少、胎盘过度钙化且功能不佳，另外，也会因胎儿过早排便而产生胎便吸入症候群和胎儿窘迫等问题。

处置方法：

若有过期妊娠的情形，则建议催生。

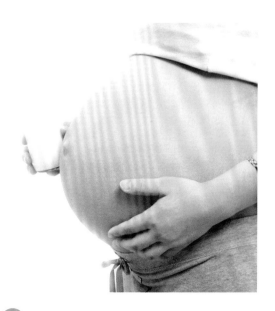

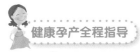

♥ 胎儿畸形

胎儿畸形包括外观的颜面畸形、心脏畸形（例如法洛氏四合症）、唐氏儿等。

处置方法：

可在超声波检查中发现严重的胎儿畸形，在胎儿出生之后，必须由专业医师进行监护，同时进一步讨论是否需要进行手术等详细内容。

♥ 胎儿窘迫缺氧

若发生胎儿窘迫缺氧，通常可能合并胎儿生长受限、羊水过少，甚至胎死腹中等现象。

处置方法：

若有胎儿窘迫，建议每2～3天到医院进行胎儿监护，或放置胎儿监视器监控胎盘跟子宫收缩的状况，再决定处理对策，严重时医生会建议孕妇住院观查或提早生产。

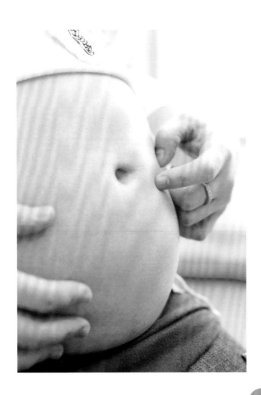

小贴士

若有抽烟、饮酒习惯的孕妈咪，最好能够完全戒除，否则香烟内含有的尼古丁和酒水中所含的酒精都是造成胎儿早产的高危险因子，不可大意！

另外，服用过精神科药物的孕妈咪也应主动告知妇产科与精神科医师服药情况，因为某些精神科药物会抑制大脑的中枢神经，可能会造成流产，应请医师依照您的身体状况将药物稍作调整，确保您与胎儿的安全。

来自羊水胎盘方面的异常或疾病有以下几种：

♥ 前置胎盘

前置胎盘分为许多种，包括胎盘完全贴住子宫颈口、部分贴住子宫颈口、边缘性贴住子宫颈口、低位性前置胎盘等。若遇到胎盘完全贴住子宫颈口的情形，需要孕妈咪注意以下几点：

❶ 若有任何出血状况，应即刻就医。

❷ 就医时应主动告知有前置胎盘的情况，否则会延误诊断。

存在前置胎盘的孕妈咪出血颇为常见，若没有出血现象，到了怀孕后期反而会很危险，这表示血管可能都被埋在肉里，容易在生产的时候出现大出血的情形。

另外，孕30周之后，孕妈咪会开始出现1个小时1～2次的生理性子宫收缩，但因为前置胎盘的孕妈咪子宫颈被胎盘挡住，每次的收缩都会挤压胎盘，一挤压就会造成出血，因此孕28～30周之间可能会有出血现象。

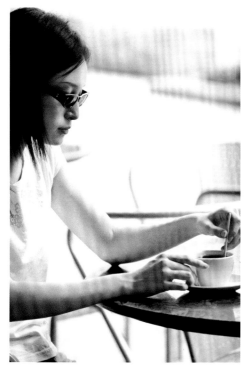

处置方法：

若有出血情形，在施打安胎药之后，孕妈咪子宫收缩停止，且没有出血现象，身体状况趋于稳定，建议可以回家休养。但若持续出血，则须进一步观察出血量以及孕妈咪、胎儿的状况。如果一直无法止住出血，则必须紧急开刀。如果胎儿发育已比较成熟，通常剖宫产后宝宝的状况就会稳定下来，但妈咪却有可能出现产后大出血。若孕妈咪发生产后大出血，应立刻用尽一切方法帮妈咪止血，但是若仍无法将血止住，为了保住妈咪的性命，不得已会将子宫切除。

♥ 胎盘植入

胎盘植入依照程度可分为很多种，包括部分植入到子宫内膜或子宫肉里，以及完全渗透，甚至植入到膀胱。一旦植入到膀胱内，一出血就必须马上开刀，且之后妈咪也会出现血流不止的情况。

处置方法：

胎盘植入除非是完全植入到膀胱内，否则难以在早期发现，即便发现胎盘植入，也无法做任何处置让胎盘停止继续植入，通常都是在生完宝宝，胎盘娩出的时候才会发现。另外，胎盘植入最大的问题在于止血困难。若能将血止住，问题就不大，但若无法止血，妈咪将会有生命危险！

♥ 胎盘早期剥离

胎盘早期剥离也是突然间会发生的情况，常见的症状包括下腹部突然剧痛、发硬，甚至摸到也会感到痛。孕妈咪若感到剧烈疼痛，必须即刻就医，同时孕期应避免腹部遭到撞击。

胎盘早期剥离会有两个问题，剥离之后孕妈咪会开始出血，会造成贫血，再者，胎儿的血也会跟着流，但胎儿的血液只要流出10毫升就算非常多，因此必须到医院做紧急处理。

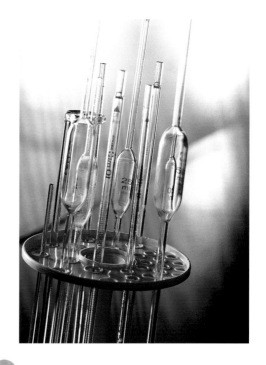

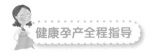
处置方法：

若发生胎盘早期剥离，为避免孕妈咪及胎儿失血过多对身体造成危害，此时也无法考虑胎儿周数的问题，送医后会尽全力保住胎儿。

♥ 羊水过少或过多

羊水过多须担心有无破水的危险，若破水则会有感染问题，必须先观察羊水是否流出；羊水过少也可能因为胎儿存在生长受限的问题，须进一步找出胎儿生长受限的原因。

羊水过多则可能导致早产，由于子宫在孕期被撑得很大，产后无法收缩回来，则可能造成产后大出血。另外，羊水过多也须考虑孕妈咪本身有无妊娠期糖尿病，同时应找出羊水过多、胎儿无法吸收的原因。

高危妊娠孕妈咪注意事项

若孕妈咪在孕前就患有内科疾病，建议在怀孕前先治疗疾病，到了孕期，则须小心留意身体是否出现任何异常状况。此外，请孕妈咪听从专业医师的建议，若有任何疑问，都应与妇产科医师进行讨论。若发生产后大出血或凝血功能不佳的妈咪可留院由专业护理人员做最专业的护理。此外，高危妊娠孕妈咪产后的恢复通常与一般人无异。

高危妊娠孕妈咪一定要定期产检，营养摄取应听从妇产科医师与营养师的建议，产后也应持续追踪复原状况。

处置方法：

不论羊水过少或过多的原因是什么，都必须每个礼拜定期追踪和检查，观察胎儿的活力、羊水量有无增减等各种情况。

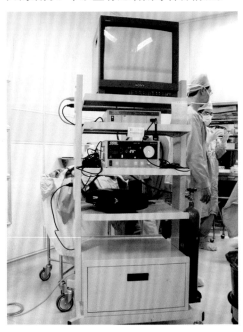

高龄孕妇 ≠ 高危妊娠

虽然高龄孕妇与高危妊娠孕妈咪的确有一部分重叠，但是并不完全相同。不论是高龄妊娠还是高危妊娠，孕妈咪若能在孕期把自身的疾病控制好，并听从专业医师的建议，相信孕妈咪及胎儿的状况都会很健康。

针对高龄孕妇的产检，内容会增加一些，尤其要检查是否为唐氏儿的高危险群，并做羊膜穿刺。除非高龄孕妇本身就患有内科疾病或存在高危险妊娠因素，才会按照高危险妊娠做检测，否则按照一般常规检查即可。

孕早期胎教

① 孕期胎教的具体方法

对胎教的看法众说纷纭，其实胎教并非特意造就天才，应该是全面的、有计划性的整体方案，可以施行的具体方法包括以下几种：

❶ 孕妈咪摄取对胎儿有益的均衡营养，补充多种维生素，给自己和胎儿提供足够的营养，这就是最基本的胎教。

❷ 处于安静舒适、让孕妇和胎儿都感到身心愉快的有益环境。

❸ 孕妈咪时常保持愉快的心情，胎儿也会有愉悦的感应。

❹ 多听优美的音乐，欣赏美好的事物，对孕妈咪及胎儿都有益处。

❺ 抚摸胎儿，和胎儿说话，提早增进亲子的良性互动。

❻ 适度的运动可为胎儿提供充足的氧气和营养，使胎儿脑部发育更完善，这也是一种好的胎教。

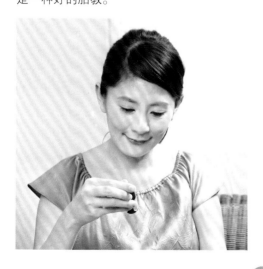

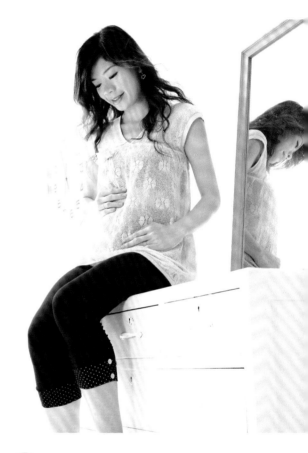

② 胎儿的脑部发展与胎教

胎教最大的目的，在于加深妈妈和胎儿之间的亲密关系。怀孕中晚期，胎儿的身体器官发育也将趋于完善，视觉、听觉也逐渐成熟，对孕妈咪的言语会通过手脚活动来作为回应。

虽然很难在产前就推论出胎儿在子宫里是否具有意识，但出生时的反射反应，像是抱起来脚会一直蹬，这就代表大脑尚未发育完成。虽然胎儿的大脑在孕20周左

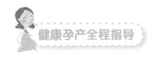
右会开始出现皱褶，但仍在持续发育中，而此种反射动作直到延脑、前脑、小脑等发育完成才会消失。

虽然胎儿在子宫内是否是有意识的答案各自不一，但提早提供胎儿视觉、听觉与本体觉的刺激，丰富的刺激有助于胎儿脑部神经的联结。下面列出胎儿脑部发展历程与胎教实施的建议表，供孕妈咪们参考。

怀孕月数	胎儿脑部发展历程	建议胎教法		
0~1个月	萌芽期 各器官的分化开始	把手放在子宫附近，听音乐，说话	踢脚游戏	散步
1~2个月	器官形成期 主要器官开始形成			
2~3个月	胎儿期 可区别头和胴体，面貌趋于完整			
3~4个月	内脏和手脚等器官大致发育完成			
4~5个月	神经统合、视觉、听觉趋于发达			
5~6个月	胎动活泼 耳朵开始可以听到声音			
6~7个月	大脑皮质发达 可依自己的意识活动身体			
7~8个月	听觉发育已完成 对外界声音开始有反应			
8~9个月	情绪丰富 呼吸器官、排泄器官也发育完成			
9~10个月	准备生产 内脏和神经系统趋于发达			

❸ 胎教到底有没有用？

在怀孕过程中，妈妈若能保持良好的心情，十分注意饮食健康，并且和胎儿有良好的互动，在胎儿出生后，及早接触到妈妈的身体，就能使宝宝焦躁的情绪稳定下来。

若要找出胎教的原理及成效，从西医的观点来看，孕妇本身的生理变化对胎儿产生的影响可以解释胎教的作用。例如：妈妈生气时，血管会收缩，并且刺激不好的激素生成，像是肾上腺皮质激素，而这种激素会通过胎盘影响胎儿，若妈妈常处在这样的情绪中，就容易生出低体重儿，这就是所谓的不好的胎教，因为妈妈让胎儿处于不良的生长环境，就会对胎儿的发育有所影响。

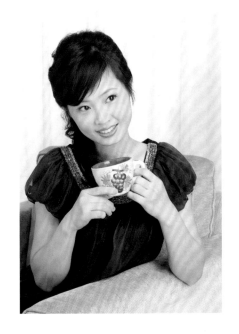

④ 什么时候开始胎教？

胎教到底要什么时候开始才能达到最大的成效呢？是不是要等宝宝的听觉发育完成后，还是要等宝宝的触觉有了进展？其实要做好胎教，从计划怀孕就可开始。因为情绪会无时无刻地影响自己的生理状况，若是常常处于紧张、高压的情绪中，排卵会变得不正常，也就不容易受孕，还可能因此影响卵子的质量，进而影响胎儿。因此，在计划怀孕时，就要开始调养自己的身体与情绪，让自己保持在最佳状态。孕妈咪懂得稳定自己孕期的情绪，其实就是最佳的胎教表现。

小贴士

孕妈咪一定要怀着惊喜期盼的心情来迎接新生宝宝的降临，同时得到亲人的支持和家庭的温暖，这也是胎教的重要内容。

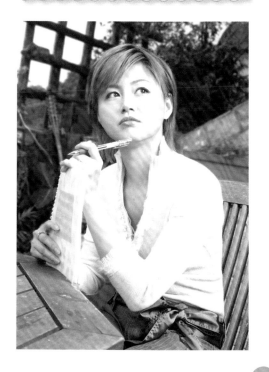

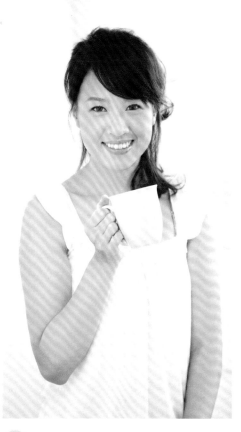

⑤ 胎教会不会吵到宝宝？

胎儿的睡眠是有周期性的，不过从平均结果来看，胎儿约有20%的时间处于熟睡状态，60%～70%处于浅眠时期，浅眠持续的时间会比熟睡来得长，剩下的才是清醒时间。医师通常会建议孕妈咪可以依照胎动的时间来进行胎教，一方面可让胎儿感受到较多的胎教刺激；另一方面，也不会扰乱胎儿的生物时钟。若胎儿没有动静时就代表他可能处于睡眠状态，孕妈咪也不必为了进行胎教，努力拍打肚皮，将胎儿吵醒，这反而会成为负面的刺激。而进行胎教的时间也不宜持续太久，不论是何种胎教方法，1次5～10分钟即可。

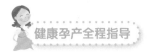
❻ 孕妇的情绪会影响到宝宝

常听说孕妇的心情会影响宝宝出生后的情绪质量，这也是大家所说的胎教。研究表明，胎儿在孕16周就有听觉和知觉，因此，外界的一举一动都会对胎儿产生影响。如果孕妈咪怀孕期间常听节奏感明显且带舞曲风格的音乐，宝宝生下来之后除了乐感好之外，还显得较为好动；如果妈咪在怀孕期间听一些较舒缓的曲子，宝宝出生后虽对音乐没有太大兴趣，但情绪显得较稳定。

因此，孕妈咪要尽量保持稳定的情绪，并且多和胎儿对话，多抚摸肚皮，让胎儿感受到爱，也可以多听著名的莫扎特音乐，因为莫扎特音乐的频率和心跳较接近，可以缓和胎儿的情绪。

❼ 不良情绪对宝宝的影响

♥ 焦　虑

孕妈咪的焦虑情绪主要表现为怕产痛，怕难产，怕产畸形胎儿，甚至对生男生女也忧心忡忡，也有少数孕妈咪因家庭或工作原因而产生焦虑情绪。如果焦虑情绪持续相当长的时间，孕妈咪就会坐立不安，消化和睡眠也会受到影响，甚

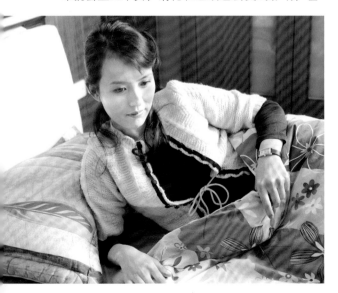

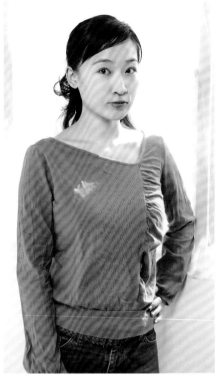

至会使胃酸分泌过多，发生溃疡病。据说孕妈咪妊娠期高血压疾病也与焦虑和情绪紧张有关。焦虑还可使胎儿胎动频率和强度倍增，胎儿长期不安，会影响正常发育，出生后会有瘦小虚弱、体重较轻、躁动不安、喜欢哭闹、不爱睡觉等表现。

♥ 悲　伤

孕早期孕妈咪如果情绪悲伤，肾上腺皮质激素分泌就会增加，可能导致流产或生出畸形儿。孕妈咪如果受到强烈的精神刺激、惊吓或忧伤、悲痛，植物神经系统活动就会加剧，内分泌也发生变化，释放出来的乙酰胆碱等化学物质可以通过血液经胎盘进入胎儿体内，影响胎儿正常的生长发育。孕妈咪情绪悲伤，过于消沉，也会影响食欲，导致消化吸收不好。同

时，身体各器官都会处于消极状态，也会对胎儿产生不良影响。

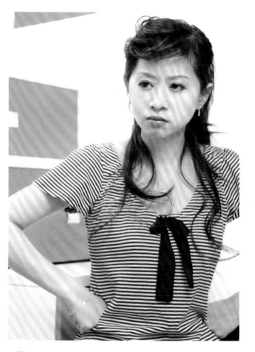

发怒

孕妈咪发怒不仅有害自身健康，而且会殃及胎儿，可以使胎儿把母亲的情绪"复制"并承袭下来。发怒还会导致孕妈咪体内血液中的白细胞减少，从而降低机体的免疫功能，使后代的抗病力减弱。

大笑

孕妈咪如果大笑，会使腹部猛然抽搐，在妊娠初期会导致流产，妊娠晚期会诱发早产。

爱心·小贴士

孕妈咪在整个妊娠期的情绪应稳定正常，不要过于焦虑、悲伤和愤怒，否则不仅对孕妈咪本身不利，也会给胎儿带来不良影响。

⑧ 孕妈咪要保持良好的情绪

怀孕后体形改变，身体不适，准妈妈们在心理上承受着极大的压力，情绪容易产生波动。若准妈妈长期处于不稳定的情绪中，不仅会对自己的身体状况造成不良影响，还有可能影响腹中胎儿的身心发展。

熟悉生产过程

学习生产法能够帮忙你在生产时放松和控制肌肉，在疼痛时转移注意力，并且可以预先减轻你对生产的陌生感与恐惧感，让你能勇敢地面对生产，充满信心地迎接生产。准爸爸的陪同参与将使准妈妈更有安全感，让夫妻俩能共同拥有难忘的生产经验。

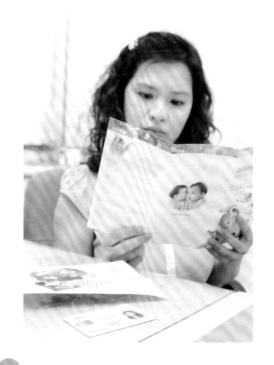

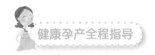
♥ 正视怀孕遇到的问题

面对不佳的情绪，该怎么化解呢？最好的方法就是正视问题，而非逃避问题。把怀孕时碰到的生理或心理问题一一列出，在门诊就诊时咨询专业医师或妈妈教室的护理人员，这样才能真正地解决问题。

♥ 从事有趣的活动

不要让自己长期处于不良的情绪中，试着从事一些感兴趣的活动，如种花、看书、听音乐等，或者与亲朋好友聊聊天，将心中的不良情绪宣泄出来。如果忧虑感比较严重，可以寻找专业的医疗人员进行咨询，以缓解不良情绪。

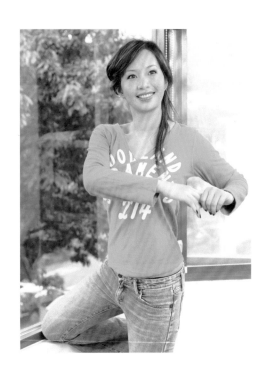

⑨ 怀孕第1个月胎教计划

此时期最恼人的应该就是孕吐了！准妈咪对某些气味非常敏感，甚至厌恶，吃

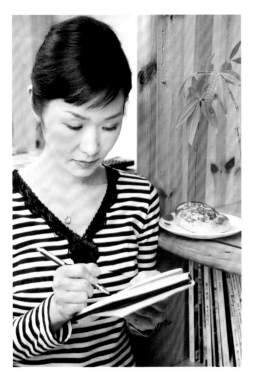

东西也容易食不下咽。在饮食上，建议可先吃干的食物，避免直接吃汤汤水水的饭菜，这样可以避免孕吐。尽量不要让自己处于过度饥饿的状态，因此平时可准备苏打饼干或吐司充饥。每餐的分量不宜过多，免得躺下休息时又容易引起孕吐。可找出让自己能顺利下咽的食物，除了要多尝试不同种类的食物外，最好还能记录下来，慢慢归纳出可让自己舒服下咽的食物。

♥ 胎儿成长

身高：0.4~1cm；　体重：约1g。

此阶段为胎儿原型的"胎芽"，是在胎囊中形成。在输卵管内形成的受精卵直径大约0.2cm。以2个、4个、8个等几何级数进行细胞分裂，在7~10日后抵达子宫内膜着床。怀孕第3周的胎儿长有尾巴，宛如海马般的姿态。

♥ 孕妈咪生理变化

此时期的准妈咪外观上看不出有什么异样或变化。不过由于黄体酮水平增高，基础体温升高，会让准妈咪的体内开始出现一连串生理变化，如身体会容易感到发热、慵懒，此外也会出现孕吐、乳房变大的情形。

♥ 孕一月的环境胎教

作用：

环境胎教可算是最广泛的胎教法，即孕育胎儿的整个大环境，包含孕妈咪所处的环境与胎儿的成长环境。因此，妈咪需随时保持最佳状态，以使胎儿吸收足够的养分。

做法：

远离环境中的污染物质：环境中的污染物质往往会危害孕妈咪的身体，进而影响到胎儿的成长，因此，在怀孕期间，妈妈要特别避开环境中可能的污染，如二手烟、汽机车排放的废气等。

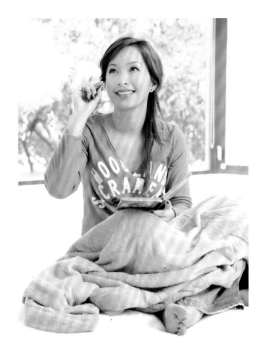

注意营养的均衡：除了要保证均衡的营养之外，孕妈咪也要注意怀孕各期应特别添加的营养素，而刺激性食物，如咖啡、可乐等，要控制摄取量，勿摄取过多，这样才能给自己和胎儿提供充足的营养，营造一个健全的成长环境。

10 怀孕第2个月胎教计划

因为体内开始孕育小生命，孕妈咪要保持愉悦的心情，告诉自己要准备当妈妈喽！在饮食上，要多摄取新鲜的蔬菜水果，让自己摄入充足的营养素，打造一个健康的孕育空间。

♥ 胎儿成长

身高：1～3cm； 体重：1～4g。

进入怀孕第7周左右，即可开始区别胴体和头，变成约两头身的胎儿。此外，怀孕第4～7周称为器官形成期，是胎儿发育的重要阶段。此阶段，胎儿的鼻孔开始畅通，脑部发育约八成，脊髓的神经细胞、

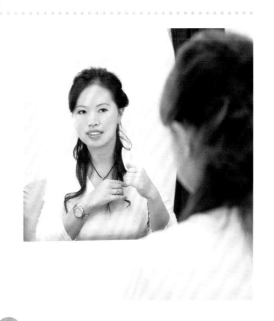

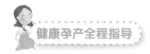
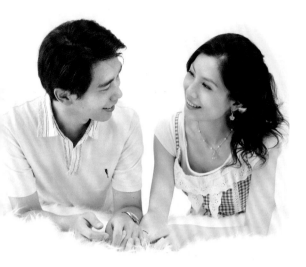

视神经、听神经、脑细胞均开始急速发育，器官也开始分化。

♥ 孕妈咪生理变化

这时期，孕妈咪常常有胸闷与恶心的感觉，受到孕期内分泌的刺激，乳房会有明显的胀痛感，乳头也会有些微刺痛感。有孕吐状况的妈咪，此时孕吐可能加剧，主要是因为当受精卵着床成功并孕育出胚胎、胎盘后，胎盘会分泌一种绒毛膜激素（hCG），来帮助胚胎稳定着床，但是这种激素会刺激呕吐中枢，让准妈咪感到恶心，通常以半夜、清晨最为严重。

♥ 孕二月的情绪胎教

作用：

若孕妈咪心情常处于低落的状态，或情绪起伏过大，就容易导致内分泌紊乱。当内分泌不稳定时，胎儿也会感受到妈咪的情绪波动，就像航行在大海上的船只一样，受到海浪的影响而随之摇晃，这样可能会影响胎儿的骨骼、肌肉发育，严重时可能造成胎儿体重过轻或早产。

此外，妈咪在情绪不佳时，会分泌肾上腺皮质激素及类固醇，这些激素会通过血液进入胎盘和胎儿体内，当胎儿长期处在焦虑的情况下，出生后会比较爱哭，容易发脾气。因此，保持良好的情绪才能生出好养型的宝宝哦！

做法：

随时保持轻柔和缓的状态：孕妈咪不论是说话方式，还是心情，都不要有太大的起伏，避免出现负面情绪。

维持良好的情绪：在怀孕期间，妈咪可以找些自己感兴趣的事来做，只要是能让自己有自信、产生成就感的事，都可以多加尝试，这样可以让自己保持愉快的心情。但若是抽烟、出入声色场所等行为，即使能使某些妈咪心情舒畅，但也不宜为之，因为对胎儿有害。

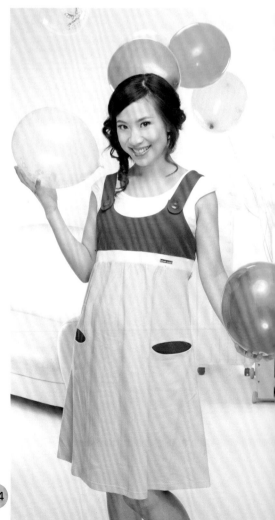

每天应保持适度的运动：运动可以加速血液循环，消除疲劳，同时也能振奋精神，消除一些孕期不适的症状，从而缓解紧张的情绪。但是，也要注意活动的强度，避免过分剧烈的活动伤害到胎儿。

适时缓解工作压力：许多孕妈咪即使怀孕后仍坚守工作岗位，不免多了许多工作的压力，回到家中又面对许多家务，这对情绪也会造成影响。因此，坚持工作的孕妈咪要衡量一下自己的身心状况，若工作压力真的太沉重，在孕期实在难以负

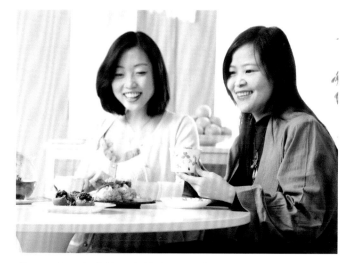

尚，那么可考虑换压力较小的工作。

若经济情况许可，可暂时辞掉工作，好好养胎，让自己放松一下，对胎儿及自

己来说反倒是一大帮助。而若是平常爱胡思乱想的孕妈咪，或许可以借着工作分散注意力，好让自己用平常心度过孕期。

🔖 怀孕第3个月胎教计划

孕妈咪进行产检时，建议可穿着裤装，以方便进行超声波检查。外出时可穿着舒适的低跟鞋、平底鞋或球鞋，避免穿着容易增加腰部负荷的高跟鞋。

♥ 胎儿成长

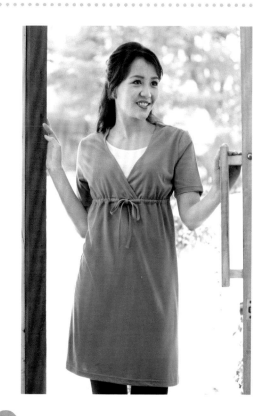

身高：8～9cm；**体重**：20～30g。

胎儿的尾巴未完全消失，头和胴体、脚开始明显，变成三头身的胎儿。眼睑或唇、下颌、面颊、牙根开始发育，皮肤的颜色是透明的，可透视到血管的分布状态，内脏器官也开始活动，胎儿开始会喝羊水排泄。体内血液循环开始，使用超声波可看到强有力的心跳。

♥ 孕妈咪生理变化

此阶段的孕妈咪仍会有孕吐、嗜睡、胸闷、涨奶、尿频等症状，有些妈咪的孕

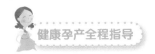
吐状况在此时会逐渐改善，但是饮食习惯可能仍处于千变万化的状态，可能有几天特别想吃某种食物，过几天又想改吃别的。假使孕妈咪找到容易下咽又不会吐出来的食物，那么，无需特别限制饮食的种类。

♥ 孕三月的信息胎教

作用：

信息胎教是指孕妈咪在怀孕过程中，所吸收到的信息及知识等对胎儿的影响，念诗词歌赋可以调养心灵，进而对胎儿产生有益的影响。从怀孕就可以开始执行，不过也不必逼迫自己看不爱看的书，那样反而会使情绪变得低落。孕妈咪只要注意不要接触过于暴力、血腥的信息即可，避免让自己产生愤怒、恐惧的情绪。

做法：

阅读简单、轻松的书籍：一些简单的童话寓言故事、绘本、励志的短文等，都能让自己产生丰富的想象力，并传递给胎儿。这些具有正面意义的书读起来较为轻

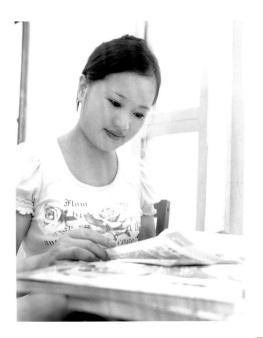

松，可以让妈咪在没有压力的情况下接受这些信息。

多学习孕产相关知识：许多孕妈咪在孕期会涉猎许多孕产相关知识，这可让自己免去无知的不安。不过，要提醒您的是，网络上信息虽多，但难以确认其可信度，因此，在不确定信息是否正确却又担心可能对孕期产生影响时，建议您直接询问产检的医师，或阅读可信度较高的杂志、书籍，不要让含糊的信息让自己提心吊胆。

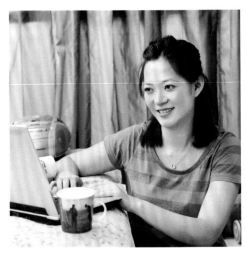

避免收看血腥、暴力的电视剧：看电视时所接收到的信息也会使妈咪受到影响，应该避免过分血腥、暴力的电视剧，以免影响自己的情绪。可以收看卡通、剧情简单的单元剧或幽默的谈话节目，这些轻松、重复及简单的话语除了能让妈咪放松心情之外，也正是胎儿需要的刺激。

小贴士

孕三月是胎儿大脑细胞增多的关键时期，孕妈咪可以从怀孕第三个月开始，对胎儿进行游戏训练，通过碰触腹壁，来观察胎儿的反应。

PART3

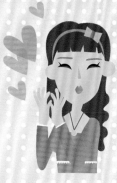

孕中期保健

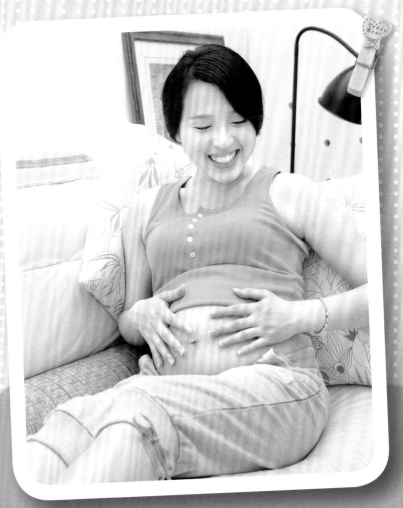

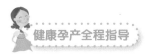
 孕中期孕妈咪之旅（孕4~6个月）

❶ 孕中期妈咪变化

♥ 孕四月的变化

孕四月，孕妈咪的害喜症状会有所改善，食欲变好，应控制进食量，以免体重增加太多。子宫如小孩头部一般大小，已能从外表略微看出"孕味"。

♥ 孕五月的变化

孕五月，子宫如成人头般大小，孕妈咪孕味十足，逐渐习惯了身体的变化，胎儿处于吸收营养的巅峰期，孕妈咪的心情、生活作息以及饮食，胎儿也都将与你一同感受。保持好心情，多吃对身体有益的食物，多与宝宝沟通，让宝宝感受到你对他的浓厚爱意吧！

♥ 孕六月的变化

孕六月，妈咪腹部凸出，身体沉重，行动更为吃力。乳房更加饱满，挤压时会有稀薄的淡黄色乳汁流出。几乎所有的孕妈咪此时都能清晰地感到胎动。

❷ 孕中期宝宝成长日记

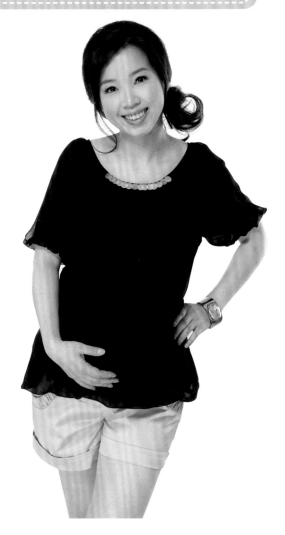

♥ 第4个月：胎盘完成期

宝宝的话

我现在会喝东西，还会尿尿了，很厉害啦！但是拜托你们不要告诉妈咪，因为我怕妈咪嫌我脏，都泡在自己的尿尿里。

胎儿多大了？
大小：15厘米。
重量：130克。

13～16周发育重点

味觉：胎儿舌头上开始出现味蕾，并产生味觉。

感觉：脑部的神经通道开始发育，胎儿已能感受到身体其他部位以及子宫内的环境。

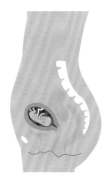

四肢：四肢于此时已发育完全，且有动作出现。孕妈咪会在此时开始感受到胎儿的活动，此现象称为初觉胎动。

消化系统：消化系统开始运作，胎儿会喝羊水，学习如何吞咽，能够排尿。

 第5个月：胎动开始期

宝宝的话

现在用超声波已经可以确定我是男生还是女生了，所以医生叔叔会在我妈咪的肚子上照啊照的，但是希望妈咪们不要因为知道了我的性别而难过，因为男生女生都一样好嘛！

胎儿多大了？

大小：20厘米。
重量：300克。

17～20周发育重点

性器官发育完全：此时期性器官已发育成熟，男胎的阴茎与阴囊逐渐变大，可通过超声波分辨胎儿的性别。

脂肪产生：脂肪开始生成，皮肤表层也开始产生胎脂，有助于保护皮肤与顺利分娩。

神经系统：此阶段，神经系统已完成统合，胎儿能更流畅地做出踢腿、吸吮等动作。

皮肤：皮肤呈现半透明状，汗腺与皮肤上的细毛已开始发育。

脑：胎儿于子宫内每分钟会制造出250万颗脑细胞。

第6个月：胎动活泼期

宝宝的话

好开心哦，我可以张开眼睛啦，虽然妈咪肚子里黑漆漆的一片，不过我已经听得到声音啦！

胎儿多大了？

大小：30厘米。
重量：600克。

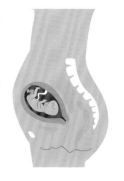

21～24周发育重点

眼睛：此时期胎儿的眼睑已形成，能自行做出睁开双眼的动作。

皮肤：由于脂肪尚未完全形成，胎儿皮肤呈红色，比较薄。

听觉：胎儿已经有听觉，也会因外界的声响而有所反应。

卵细胞：女胎的卵巢会生产制造她这一生将会拥有的所有卵细胞。

爱心小贴士

有些母体所摄取的食物味道会流入羊水，影响胎儿味蕾的发育。由于多胞胎是在同一个子宫内品尝相同的食物，因此他们长大后，对食物的喜好可能会相同。

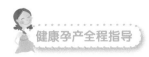
❸ 孕中期宝宝发育要点

第10~11周：膀胱形成，手指甲、脚趾甲形成。

第12~15周：肺部出现雏形，甲状腺分泌甲状腺素。

第16~23周：门牙长出，毛发出现。

❹ 准爸爸可以做哪些事

准爸爸应给予太太关心、认同与陪伴，不论是饮食、居家生活、家事、购物、胎教、心理支持，还是产前检查、妈妈教室等，先生都应尽身为人夫及人父的责任，陪伴太太渡过280天的孕期生活，这就是准爸爸最重要的作用，也会使夫妻俩感情更亲密，与腹中宝贝的关系更为紧密。

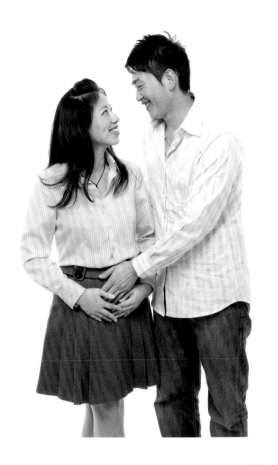

❺ 准妈妈的注意事项

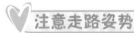
注意走路姿势

孕妈咪肚子变大凸出后，身体的重心也随之改变，走路较不平稳，并且容易疲倦。尤其弯身向前时或做其他姿势时，就会感觉腰痛。上下楼梯或登高时，应特别留意安全。此时，孕妈咪身体已能充分适应怀孕状态，身心畅快。要经常散散步，或做适度的体操，以活动筋骨，并且要保证充分的休息与睡眠。

注意性交健康

短程旅行与性生活不必刻意避免，只要按正常的生活步调即可。应均衡摄取各种营养，以满足母体与胎儿的需要，尤其是铁、钙、蛋白质的需要量应该增加，但盐分应有所节制。

预防便秘

这段时期孕妈咪容易便秘，应该多吃含纤维素的蔬菜、水果，牛奶是一种有利排便的饮料，应多饮用。便秘严重时，最好请教医生如何改善。

孕中期生活安排

孕中期妈咪体重增加要适当

到了孕中期（4~6个月），孕妈咪疲倦、恶心、呕吐等害喜症状一般都会有所改善，食欲变好。孕妈咪应避免体重增加太多，建议孕中期体重增加4~6千克（每个月不宜超过2千克）。

孕妈咪应学会计算自己的身体质量指数（Body Mass Index，简称BMI），成人BMI值介于18.5~23.9之间才算标准体重，只要超过27就属于超重。

身体质量指数Body Mass Index

身体质量指数（Body Mass Index）
$$= 体重(千克) \div 身高^2(米)$$

孕妈咪可对照孕期体重增加表，测算自己体重增加范围是否正常，因为孕妈咪体重增加和胎儿生长发育有着极大的关系。

孕期体重增加表

怀孕前的身体质量指数	建议增加体重（千克）	12周后每周增重量（千克/周）
< 19.8	12.5~18	0.5
19.8~26.0	11.5~16	0.4
26.0~29.0	7~11.5	0.3
> 29.0	至少7	
双胞胎	总重15.9~20.4	0.6
三胞胎	总重22.7	

怀孕期间不可以减重，因为必须有足够的营养才能维持母体正常代谢及胎儿的发育与成

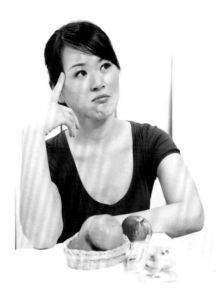

长。但是孕期的体重增加必须适当才能保证胎儿的正常发育。若是怕胖吃太少，会影响胎儿正常发育；若吃太多，都胖在妈咪身上，或造成巨大儿也不好。

孕期体重增加12千克左右为佳，最好不要超过20千克。孕早期可增加2~3千克，孕中期及晚期可分别增加5千克。

体重增加过多怎么办

孕妈咪在孕期的饮食应遵守高营养、低热量的原则，避免增重过多，以保证胎儿健康成长。要点如下：

❶ 为了胎儿的健康，不可完全不吃米饭、面食等淀粉类主食。

❷ 尽量用糙米、胚芽米取代白米。

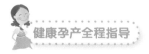
③ 选择优质蛋白质饮食，如牛奶、蛋、瘦肉等。

④ 采用低油原则，选择低甜度蔬果、瘦肉及低脂制品，用清蒸、水煮、清炖等方式烹调，忌吃油炸物、油腻的皮及肥肉、油酥糕饼、烩饭、泡面、零食等。

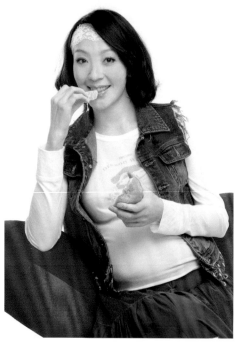

⑤ 外出就餐时，可以用开水涮去多余的油脂。

⑥ 采用低糖原则，选择无糖或低糖饮料、点心，忌吃糖醋。

⑦ 进食时先喝汤，吃些蔬菜，再开始吃主菜与主食。

⑧ 适度运动，例如走路、游泳等，可消耗多余的热量，强化身体肌肉，会让妈咪更好生。

♥ 体重增加过少怎么办

① 少量多餐，均衡营养，三餐之外加2~3次点心。

② 选择优质蛋白质饮食，如牛奶、蛋、瘦肉、无糖或低糖豆浆等。

③ 用水果或果汁代替甜饮料。

④ 适度的运动可促进食欲。

⑤ 用浓汤（例如排骨汤、鱼骨汤或鸡汤）代替清汤或白开水。

⑥ 先吃干的食物再喝汤，以免喝了汤之后就吃不下其他食物了。

⑦ 减轻压力，有助于体重增加。

⑧ 布置舒适愉快的用餐环境，有助于促进食欲，促进营养吸收。

② 孕期该这样运动

怀孕过程中，孕妈咪腹部隆起，身体变得沉重不便，整个孕期一般会增重10～15千克，身体骨骼肌肉负荷较重。孕妈咪应保持良好的姿势，避免久站，坐着时腰部垫上抱枕，以减轻身体酸痛和其他不适。若能做些适当的活动，可以帮助全身肌肉放松，让妈咪生产更顺利。

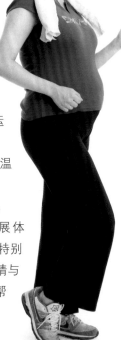

孕期适度运动可以降低肌肉紧张度，增加产道肌肉的强韧程度，以应付冗长的产程，还能达到控制孕期体重、促进血液循环、使精神愉悦等效果。建议孕妈咪在孕期可以选择下列运动：

孕早期：散步是最温和、保守的运动方式。

孕中期：散步、游泳。

孕晚期：散步、舒展体操、孕期瑜伽、爬楼梯。特别是孕期瑜伽，对于放松心情与分娩时的调整呼吸很有帮助。

③ 孕妈咪散步的方法

孕妇可以从散步慢慢改为快走，可准备一双运动鞋，选择较软的路面，以免孕期体重增加而扭伤脚踝。学校操场的塑胶跑道很适合孕妇快走。

孕妈咪在快走前，记得要先伸展身体，做一下热身运动，以免运动伤害，也不必勉强自己达到什么样的运动强度，能够走得比平日快即可。每天持之以恒，每次走上15分钟，若是体力许可，可增加到30分钟。只要感觉到心跳加速，就说明有效果。

④ 孕妈咪散步必备暖身法

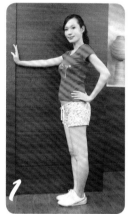 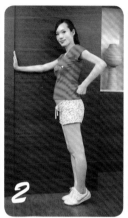 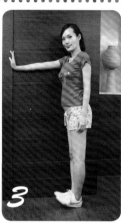 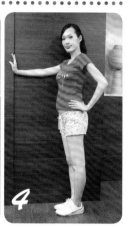

单手扶墙或支柱，将另一只手臂轻轻弯曲。

踮起脚尖，将弯曲的手肘轻轻往后挥动（类似竞走的姿势）。

改以脚跟站立，手臂向前提。

回到动作2，反复进行5次。

⑤ 孕中期运动时膝盖按摩法

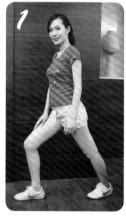 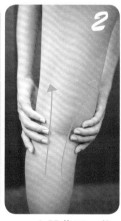 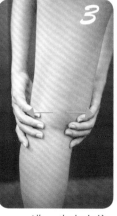 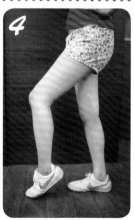

将左腿向后伸展，将手放在右腿膝上按压5下。

左腿收回，将两手手指轻轻地由下往上推按膝盖内侧的肌肉。

进一步由内往外地推按右脚膝盖内侧。

孕妈咪手扶固定物，单脚站立，晃动另一脚，放松一下。

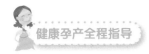
⑥ 孕妈咪不宜久站久坐

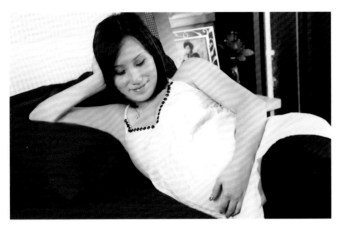

有些女性怀孕后，会出现下肢和外阴部静脉曲张。静脉曲张往往随着妊娠月份的增加而逐渐加重，到了妊娠晚期，静脉曲张会更加严重，经产妇比初产妇更为常见且严重。这是因为，怀孕后子宫和卵巢的血容量增加，以致下肢静脉回流受到影响，增大的子宫压迫盆腔内静脉，阻碍下肢静脉的血液回流，使静脉曲张更为严重。

静脉曲张是可以减轻和预防的。首先孕妈咪在孕期要休息好。有些孕妈咪因工作或习惯经常久坐久站，就易出现下肢静脉曲张，因此只要孕妈咪注意平时不要久坐久站，也不要负重，就可避免下肢静脉曲张。

有的孕妈咪已经出现下肢或外阴部静脉曲张，如自觉下肢酸痛或肿胀，容易疲倦，小腿隐痛，踝部和足背有水肿出现，行动不便时，一定注意休息，严重时需要卧床休息，用弹力绷带缠缚下肢，以防曲张的静脉结节破裂出血。一般在分娩后静脉曲张会自行消退。

⑦ 孕期可以有性生活吗

怀孕时在不影响胎儿的情况下，夫妻俩仍可有适度的性生活。尤其孕中期比较稳定，仍可享受性的欢愉。至于怀孕初期若有出血现象，或后期若有出血或宫缩现象，则应停止性生活。孕期性生活应注意以下事项：

① 避免激烈的动作或压迫腹部的姿势，尽量采用缓和的方式。

② 注意清洁，以防细菌感染。

③ 如有腹痛或出血时应避免行房。

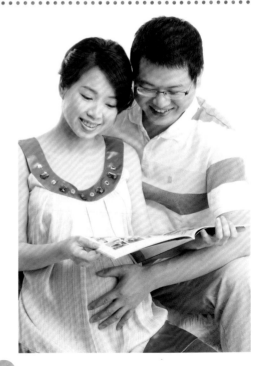

⑧ 孕妈咪洗澡注意安全

孕期新陈代谢旺盛，由于内分泌的作用，阴道分泌物有所增加，容易造成感染，因此孕妈咪必须特别注意清洁，勤洗澡。

洗澡时应注意以下安全事项：

① 浴室铺防滑地垫，或穿防滑鞋，以免滑倒。

② 注意通风，留一小扇窗，不要全部紧闭。

③ 洗澡水温不要太高，尤其怀孕初期高热容易影响胎儿或造成流产。

④ 要淋浴，不要坐浴，以减少阴道感染的机会。

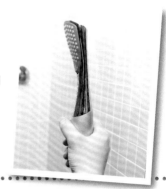

🌀 孕妈咪最好不要饲养宠物

饲养宠物的家庭越来越多，但是有些宠物可能会影响孕妇肚子里的宝宝，尤其大家所熟知的弓体虫，它主要寄生在猫身上，通过猫咪排泄物将细菌散播出去。怀孕初期，若是让胎儿感染弓体虫，可能会导致胎儿畸形、视网膜病变或流产等。

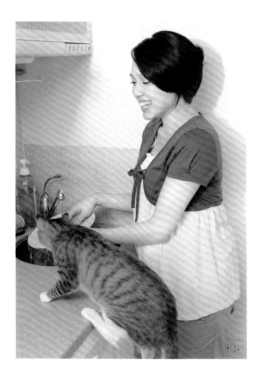

♥ 确认是否感染弓体虫

家中养猫的孕妇如果无法确定有无感染弓体虫，可在怀孕初期接受检查，如果IgG抗体指数偏高，表示曾经感染过，体内已经有抗体；若检出IgM抗体很高，表示最近受到感染，假如正值怀孕初期，就要特别注意是否影响胎儿的发育，最好接受进一步检查。

临床中有在产检时通过B超检查发现胎儿有脑部钙化情形，或出生后发现异常，才回过头追溯是否因感染弓体虫造成。

♥ 养宠物需注意的问题

除弓体虫之外，养宠物也要注意以下几个问题：

● **跳蚤**：动物身上的跳蚤很可能引起孕妇皮肤过敏，从而造成不适。

● **禽流感**：如果家中养鸟，就要特别留意，一旦发生禽流感，对胎儿会有很大影响。

● **鸽子粪便**：除了禽流感之外，鸽子粪便可能会传染其他疾病。

♥ 给孕妈咪的建议

① 孕妇尽量不要养宠物。

② 无法避免饲养宠物时，一定要让家人为宠物做好清洁工作。

③ 定期让宠物接受必要的检查以及施打预防针，最好在怀孕前就做好防范措施。

④ 若条件允许，建议怀孕初期暂时将宠物送到他处寄养。

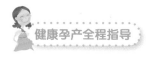

⑩ 孕妈咪怎样穿得舒服又漂亮

穿得漂亮心情好：穿着剪裁符合孕妇体形、注重曲线修饰的孕妇装，会让你看起来更有孕味、更加舒适！千万不要以为只要蓬蓬松松、遮住肚子就可以了，那样会让你看起来很邋遢，没精神。

一定要透气：孕妇容易流汗，所以选择吸汗、透气、轻柔的衣着很重要。

安全很重要：最好不要穿飘逸的长裙，以免被自己或别人踩到裙摆，很危险！怀孕中期以后不要穿吊带裤，以免穿脱不方便，也容易绊倒。

选择合适的内衣：应选择宽肩带、塑钢纤维（才能托住乳房，又不会压迫乳腺）、弹性佳、透气、吸汗的内衣。由于乳房胀大，罩杯的尺寸也要跟着升级。孕32周可选购哺乳专用胸罩，以便产后哺喂母乳。

选择合适的内裤：应选择吸汗、透气、弹性材质、裤头不要太紧、高腰且包覆性佳的内裤。若孕妈咪分泌物较多，建议多准备几件内裤，勤加更换，选择有防菌、抗臭功能的内裤比较卫生。

托腹带不可少：托腹带可让孕妇变大的肚子得到支撑，减轻腰酸背痛。正确的穿法是由腹部的下面（耻骨联合上方）往上斜绑，扣在腰部的地方，才能得到足够的支撑力。

小贴士

怀孕期间，孕妈咪腹部日渐隆起，体形逐渐臃肿，要注意仪容美观，用心扮靓自己，争取做一个漂亮整洁的准妈妈。别忘了，孕妈咪仔细打扮也是环境胎教的重要内容呢！

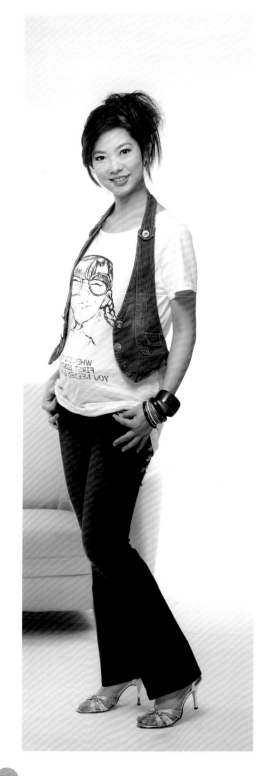

积极对抗妊娠纹

妊娠纹发生原因

妊娠纹是皮肤弹性跟不上肚子增大的速度，皮肤因过度紧绷造成皮下组织断裂所引起的纹路。生产前，皮肤深层的血管会显现出来，妊娠纹呈红色，等到生完宝宝，红色的血管又会缩回皮肤深处，妊娠纹就变成银白色。妊娠纹常出现在肚子、胸部、大腿等处，生完宝宝后无法完全消失，颜色会变浅或纹路变细。

妊娠纹对抗妙招

妈妈腹部在孕12周以后开始隆起，孕13周后子宫会渐渐扩大，进入腹腔，此时就可用妊娠霜滋润皮肤，并且每天进行按摩，以免小腹日渐隆起使皮肤被过度撑开。涂抹妊娠霜与进行按摩时，别忽略了乳房周围、大腿内侧及臀部，这些部位也有可能形成妊娠纹。

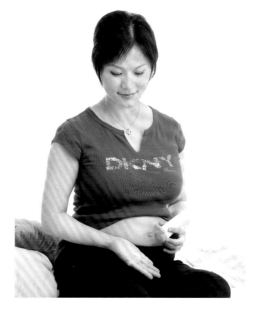

妊娠霜要包含能提供滋润效果的成分，不必过于迷信特殊配方。妊娠纹的生成也因为每个人的体质不同而有区别，孕妈咪要避免体重增加太快，利用滋润的乳霜每日勤加按摩，这是预防妊娠纹生成的最佳方式。

战胜痘痘

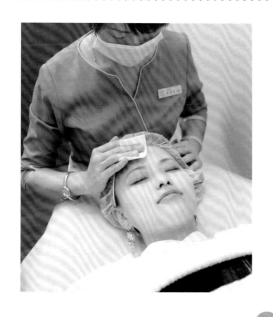

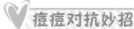 痘痘发生原因

怀孕中晚期（约孕五月之后），由于孕妈咪体内的雄激素水平变高，导致油脂分泌增加，让妈妈的脸部看起来亮亮的，油脂若分泌过多，甚至会在脸、耳、鼻、头皮、胸、背等部位长出痘痘，产后半年至一年会慢慢改善。

痘痘对抗妙招

孕期想治疗痘痘，一定要寻求专业皮肤科医师的协助，不要自行使用含四环霉素、水杨酸、A酸等成分的药物或保养品。

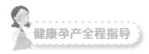
⑬ 孕妈咪出现黑色素沉淀怎么办

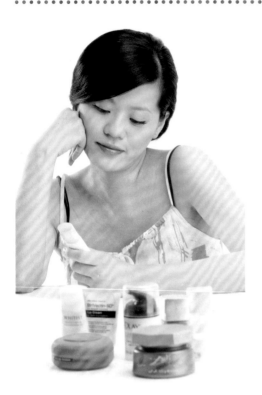

❤ 黑色素沉淀发生原因

怀孕时内分泌的变化会促使皮肤表皮黑色素生成增快，导致原本较深色的皮肤颜色更深。医师指出，90%的孕妇会因为孕期色素沉淀而生成黑斑，常见部位有乳晕、腋下、会阴部、肛门、大腿内侧及下腹中间（此处会出现一条黑色直线）。

❤ 黑色素沉淀对抗妙招

为了预防黑色素沉淀，可注意以下事项：

● 平时应减少日晒，可涂抹防晒乳液，有些妊娠霜也有减少色素沉着的功效。

● 多吃富含维生素C、E的食物，也有助于美白去痕。

● 简单擦点婴儿油或具有滋润功用的乳液。

● 可于产后涂抹经检验合格的美白产品，或通过医学美容的方式改善。

● 孕期应为胎儿的安全着想，若无法确定该美白产品是否内含可能伤害胎儿的成分，孕妈咪不要贸然擦拭。

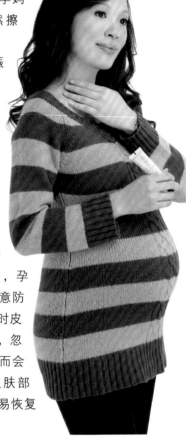

与妊娠纹不同的是，黑色素沉淀的部位大多会在产后一年内自行消退。尽管孕期黑色素沉淀可以在产后慢慢褪去，孕妇还是要注意防晒，因为此时皮肤比较敏感，忽略了防晒反而会造成其他皮肤部位变黑、不易恢复的结果。

爱心小贴士

孕期出现的黑色素沉淀在分娩之后即会变浅或消失，孕妈咪大可不必为自己的容貌一时变丑而烦恼。

孕妈咪居家保养防肌肤干燥

孕妈咪时常会有肌肤干燥的困扰，尤其在寒冷的冬季，肌肤缺水状况更明显。从怀孕初期开始，孕妈咪可勤擦妊娠霜、乳霜等，以免皮肤中的水分流失。孕妈咪应养成良好的生活习惯，因为充足的睡眠以及适当的水分补充，绝对是拥有好肤质的法宝。

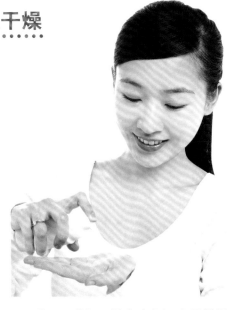

♥ 了解保养误区

要在冬天做个水灵孕妈咪，一定要注意以下保养误区：

❶ 面膜敷脸部勿超过30分钟。

❷ 避免直接使用果酸、水杨酸等凝胶产品，在使用前先做好保湿工作。

❸ 太稀的乳液不适合在冬天使用，因为含油成分不够，无法保湿。

❹ 不要使用较油的乳霜超过两种，否则会影响肌肤透气，容易长痘痘。可多擦易吸收的精华液，再用滋润乳液、乳霜来帮助锁水保湿。

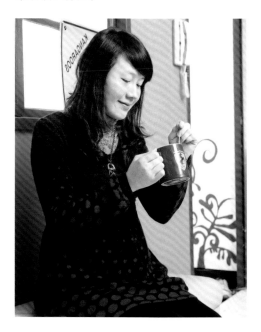

❺ 只滋润、没有先保湿也是错误的（例如只擦油性乳霜、绵羊油等），因为干性肌肤不易吸收较油的滋润品。最好洗完脸后就擦滋润性保养品，或先擦化妆水、保湿乳液后再擦滋润性保养品。

❻ 避免习惯性舔嘴唇，那样虽会带来短暂的湿润感，但会使嘴唇干裂得更厉害。

♥ 了解保湿保养步骤

❶ 选用含有左旋C或E、维生素B_5、玻尿酸及胶原蛋白、保湿因子等成分的面膜，以达到保湿作用。敷完之后还是要擦乳霜，才能锁住水分。

❷ 依季节变换使用不同配方的洗面奶，冬天应把洗洁力强的洗面奶换成温和型、不含皂性的洗面奶，降低对皮肤的伤害。

❸ 可选用温和的、具有皮肤保湿功能的化妆水，避免选用具有收敛毛孔或去角质功能的化妆水。

❹ 要选用保湿度高、油水平衡的基础保养品，以免脸上紧绷，皮脂腺的油排不出来，反而形成很多突起粉刺。

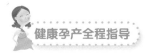 15 孕妈咪摆脱孕斑大作战

俏妈咪也要晶莹剔透

孕妈咪很难摆脱黑色素沉淀的困扰和孕斑的袭击，掌握孕斑的护理方法，让妈咪也拥有晶莹剔透的肌肤。

孕斑的特点

孕斑一般会大片出现，覆盖于颧骨处，严重者会和颧骨斑一样，在太阳穴、额头、鼻头都可能出现。

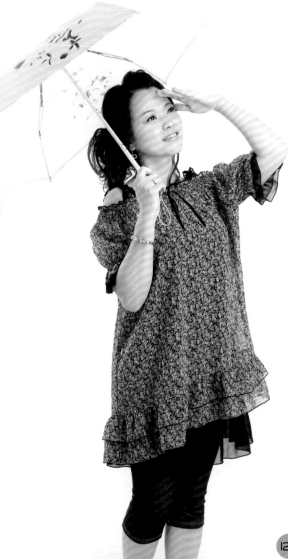

孕斑的发生原因

孕妈咪在孕程中，雌激素水平会增高，刺激MSH(俗称黑色素刺激激素)的增生，促使黑色素细胞产生更多黑色素，所以，孕妈咪会发现在原本有雀斑、黑痣的地方会相对变黑。孕斑也可能与孕妈咪的饮食、防晒与生活作息有很大关系。

注意防晒

如果你是爱美的俏妈咪，一年四季，尤其是夏天，一定要特别注意防晒。如果你是怀孕中的准妈妈，孕斑容易产生，因此，对于烈日的侵袭，更是不容忽视，外出时要做足防晒准备，准备好帽子、太阳伞，选择低敏感、物理的防晒品。

注意饮食

多食用具有抗氧化效果的食物，像是番石榴、菠菜、花椰菜、苹果等，能让皮肤在受到阳光侵袭后，减少自由基的产生，进而降低黑色素的沉淀。

平常应尽量避免会加深斑点的食物，如香菜、芹菜、九层塔(含有感光物质)、胡萝卜、柠檬片(敷在脸上后，反而更易吸收紫外线)。

爱心小贴士

爱美的孕妈咪与俏妈咪们，要想拥有嫩白剔透的肤质，请别忘了要做好保湿防晒工作，多吃生鲜蔬果，保持愉快心情，不过度操劳和减轻生活压力，清透的肌肤就能从内而外散发出来。

孕妈咪少接触电磁波

如果人体过度暴露在电磁波当中，就会造成细胞不正常分裂，进而诱发癌症等病变，无论孕妇或一般人都要特别注意。孕妈咪应尽量少接触电磁波。

 ### 保持50厘米的距离为原则

要如何分辨电磁波剂量的多寡？只要有马达运转，如微波炉、会产热的电器用品都会释放出较高的电磁波，使用时应保持50厘米以上的安全距离。

 ### 给孕妈咪的建议

❶ 孕妇应避免将手机放置在衣服口袋，以免靠近子宫；而手机接通的一刹那电磁波最强，所以尽量将手机放在桌上或使用耳机接听。

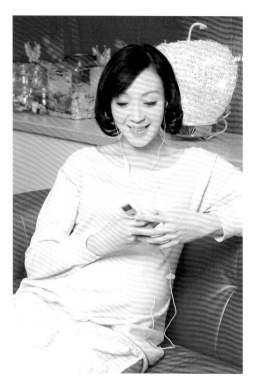

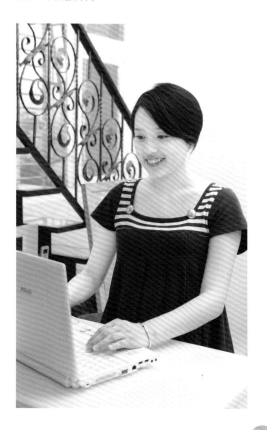

❷ 计算机主机后侧电磁波较强，孕妇应避免经常靠近，和计算机屏幕也要保持一定的距离。

❸ 办公室中常用到的复印机也要尽量避免靠近，尤其其中含有碳粉容易散播在空气中，会刺激孕妇的呼吸道。

❹ 很多人冬天常用电热毯，建议孕妇入睡前先预热，之后将电源关掉再上床休息比较保险。

❺ 使用微波炉时应尽量远离。

小贴士

家庭是电磁辐射较为集中的场所，准备计划怀孕的女性和已经怀孕的女性在家中要远离微波炉、电视机和电脑，必要时可穿着专门用于屏蔽电磁辐射的特殊防护服。

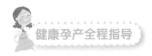

⑰ 孕妈咪需注意居家安全

❶ 随着肚子变大，家中空间摆设应尽量简化，不要有太多突出的摆设，以免腹部受到碰撞。

❷ 保持浴室地板干燥，拖鞋要具有止滑功能。

❸ 孕妈咪不要坐太软的椅子或沙发，以免坐下时整个身体下沉，站起来又费力又不方便。

❹ 不可以坐会滑动的椅子，以免重心不稳而跌倒。

❺ 有扶手、不要太深、可固定的椅子比较好，可用抱枕或靠背枕作为支撑腰部的工具。

❻ 地板不可打蜡，不要湿滑。

❼ 楼梯最好装上栏杆扶手。

❽ 电器用品的电线不要缠绕不清或垂落于地板，以免跌倒。

❾ 尽量使用坐式马桶。

❿ 检查家中的扶手或栏杆，若损坏要赶快修好，以免发生意外。

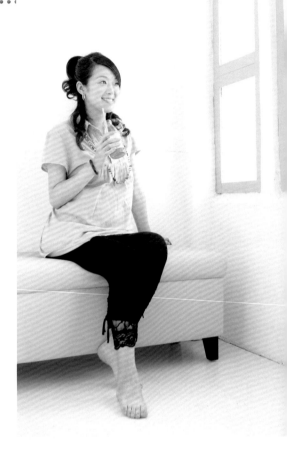

⑱ 孕妈咪需注意出行安全

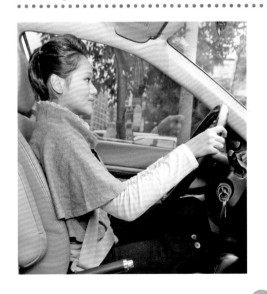

♥ 交通安全要注意

❶ 建议不要再骑电动车。因为孕妈咪重心不稳，容易摔倒，尤其是已有出血、流产或早产征兆的孕妇更要特别注意，因为停放电动车及挪动电动车的动作都会增加腹部的压力，造成宫缩的危险。

❷ 到了怀孕后期就不要开车，一方面肚子顶住方向盘不便开车，也因为随时都有可能生产。若非要开车不可，一定要有人陪同，一旦出现状况，保证有人可以及时协助处理。

③ 搭乘公车时，注意上下楼梯安全，避开人潮拥挤的时段。

♥ 选择舒适好穿的鞋子

① 拖鞋、凉鞋不是最佳选择，因为走路时容易掉落或扭伤，全包式的鞋子比较安全。

② 鞋子最好不要完全平底，鞋跟的理想高度为1.5~2厘米，可以修正孕妇后倾的姿势，也不要太高，以免重心不稳。

③ 合脚、透气、容易穿脱很重要。

④ 粗鞋跟的鞋比较安全，重心会比较稳，也可避免鞋跟不慎陷入坑洞。

⑤ 鞋底要有防滑设计，耐磨度佳，弹性佳。

⑥ 如果足部产生异常症状，必须就医诊疗。

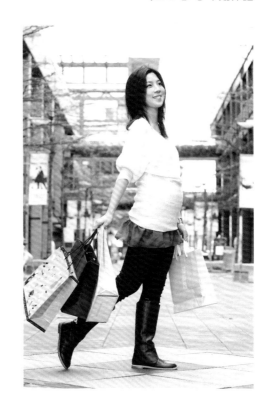

⑲ 上班孕妈咪注意事项

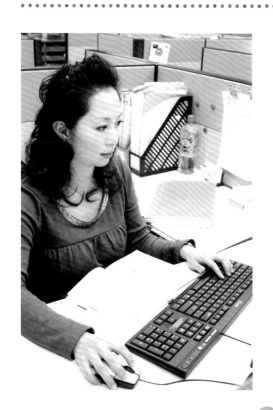

① 注意办公桌摆设（尤其是桌角），因为孕妈咪的大肚子差不多刚好处在办公桌的高度，行走时小心不要碰到桌子。

② 不要堆积太多杂物，以免绊倒。

③ 办公椅最好有扶手，可用抱枕或靠背枕来支撑腰部；若椅脚有滑轮，起身及坐下时要注意先稳住滑轮。

④ 进出电梯、上下楼梯时注意不要滑倒或绊倒。

⑤ 可以的话，与上司及同事调整好工作内容，减少搬重物、加班、出外勤的机会。

小贴士

一旦确诊怀孕，孕妈咪就应该向单位领导和同事讲明，以便安排好怀孕期间的工作。

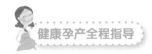

孕中期营养课堂

 孕四月饮食注意事项

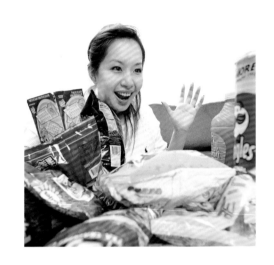

 莫食用咖啡因、酒类

饮用过多酒类会造成胎儿畸形及生长受限，摄取过多咖啡因也可能造成胎儿早产、流产的情况。

 避免高热量、高油脂的食物

高热量、高油脂的食物，如薯片、汽水、饮料、饼干、方便面等，可能令孕妈咪过胖，进而增加罹患妊娠糖尿病的机会。

 孕四月需增加摄取的营养素

营养素	每日建议增加摄取量
热量(千卡，kcal)	200
蛋白质(克，g)	10
碘(微克，μg)	60
硒(毫克，mg)	10
维生素C(毫克，mg)	12
维生素D(微克，μg)	5
维生素E(毫克，mg)	2
维生素B$_1$(毫克，mg)	0.2
维生素B$_6$(毫克，mg)	0.4
维生素B$_{12}$(微克，μg)	0.2
烟碱酸(毫克mg，NE)	2
叶酸(微克，μg)	200
泛酸(毫克，mg)	1
胆酸	20

孕妈咪如何才能摄取到表格所列的营养素呢？简单的方法就是量身订吃和均衡饮食，身体需要的各种营养素大多来自六大类食物，但是依据个人生活活动强度的不同，所需要的热量也会不同。孕妈咪每天应均衡摄取六大类食物，每类食物也可多加变化，以免偏食，如此一来就可以当个健康漂亮的孕妈咪了。

孕四月，热量需增加200千卡，可由五谷根茎类1/2碗、奶类1杯、蔬菜类1/2碟提供，同时获得蛋白质、碘、叶酸、维生素B$_1$、维生素B$_6$、维生素B$_{12}$等营养素。

爱心小贴士

孕四月的胎儿正在迅速长大，需要的营养物质更多，孕妈咪要摄入丰富的营养，源源不断地供给新生命。

❸ 孕四月一日食谱

奶蛋素食孕妈咪

生活活动强度：低

热量：1850卡

早餐	苜蓿芽手卷＋五谷米浆
早点	低脂牛奶240ml 苏打饼干6片
午餐	素食便当： 胚芽米饭＋红烧豆包＋炒高丽菜＋凉拌海带丝＋清蒸鲍鱼菇
午点	橙子2瓣
晚餐	素阳春面＋烫青菜＋皮蛋1颗
睡前点心	低脂奶粉3汤匙

❹ 孕五月饮食注意事项

孕五月，众多不适症状将大为减轻，胎儿也已进入稳定期，是快速发育的重要阶段，除了增加热量的摄取外，蛋白质、镁、碘、硒、维生素C、D、E及B族应适度增加摄入，叶酸也应适度增加。没有任何一种食物含有全部营养，因此孕妈咪应注意均衡摄取六大类食物，不挑食，不偏食，食物尽量多变化，这样才能获得足够的营养。

❺ 孕五月一日食谱

早餐	全麦吐司夹蛋＋牛奶
早点	传统花生豆花
午餐	猪肝面条＋ 炒青菜＋ 自备水果
午点	奶酪
晚餐	自助餐（排骨＋半荤素豆制品＋1～2种青菜）＋水果盒
睡前点心	牛奶（可加麦片）

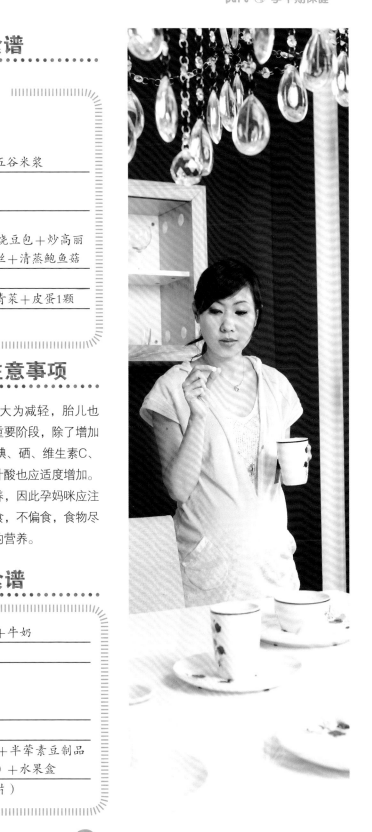

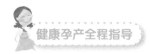
孕六月饮食重点

增加摄入热量300千卡

孕六月，孕妈咪每天应多摄取300千卡：相当于多吃1两的肉、鱼、蛋、豆类，1杯低脂牛奶，1份主食及1个中型水果。孕妈咪也应格外留意食物的营养品质，例如蛋白质最好有一半以上来自高生理价值的蛋白质；动物性蛋白质可从蛋、牛奶、肉、鱼等食物中取得；从豆腐、豆浆等食物中可获得植物性蛋白质。

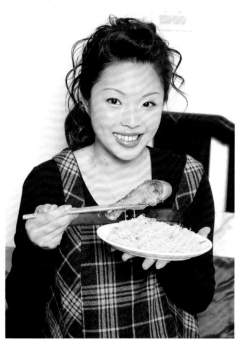

增加摄入蛋白质10克

蛋白质主要的功能是建造及修补组织，预防贫血。因此进入怀孕中期之后，孕妈咪应该再多补充1.5份的蛋白质。若担心食物变化度不够的话，孕妈咪可多换不同的蛋白质食材，将食物做出巧妙的变化。

每周体重增加0.5千克

孕妈咪的孕期体重应避免短时间内大幅增长，以免造成产后的体重与身材恢复困难。

热量、营养素皆增加

随着怀孕周数的增加，孕妈咪对于热量及蛋白质的需求也会增加，因此也应在怀孕中期开始增加维生素B_1、B_2、B_6、烟酸和泛酸的摄取。

叶酸与维生素B_{12}可帮助DNA和红血球的合成，而矿物质和钙质则与未怀孕时每日摄取量1000毫克的标准相同，但是镁、碘、硒、锌需增加摄入。从怀孕中期开始，孕妈咪便可开始补充孕妇专用的营养品。

孕六月，孕妈咪每天应摄取充足的蔬菜、水果。每天要保证摄入3碟富含维生素A、C及纤维素的深绿、深黄、深红色蔬菜，保证摄入两份富含维生素C的水果，例如芭乐、橙子、橘子等。

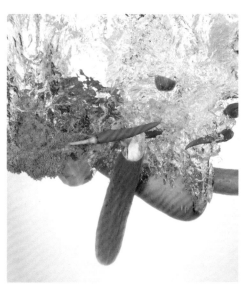

7 有助于优生的食物

研究表明，我国孕妈咪在妊娠时期对矿物质的摄入量普遍不足。因此，孕妈咪应选食含矿物质丰富的食品，纠正偏食。

为补充矿物质应选择以下食物：

◆补钙宜多吃花生、菠菜、大豆、鱼、海带、骨头汤、核桃、虾、海藻等。

◆补铜宜多吃糙米、芝麻、柿子、动物肝脏、猪肉、蛤蜊、菠菜、大豆等。

◆补碘宜多吃海带、紫菜、海鱼、海虾等。

◆补磷宜多吃蛋黄、南瓜子、葡萄、谷类、花生、虾、栗子、杏等。

◆补锌宜多吃粗面粉、大豆制品、牛肉、羊肉、鱼肉、牡蛎、花生、芝麻、奶制品、可可等。

◆补锰宜多吃粗面粉、大豆、胡桃、扁豆、腰子、香菜等。

◆补铁宜多吃芝麻、黑木耳、黄花菜、动物肝脏、油菜、蘑菇等。

◆补镁宜多吃香蕉、香菜、小麦、菠萝、花生、杏仁、扁豆、蜂蜜等。

◆补DHA应多吃海鱼、海虾，或直接服用DHA制品。

8 孕妈咪多吃抗过敏食物

坚果类食物：坚果类食物含抗氧化剂，可调整细胞结构，提升免疫力，其中提升免疫功能也是改善过敏体质的主要方法。

绿茶：绿茶中的儿茶素具有提升免疫功能的效用，不过由于绿茶属寒性食物，肠胃不好者或孕妈咪要尽量少喝。

蜂蜜：蜂蜜可调整人体的免疫力，具有润肺抑咳的功效，可以舒缓气喘的症状。另外，蜂蜜还具有润肠的功效，可促进肠胃蠕动。

菇类食物、红枣、人参、黄芪：菇类食物具有多醣体，可提升免疫能力。红枣可健脾。人参、黄芪则可调整脾胃功能。

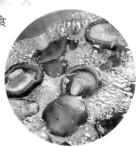

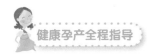
9 孕妈咪孕期饮食禁忌

孕妈咪少吃生冷的食物

生冷食物因大多为生食，如刨冰、生鱼片等，未经高温加热处理，孕妈咪容易因感染食物里的细菌而出现腹泻、肠胃不适等症状，严重时会间接影响胎儿，导致流产发生，孕妈咪一定要特别留意。

孕妈咪少吃麻辣火锅

麻辣火锅中的辣性物质会刺激肠胃蠕动，临床上的确有因拉肚子导致子宫收缩，导致早产的情形，所以孕妈咪在吃辣时一定要适可而止。

少喝咖啡浓茶和碳酸饮料

咖啡因会通过胎盘对胎儿造成负面影响，如出生后宝宝易躁动、爱哭等。过量的咖啡因会使孕妈咪的肾脏释放出儿茶酚胺，增加血管收缩，引起子宫胎盘血液循环不良，进一步造成胎儿缺氧的情形，孕妈咪一定要特别留意。

碳酸饮料除了会导致咖啡因摄取过

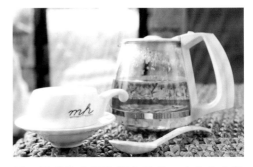

量、提升流产风险等害处外，大多含有较多糖分，可能会造成孕妈咪体重过重，导致妊娠期糖尿病、高血压等孕期并发症。茶中的鞣酸会影响孕妈咪对铁质的吸收，因此，在怀孕时也要尽量少喝茶。

孕妈咪禁食烟酒

香烟燃烧的烟雾含有尼古丁、铅等会导致胎儿畸形的物质，怀孕头3个月抽烟会提升胎儿兔唇的几率，有烟瘾的孕妈咪一定要完全戒除。此外，胎儿许多神经传导物质也会因孕妈咪饮入的酒精而受到影响，特别是脑部发育与连结功能都会受到严重损害。

10 补钙过量对宝宝不利

补钙的作用

钙是母体和胎儿的骨骼发育不可缺少的元素，如果摄取不足，可能引起佝偻病，严重的还会影响脑组织发育，从而造成智力障碍。

但是，孕妈咪盲目地采用高钙饮食，大量服用鱼肝油，加服钙片、维生素D等，其实对胎儿有害无益。

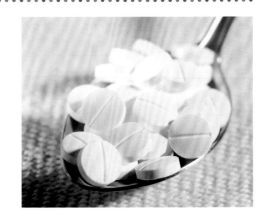

大量补钙的副作用

孕妈咪如果长期大量食用钙剂，胎儿有可能患高血钙症，出生后婴儿囟门过早关闭，颚骨变宽而突出，鼻梁前倾，主动脉窄缩，既不利于胎儿生长发育，又有损于颜面美观。如果孕妈咪血中钙浓度过高，会出现软弱无力、呕吐和心律失常等，这都不利于胎儿生长。

有的胎儿生下时萌出牙齿，原因有二：一种可能是由于婴儿早熟的缘故；另一种可能是由于孕妈咪在妊娠期间大量服用钙剂、高钙食品或维生素C，使胎儿的牙滤泡在宫内过早钙化而萌出。因此，孕妈咪不要随意大量服用钙制剂和鱼肝油。

爱心小贴士

一般说来，孕妈咪在妊娠前期每日需钙量为800毫克，后期可增加到1100毫克，日常的鱼、肉、蛋等食物难以完全满足需求，需特别补充。

⑪ 孕中期上班族孕妈咪饮食重点

❶减少高热量、高油脂、高糖分、高盐、辛辣刺激食物的摄取量，如方便面、奶茶、油炸类等食物，以免造成孕妇体重增加过快。

❷ 选择在外就餐时，孕妈咪首先要考虑餐馆的卫生状况，进餐时，建议孕妈咪

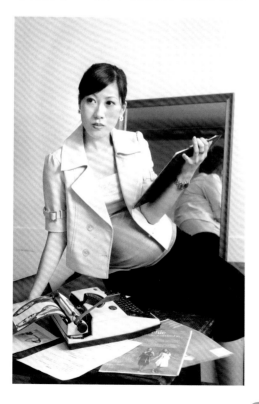

在食用前将肉类的外皮和过多的油脂先去除。

❸ 若午餐青菜量摄取不足，晚餐则需补足一天至少要1碗半的煮熟青菜，可预防孕期便秘的发生。午餐自助餐如果没有水果，建议孕妈咪可以每日自备1~2份水果到单位食用。

❹ 将水果、牛奶当做下午的点心，代替各式甜点饮料。

❺ 尽量广泛选用各种未经精制的食品，如多食用五谷杂粮，如糙米、五谷米、麦片、番薯等，因其纤维素、维生素、矿物质含量较多。

❻ 选择当令时节的蔬果，避免农药的残留。多食用深绿色、黄色蔬菜及水果，可帮助身体获得足够的维生素C，进一步帮助钙、铁的吸收。另外，也可选择同时含有维生素C和铁的蔬果。

❼ 增加摄取钙质含量丰富的食物，如豆腐、豆浆等，并且配合阳光的照射，让体内产生充足的维生素D，有助于钙质吸收。

❽ 从果实、核仁及豆类等食物中多多摄取锌。

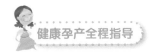

孕中期妈咪私房菜

① 青花鱼蛋炒饭

材料：

青花鱼150克，鸡蛋两枚，洋葱末30克，白饭两碗，蒜苗20克。

调味料：

盐、胡椒少许。

做法：

① 一开始，先把青花鱼洗净，切成小丁，将鱼刺剔除，放在一旁备用。

② 将炒锅放入油，等油热以后，把蛋、洋葱末、蒜苗及青花鱼略炒，再加入白饭，快炒1分钟调味即可食用。

营养小典：

青花鱼含有丰富的EPA和DHA，来自深海的鱼油具有降低胆固醇、活化脑部等功效。

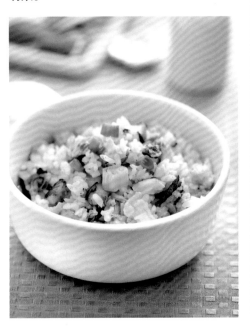

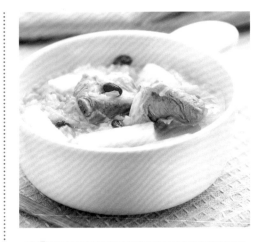

② 山药排骨糙米粥

材料：

山药200克，排骨200克，枸杞15克，糙米1杯。

调味料：

盐、胡椒少许。

做法：

① 把山药去皮，切块，放在一旁备用。

② 将排骨放入滚水中氽烫，帮助杂质去除后捞起，放在一旁备用。

③ 把糙米洗净，加入4杯水，将山药和排骨一起放入，炖煮20分钟。

④ 加入枸杞，再煮5分钟，加入调味料即可食用。

营养小典：

糙米的营养价值主要在于胚芽部分，除了含有丰富的糖类、蛋白质外，还含有B族维生素、维生素A、膳食纤维等，其中膳食纤维具有促进肠胃道消化的功能。

3 鲜虾蔬果色拉

材料:

草虾仁60克,小番茄50克,甜椒50克,芦笋50克,苹果125克。

调味料:

酸奶两大匙 + 美乃滋1大匙。

做法:

① 芦笋及草虾仁洗净后分别汆烫,切成适当大小,放凉备用。

② 将小番茄、苹果及红黄甜椒洗净,切成适当大小。

③ 将蔬果与虾仁盛盘,淋上酱汁(酸奶 + 美乃滋)即可。

营养小典:

每日饮食包含五种蔬果,就可以摄取到丰富的维生素A、维生素C及多种矿物质,是保证健康身体的前提。

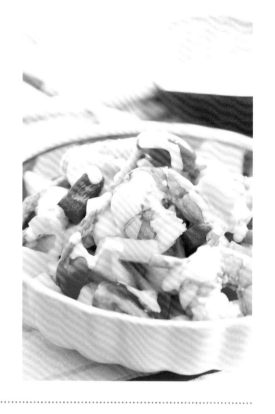

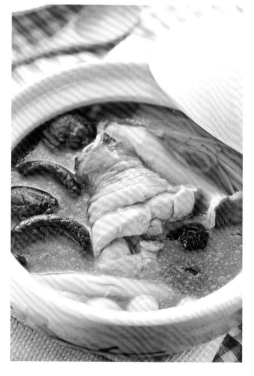

4 菇菇鸡汤

材料:

鸡腿1只,新鲜香菇4朵,杏鲍菇50克,金针菇50克,白精灵菇50克,红枣3颗。

调味料:

盐适量,姜丝适量,蒜末适量。

做法:

① 鸡腿洗净,汆烫去血水备用。

② 将所有材料放至锅中加水炖煮。

③ 煮至沸腾后再转小火炖煮30分钟,起锅前加入少许盐调味即可。

营养小典:

菇类富含膳食纤维,有益肠道消化,且其富含的多醣体及矿物质铜、锌等,有助于人体免疫力的提升。

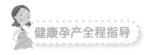

5 糖醋猪肝

材料：

猪肝100克，绿花椰菜100克。

调味料：

葱姜蒜末适量，番茄酱两茶匙，糖1/2茶匙，黑醋1/2茶匙，水1大匙，太白粉少许，麻油1茶匙。

做法：

❶ 猪肝切片，汆烫至熟，再放入冰水洗净备用。绿花椰菜汆烫后盛于盘上。

❷ 用麻油将葱姜蒜末爆香，倒入调味料，再加入猪肝，拌炒后即可盛盘。

营养小典：

猪肝含有丰富的维生素A、维生素E、维生素B$_{12}$、铁及锌，营养价值比较高。营养师建议，猪肝汆烫后放入冰水中浸泡，可让猪肝更有嚼劲。

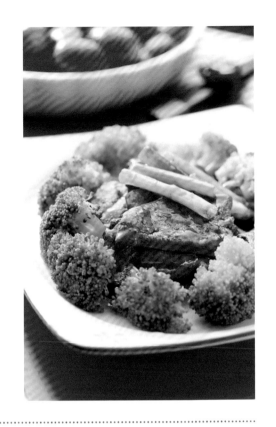

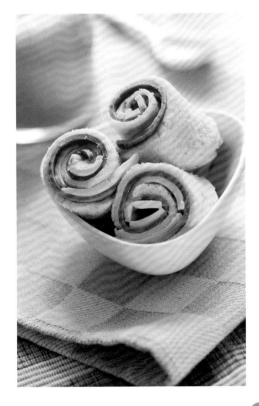

6 芝士火腿卷

材料：

鲜奶吐司两片，芝士片1~2片，火腿1~2片。

调味料：

蜂蜜芥末酱或美乃滋适量。

做法：

❶ 将吐司去边，铺上火腿片、芝士片。

❷ 可依个人喜好挤些美乃滋或蜂蜜芥末酱，卷成圆筒状。

❸ 用牙签串起来固定形状后，对切成一半即可。食用前记得取下牙签。

营养小典：

火腿含有丰富的氨基酸及各种矿物质，但有些火腿的盐分较高，选购时需注意，避免盐分累积在体内造成水肿现象。

7 厚烧什锦蛋饼

材料：

蛋饼皮1张，红黄甜椒各10克，小黄10克，熏鸡肉20克，美生菜10克，鸡蛋两枚，小西红柿6个，橙子2瓣。

调味料：

盐、胡椒适量。

做法：

❶ 将甜椒、小黄、熏鸡肉及美生菜切成小丁，加入蛋液中，和调味料一起拌匀。

❷ 平底锅加入少许油加热后，倒入做法❶的食材，煎至半熟，盖上蛋饼皮，翻面。

❸ 再用小火慢煎至蛋饼皮及蛋液熟了即可。

❹ 将蛋饼对切、盛盘，用小西红柿、橙子作为盘饰。

烹调小秘诀：

喜欢重口味的人可以再淋上西红柿酱增加口感，或是在蛋饼中加入芝士，让味道更香浓。

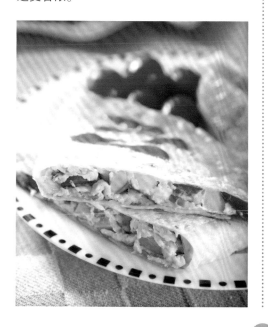

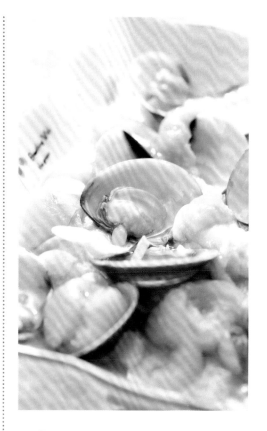

丝瓜鲜蛤

材料：

丝瓜300克，蛤蛎120克。

调味料：

盐适量，姜丝适量，蒜末适量。

做法：

❶ 丝瓜洗净，去皮，切成适当大小。

❷ 蛤蛎置于水中，吐沙干净后捞起，备用。

❸ 将所有材料及调味料放置蒸锅中蒸15分钟即可盛盘。

营养小典：

蛤蛎、牡蛎等海鲜类皆富含矿物质锌、铜及维生素B$_6$，是提升免疫力的理想食材。

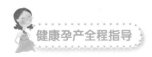

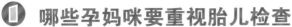
孕中期健康检查

 哪些孕妈咪要重视胎儿检查

有以下情况之一的孕妈咪应到医院做胎儿检查，以便早期发现胎儿疾患，及时采取相应措施。

 高龄产妇

35岁以上的孕妈咪卵巢排出的卵子可能老化，甚至异常，其胎儿先天性畸形发生率较高，应做胎儿出生前检查。

生过畸形胎儿的产妇

生过畸形胎儿的孕妈咪，特别是生过无脑儿、脊柱裂胎儿的孕妈咪，再生同样病胎的可能性为5%～10%，所以一定要做胎儿出生前检查。

生过患新生儿溶血症胎儿的女性如果再次妊娠，胎儿的病情会更重，所以一定要做胎儿出生前检查。

 习惯性流产产妇

多次流产或死胎的孕妈咪，若父母一方有染色体异常，应对胎儿进行出生前检查。

 有遗传病的产妇

怀孕早期，孕妈咪腹部接受过X光检查，胎儿发生畸形的可能性较大，应对胎儿进行检查。

近亲结婚者易发生各种遗传性疾病，要对胎儿进行出生前检查。

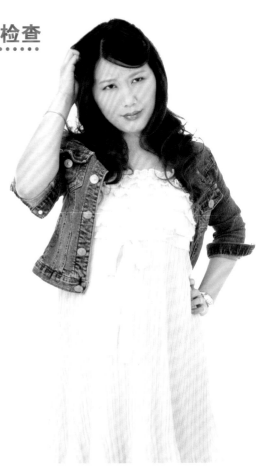

服用过致畸药物的产妇

孕期服用过致畸药物或受病毒感染的孕妈咪，胎儿畸形发生率高，应做检查。

出现上述情况的孕妈咪应定期做产前检查，以便给胎儿检查提供依据。通过羊膜囊穿刺术、胎血化验、超声波检查等技术可早期发现胎儿疾患。最好在孕中期进行检查。

② 孕妈咪第四次产检内容

孕妈咪第四次产检时间在孕16周左右。第四次产检内容包括以下内容：

问诊： 家族与本身疾病史、生产史、不适症状等。

身体检查： 包括体重、血压、测量腹围与子宫底高度、胎心音、胎位、水肿与静脉曲张情况等项目。

尿液检验和多胞胎检查。

母血筛检唐氏儿或接受羊膜穿刺： 高龄孕妇一般在孕11～13周可以进行早期唐氏筛检，等孕16～17周再根据筛检结果决定是否安排羊膜穿刺。

♥ 母血筛检唐氏症

研究表明，唐氏儿发生率约为1.18‰，母血AFP & hCG筛检阳性个案发生率为5%～8%，此类高危险群病患须进一步接受羊膜腔穿刺确定检查，平均做45～60次穿刺，才会有一位染色体异常病历出现。

即使孕妈咪属于筛检阴性的低危险群，但仍有发生唐氏儿的可能，只是其发生几率远小于1/270。对于筛检阳性的高危险群孕妈咪，医师也应详细解释其代表意义，以减轻孕妈咪沉重的心理负担。

♥ 羊膜穿刺

医师会通过超声波的定位及监视，抽取羊水，进行染色体检查，首先培养羊水细胞，萃取细胞核中的染色体，经特殊染色后，在显微镜下观察并照相，最后将照下的染色体剪下重新排列，即可知胎儿的染色体正常与否。

爱心小贴士

高危险妊娠出现的时机通常在怀孕中晚期，因此越到孕晚期，追踪的频率越高。

③ 孕妈咪第五次产检内容

孕妈咪第五次产检时间在孕20周左右。第五次产检内容如下：

问诊： 家族与本身疾病史、生产史、不适症状等。

身体检查： 包括体重、血压、测量腹围与子宫底高度、胎心音、胎位、水肿与静脉曲张情况。判断是否存在高危险妊娠，如前置胎盘与子痫前症等。

尿液检验。

B超检查： 测量胎儿的二围，包括头围、腹围、大腿骨长等，来测算胎儿的体重。由专业人员进行系统化检测，仔细观察胎儿是否有肢体、骨骼、器官发育异常或畸形等状况，观察胎盘位置是否正确、有无前置胎盘或植入性胎盘、有无胎盘早期剥离的现象。

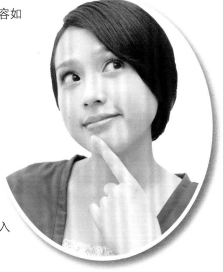

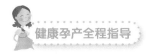

④ 孕妈咪第六次产检内容

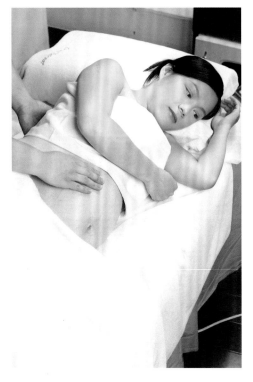

孕妈咪第六次产检时间在孕24周左右。第六次产检内容如下:

问诊: 家族与本身疾病史、生产史、不适症状等。

身体检查: 包括体重、血压、测量腹围与子宫底高度、胎心音、胎位、水肿与静脉曲张情况等项目。

尿液检验。

进行糖尿病筛检: 接受口服葡萄糖耐量试验,避免怀孕中期血糖偏高,而使早产、难产的几率增加。

♥ 妊娠期糖尿病筛检的步骤

❶ 孕妇不用空腹,喝下50克葡萄糖水,1小时后测量血糖,若≥140,则进行正规的耐糖测试(OGTT)。

❷ 口服耐糖测试(OGTT):孕妇需空腹8小时,再进行第一次抽血,然后喝下100克糖水,1小时后、2小时后、3小时后各抽一次血,加上第一次抽血共4次抽血中,若有两个值超过标准值(105、190、165、145),则代表孕妇有妊娠糖尿病,应控制饮食或进行胰岛素治疗。孕妇不宜口服降血糖药,否则易引起畸胎。

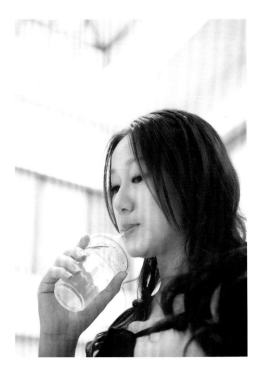

小贴士

孕妈咪若血糖过高,又不及时治疗,胎儿会因为血糖高而吸收过多成长太快,导致巨大儿,出生时增加剖宫产、肩难产的危险,宝宝还可能由于出生后体内血糖突然低下而造成低血糖休克。

⑤ 开始数胎动

胎动规律

孕16~20周，大多数孕妈咪可感到胎动，夜间尤为明显，孕28~34周为胎动最频繁的时期，接近足月时略微减少。胎动一般每小时3次以上，12小时内胎动为30~40次。

正常情况下，一昼夜胎动强弱及次数有一定的变化。一天之中，早晨的胎动次数较少，下午6点以后增多，晚上8~11点胎动最为活跃。这说明胎儿有自己的睡眠规律，称为胎儿生物钟。胎动的强弱和次数，个体间的差异很大，有的12小时多达100次以上，有的只有30~40次。巨大的声响、强光刺激、触压孕妈咪腹壁，均可刺激胎儿活动。

计数胎动的意义

胎动的次数、快慢、强弱等可以提示胎儿的安危。胎动正常表示胎盘功能良好，输送给胎儿的氧气充足，小生命在子宫内愉快健康地生长着。如果12小时内胎动少于10次，或1小时内胎动小于3次，或胎动过于频繁，往往就表示胎儿缺氧，孕妈咪不可掉以轻心，应立即就医。

如何计数胎动

从妊娠28周开始至临产，孕妈咪每天上午8~9点，下午1~2点，晚上18~19点，各计数胎动1次，每次计数1个小时，3次计数相加乘以4，就是12小时的胎动数。如果每日计数3次有困难，可于每日临睡前1小时计数1次。将每日的数字记录下来，画成曲线。计数胎动时，孕妈咪宜取左侧卧位，环境要安静，思想要集中。

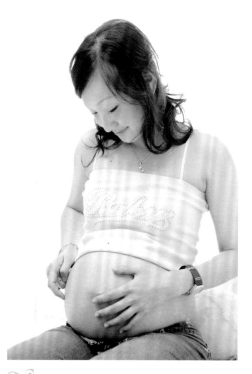

♥ 测定结果

正常胎儿12小时内胎动30次以上，如果12小时内胎动次数少于10次，则表示子宫内缺氧；如果在一段时间内感到胎动超过正常次数，动得特别频繁，也是子宫内缺氧的表现，应立即去医院检查。如果孕妈咪自觉胎动显著减少甚至停止，应立即就医，不能等到胎心音消失再去医院。因为胎心音一旦消失，就表示胎儿在宫内已死亡，失去了抢救机会。

爱心小贴士

胎动次数明显减少或停止是胎儿在宫内重度窒息的信号，此时应立即去医院请医生采取紧急措施，抢救胎儿。

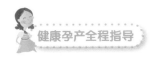
⑥ X光检查是否对胎儿构成伤害

照X光是否会对胎儿构成伤害，主要看X光的剂量，通常头部、胸部的X光照射剂量最小，髋关节、下背部等部位也不会很高，可能要连续照几十次以上才会有影响，需要注意的是腹部、背部、肾脏X光检查(比较接近子宫)及计算机断层扫描，孕妇应尽量避免这些部位的X光检查。

♥ X光影响较大的阶段

至于孕期中哪个阶段较容易受X光检查的影响？X光影响胎儿比较明显的时期是在怀孕第4～12周，因为此时胎儿正处于器官发育阶段，是可能产生畸胎的主要时间点，一直到怀孕20周都还会受到影响，所以在月经停止，孕妈咪已经知道自己怀孕之后，才是胎儿真正会受到X光影响的阶段。

♥ X光的影响与危害

一般孕妇产下畸形儿的几率约为3%，常见胸部X光的照射剂量很低，导致畸形胎的几率并不会特别高，因此，如果是必要的检查，可在医师的指导下进行。

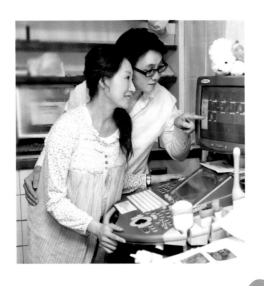

不过，若是接受像计算机断层扫描这样侵入性检查，而且检查时间刚好在怀孕初期，就要特别小心。万一胎儿受到影响，通常在怀孕24周以前的超声波检查可发现到胎儿头部、脊椎神经的异常，此时就要评估是否要终止怀孕。若只是偶尔照一张头部或胸部X光，只要规律接受产检，做超声波检查即可，孕妈咪不必过于紧张。至于是否会因为孕期照射X光而增加孩子将来罹患白血病、血癌的机会，则需要进一步追踪。

♥ 给孕妈咪的建议

偶发性的X光检查所接收到的剂量其实都很小，当然尽量避免总是比较保险，但是万一怀孕期间需要接受X光检查，例如久咳不愈或呼吸异常，在担心可能患肺炎的情况下，还是有必要进行胸部X光检查。检查过程中，医护人员会用铅板或铅衣包覆孕妈咪的腹部，并告知孕妇这样的检查不会对胎儿造成影响，以免造成不必要的担忧。

⑦ 超声波是否会伤害胎儿

♥ B超只要不照太久就没问题

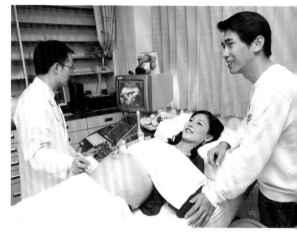

超声波频率高，速度快，医用超声波仪器通常穿透力都不好，因此造成的影响也就比较表浅。只要不照太久都没问题，必要的二维B超检查的能量一定比三维、四维B超都低，而且临床上对胎儿也相当安全，使用时间及间隔也没有严格规定。使用三维、四维超声波检查，只要不超过5分钟，不持续照同一部位，也都是安全的。

♥ 没有适当理由，无须多做

一般产检只需要二维B超就够了，并不需要每次产检都做。只要胎儿发育正常，一个完整的怀孕过程只需要做2～3次B超检查就足够了。超声波是一个医学诊断工具，若没有适当的理由，则不需要多做。

然而，倘若孕妇属于可能生下异常胎儿的高危妊娠，或是产检过程中怀疑有异常，则当然可以考虑做三维、四维或更高层次的超声波来进一步确认。

⑧ 孕五月要最终确认生产医院

怀孕已经进入第5个月了，孕妈咪也该决定要到哪间医院生产喽！建议孕妈咪可以从下列几点观察医院或诊所后再下决定。

① 医院或诊所离您居住地点的远近以及交通便利性。

② 医院或诊所内的病人数量的多寡。

③ 院内器材设备是否完备。

④ 与医师沟通过程是否让你感到放心、安全。

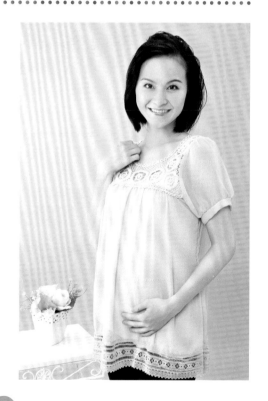

⑨ 高龄妇女检查注意事项

高龄产妇有可能面临高风险妊娠合并症，不论是医师或还是孕妈咪本人，都应倍加注意。高龄孕妈咪们更应做好相关产前检查，以期能够顺利生下健康的宝宝。

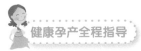

定期做产前检查

高龄孕妈咪应严格定期做产前检查，配合医师嘱咐事项，保证充分的休息、充足的睡眠及适当的产前运动，不过度劳累，不要站立过久或提重物，并避免激烈运动。

进行羊膜穿刺检查

高龄产妇因胎儿染色体异常的比例增高，因此在产检中，羊膜穿刺是极为重要的检查项目。研究统计，筛检出的染色体异常胎儿，其中有一半来自高龄产妇。建议年龄超过35岁的孕妇、母血筛检呈现阳性反应者、家族有染色体异常病史者，在孕四月，即孕16～18周时应安排进行羊水检查，分析胎儿的染色体是否异常。

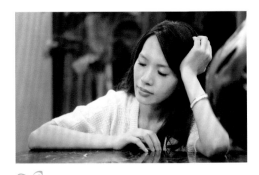

加强疾病筛检

一般而言，若本次怀孕胎儿较大、过去曾生过巨大儿或较大的宝宝、有家族糖尿病史，或产检时发现明显尿糖的孕妇，在孕24～28周时，医师会安排进行葡萄糖水的耐糖测试，检查孕妈咪是否罹患妊娠糖尿病。此外，高龄产妇患病的机会较高，也可选择性进行筛检。

⑩ 提早检测出高危妊娠

主动告知病史

孕妈咪在产检时，应主动告知本身是否有内科方面的疾病，因为若孕妈咪有内科疾病，通常都会被视为高危险妊娠的孕妈咪，在每次产检与产期的各个细节都会格外留意。

高层次超声波

高层次超声波须由专业合格医师经由超声波仪器，非常仔细地将胎儿从头到脚照一次，让孕妈咪看看胎儿的手指头、嘴唇、双手、双脚等各个部位是否正常，同时还能观察胎儿的心脏有无先天性疾病。

但高层次超声波仍无法提供百分之百正确的判断，毕竟有些疾病是难以通过B超诊断出来，而且进行B超检查的时间与胎儿的姿势都会影响检查结果。

产前遗传咨询

除病史外，孕妈咪还要向医师主动说明家族史和孕产史，比如前胎生产时是否曾出现过意外状况，或是否存在家族遗传史，这些情况都需要让医师了解。

胎儿心音监测

若发现孕妈咪或胎儿已经出现某些异常状况，就会建议做胎心音监测。

爱心小贴士

通过孕期规律的产检，也可观察孕妈咪及胎儿的健康状况，同时早期将一些危险因子找出，将危险性降到最低。

孕中期保健课堂

❶ 孕妈咪安全用药遵医嘱

西药

当孕妈咪出现任何不舒服的症状时，哪怕只是轻微的小感冒，都应去医院就诊，让医生给了你最好的医疗建议。孕妈咪应依照医生处方用药，确保胎儿与母体健康。

某些药物除了具有致畸性外，还存在其他危险性。比如某些消炎药物在孕中晚期服用，可能会导致羊水减少，进而影响胎儿肺部成熟，宝宝有可能发生呼吸窘迫；还会导致胎儿的动脉导管提早关闭，

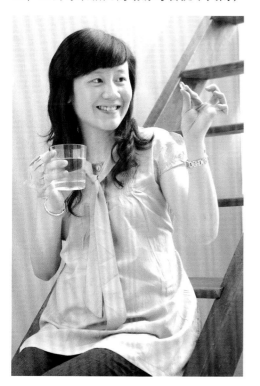

严重时胎死腹中。如果孕妇长期服用某些神经科用药、抗忧郁症药物，容易造成宝宝出生后的认知障碍。

根据美国食品药物管理局(FDA)规定，将药物对胎儿造成的危险性分为五级，分别是：A、B、C、D、X。

怀孕用药安全分级

A级：证实对胎儿无危险。

B级：实验研究无法证明对胎儿有危险。

C级：未充分研究，安全未知。

D级：对胎儿有明确的危险。

X级：证实致畸胎发生或对胎儿有危险。

A、B级为安全用药，如果孕妈咪必须服药，可以选择对母体和胎儿无不良影响的安全药物，而且严格控制服用剂量和服用时间。

C级视情况与怀孕周数而定，D级孕妇应避免服用，而X级药物会导致胎儿畸形。举例来说，在X级药品中，含有过量性激素的药物，像是避孕药或性激素制剂等；或是会引起子宫强力收缩的药物，如麦角碱；或有一类抑制胃酸的胃药喜克溃片(Cytotec Tablet)，这些都是孕妈咪绝对不能服用的药物。

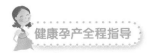

♥ 中 药

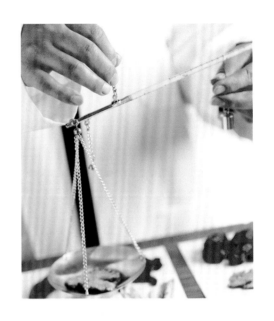

女性在怀孕的过程中，不论是想用中药养身，还是通过中药调养慢性疾病，都应亲自就医，让医师来辨证论治，不要自行到中药行抓药。

具有活血化瘀或泻下疗效的中药都不适合孕妇服用，如红花、桃仁等会加速子宫收缩，导致流产、早产；而大黄、巴豆、番泻叶等则会刺激肠道蠕动，进而让子宫收缩，也会导致流产和早产。

许多药膳像麻油鸡或姜母鸭，都加有独门秘方，在怀孕期间还是尽量避免食用，以防吃到不适合孕妇吃的中药材。

② 孕妈咪应注意口腔卫生

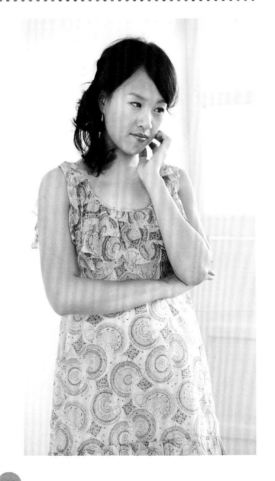

由于黄体素在体内作用的因素，孕妈咪容易在孕期出现牙龈肿胀、出血的现象，若不留意，可能会在刷牙的时候造成出血处伤口感染。此外，由于怀孕造成孕妈咪钙质的流失，也让牙齿的抵抗力变得较为脆弱。

孕妈咪别害怕看产科以外的医师，只要记得就诊时告知医师身为孕妇的身份，需要医师更为细心的对待。尤其口腔内的细菌众多，若不积极处理，细菌很容易就跑到伤口里，造成更严重的伤害。

③ 孕妈咪慎做牙齿护理

牙科医生建议，最好能在怀孕前做一次彻底的牙齿检查和治疗，因为孕期不宜做牙齿治疗，即使牙齿出现紧急状况，也只能做暂时性的症状治疗，拔牙或任何侵入性治疗应延至产后再进行。怀孕期间，建议每三个月检查一次牙齿。

4 孕妈咪可接种百日咳疫苗

理论上，在孕期3个月后，任何无活性菌种疫苗均可接种；然而在考虑适用性时，只有流感疫苗和百日咳疫苗是孕期有必要注射的。而且孕妈咪在接种后产生的G型抗体还是会通过胎盘保护胎儿6个月之久，若妈咪在产后哺喂母乳，则对新生儿来说有更久的保护力。

由于成年人在孩童期都曾接种过白喉、百日咳与破伤风的3合一疫苗；但是久了之后抗体下降，免疫力不足，以致百日咳菌伺机再起。如果孕妈咪感染百日咳后，症状会更严重，新生儿在出生后3个月内的感染，也有死亡的例子发生，因此必须注意，应及时接种百日咳疫苗。

孕妈咪接种疫苗三个时机

- 孕期3个月后。
- 生产后出院前。
- 哺喂母乳时。

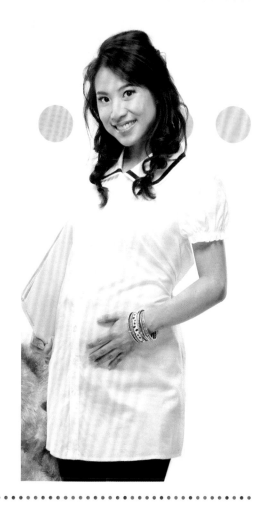

5 高龄产妇注意事项

35岁以上就属于高龄产妇，35岁以后怀孕率开始降低，受孕率会比25岁下降1/3，40岁会再下降1/3。高龄产妇流产的几率也会增高，35岁以上可达20%，40岁以上会高达50%，染色体出现病变的几率也比较高，生出唐氏儿的小孩比例会越来越高。高龄产妇容易出现高血压，包括妊娠高血压、子痫等。

孕晚期出血与胎盘早期剥离有关，前置胎盘与生产次数有很大的关系，胎盘剥离会使子宫和胎盘直接分离，从而造成出血，而孕晚期出血对高龄孕妇来说是很常见的，年纪越大，孕晚期出血的几率越高。

另外，35岁以上的孕妇要在孕16～18周的时候做羊膜穿刺检查，利用羊水里面宝宝皮肤脱落下来的细胞做培养，并且检查染色体的病变，从而可以避免唐氏儿的风险。

一般来说，高龄产妇较易出现早产、流产、胎儿过轻、不孕等现象，需要多加注意及小心。

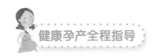

孕中期常见不适应对

① 孕妈咪眼睛不适及对策

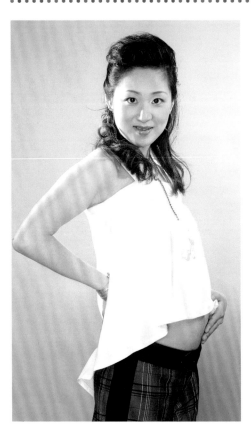

眼睛是人体比较脆弱的器官，尤其怀孕时随着身体状况的改变，可能让眼睛产生疲劳或不适，更应小心保养。医师们提醒孕妈咪，怀孕时眼睛会出现以下生理变化，要特别注意：

♥ 孕期眼睛的生理变化

眼睛泪液较黏稠

怀孕期间，因受内分泌的影响，孕妈咪泪液中的水分比较容易蒸发，泪液变得比较稠，保护眼睛角膜和结膜的功能较为不足。

眼角膜易发炎

怀孕初期，泪液不足以保护眼睛，容易使眼睑发炎，眼睛容易发红、感觉疲劳、有异物感，尤其是戴隐形眼镜，在怀孕最后三个月时，更容易感到隐形眼镜配戴时间无法太久或是戴不上去。

若是觉得眼睛干涩或不舒服，一定要找眼科医师诊治，千万不能自行点眼药水，因为眼药水的渗透吸收是全身性的。

视力变差

怀孕7~9个月，孕妈咪看近物容易有朦胧感或看不清楚的情形，这是因为轻度屈光不正或是角膜水肿所造成。原本近视的孕妇，角膜的厚度会随着怀孕进展而增加，视力变差，一般可在产后6周左右恢复。

黑眼圈会加深或产生孕斑

由于孕期内分泌的变化，对皮肤产生影响，使得有些孕妇的眼皮色素增多，可能会出现眼睛周围色素增加，就是一般说的"黑眼圈"，这些色素沉淀的情况大部分都会在生产过后慢慢缓解。

爱护眼睛保健措施

均衡饮食，多补充富含维生素A、C的食物

❶ 黄橘色食物，如柑橘类食物、胡萝卜、芒果、甘薯、杏子、哈密瓜、香瓜、南瓜等。

❷ 黄色和绿色食物，这类食物含有叶黄素（Lutein）和玉米黄素（zeaxanthin），有保护眼睛的作用，如酪梨、羽衣甘蓝、芜菁叶、玉米、黄瓜（带皮）、嫩菜豆、嫩豌豆、青椒、黄椒、蜜瓜、奇异果、长叶生菜、菠菜、绿皮胡瓜（带皮）等。

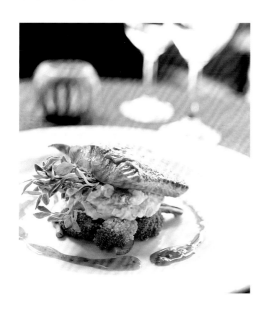

❸ 若眼睛干涩，可摄取深海鱼油、含ω-3等营养成分的食物。

减少阅读、看电视及电脑等用眼时间

看电视及电脑太近或太久，除了眼睛会不舒服，辐射线电磁波也对胎儿不好，最好每看30分休息10分钟。

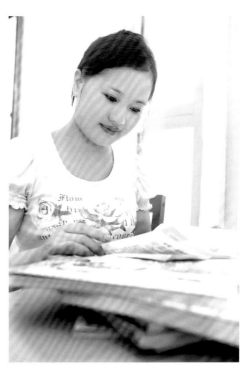

怀孕时，孕妈咪的眼睛特别容易感到疲劳，所以要多看远方，多休息，减少眼睛酸痛或干涩的不适感。

不要揉眼睛

经常洗手，不要用手揉眼睛，避免眼角膜刮伤及感染。

有问题立即就诊

请医师查出正确病因，再对症治疗，千万不要自行点眼药水。

其他爱眼须知

★ 尽量不要熬夜，日夜颠倒。孕妈咪不要戴隐形眼镜。

★ 使用空调时，放一杯水在旁边，以避免过于干燥。

★ 使用暖气时，装设加湿器或放一盆水，以增加室内的湿度。

★ 热敷眼睛，每天3～4次，每次5～10分钟，注意眼睑边缘的清洁。

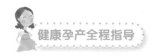
② 头晕

♥ 头晕发生原因

孕期血量虽然会比平常增加许多，但大多集中在腹部，头部的血流灌注容易不足；再加上体重增加，使心脏的负担变重，孕妈咪一旦突然站起来，或者姿势转变太快，常常会有头晕的现象。孕期贫血也会引起头晕。如果孕妈咪在大热天久站，也容易发生头晕。

♥ 头晕改善对策

❶ 头晕时要躺下休息，同时头低脚高，或者坐下弯腰，脸朝下垂在两膝间。

❷ 注意避免维持同样的姿势过久，也不要很快地变换姿势。避免久站、久坐、突然起身或站立。

❸ 适度运动，可利用肌肉活动促进头部血液循环。

❹ 孕中期，孕妈咪应检查是否存在缺铁性贫血，在饮食上注意多补充铁质，多

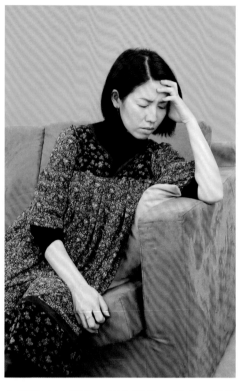

食用红肉及菠菜、深色蔬菜、葡萄、樱桃等蔬果。

❺ 起床时，先在床边稍坐片刻，确定不头晕后再起身。

③ 失眠

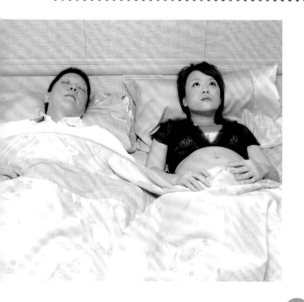

♥ 失眠发生原因

孕中期，子宫逐渐变大，会压迫到膀胱造成尿频，大肚子压迫感会让孕妈咪睡不好，再加上腰酸背痛，胎儿可能不时踢两下，容易发生失眠。

♥ 失眠改善对策

● 睡前可喝热牛奶，睡前两小时内不要喝水。尤其睡前不要喝太多水，避免尿意感增加，频频起床上厕所。

● 睡觉前进行按摩，或者等劳累了再睡。

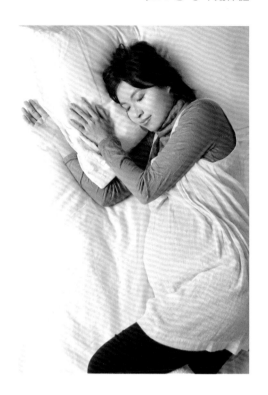

　　●最好采取左侧卧，以防下腔静脉回流阻碍而影响睡眠。双脚可向后微弯，并在两膝盖间夹一个枕头，这种姿势有助于消除疲劳。

　　●床垫不要太软，可在腰部加枕头；或买L型枕，孕妇侧躺时可以支撑肚子，减少肚子下坠所造成的不适与腰酸。

　　●每日的睡觉和起床的时间要规律，尽量少喝含有咖啡因等刺激性饮料。

　　●睡前洗温水浴。睡前4小时内不要运动，因为运动会让肾上腺上升，造成亢奋而失眠。

　　●白天可以进行一些和缓的运动，如走路、踩脚踏车（尽量在室内进行）、游泳、瑜伽等，这些活动可以帮助消耗体能，有助于睡眠，又不至于让孕妈咪过于劳累。

④ 倦怠疲劳

 倦怠疲劳发生原因

　　●黄体素上升。

　　●孕妇为提供胎儿及本身养分，新陈代谢加快所致。

　　●太过烦恼有时也会引起疲倦。

 倦怠疲劳改善对策

　　●孕妈咪若能维持平日的运动量，将有助于改善倦怠，不需要再增加新的运动项目，只要避免剧烈和需要保持平衡的运动即可。平日没有运动习惯的孕妈咪可多散步，除了能维持好精神外，还能帮助肠胃蠕动，缓解胀气等肠胃不适。

　　●每天中午保证半个小时左右的午休睡眠时间，会让下午更有精神。孕妈咪平时要多休息。

　　●每天适度规律运动，多散步。

　　●不要勉强工作。

　　●不要吃不易消化的食物或吃太饱。

　　●请家人帮忙分担家务。

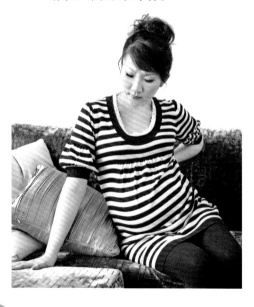

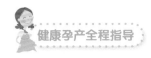

⑤ 燥热不安

燥热不安发生原因

怀孕中期，由于内分泌（黄体素、雌激素）的改变，孕妈咪身体容易燥热，体态变化也会造成心理适应不良，怀孕的种种不适也会导致情绪不佳，容易焦虑与烦躁。孕妈咪关于怀孕的各种心理准备不足，或是烦恼太多事，例如经济问题、工作问题、保姆问题等，都会影响情绪。

燥热不安改善对策

● 燥热不安最佳的减轻妙方就是避免摄食口味较重的食物，辣、炸、烤的食物都容易上火，清淡饮食多蔬果，燥热情形自然会减轻。

● 运动和按摩都可减压。

● 亲友多给予关怀、陪伴与体谅，孕妈咪多进行自我身心调适。

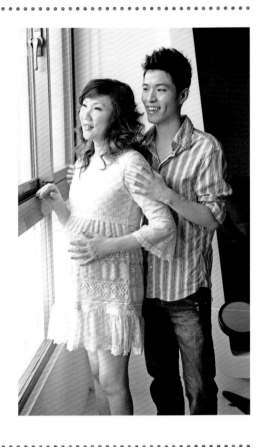

⑥ 心口灼热

心口灼热发生原因

某些孕妇有上腹部及胸口灼热痛感。这是因为怀孕时，胃的入口处（贲门）括约肌松弛，使得胃酸逆流至食道下端，腐蚀食道下1/3的黏膜；再加上日益增大的子宫向上压迫胃部，也可引起胃酸逆流，使孕妇的胃有灼热感，也容易使胃酸溢上来。

心口灼热改善对策

① 应避免食用碳酸饮料与过咸、过酸、过辣、刺激性的食物，以免刺激大量胃酸分泌。

② 可以在睡觉时用枕头将上半身垫高，或者服用医师开的制酸剂。

③ 孕妈咪在孕期应少量多餐，杜绝烟酒。

④ 饭后不要立即躺卧在床上，避免胃酸逆流而出现心口灼热现象。

⑤ 多摄取水分，但速度宜慢，以免喝得太快而吞食过多空气。

⑥ 用餐以适量均衡为原则，应多吃蔬菜及水果，少吃高脂肪类食物，此外，必须细嚼慢咽。

⑦ 睡前3小时内不要进食。躺下或睡觉时垫高枕头。

7 心悸

心悸发生原因

　　孕妈咪由于怀孕增加50％的血量，会增加心脏的跳动次数，以应付增加的血量，孕妈咪因此容易感到心悸。

心悸改善对策

　　● 避免摄取含咖啡因的饮料，如咖啡、浓茶、可乐等。

　　● 需排除甲状腺功能亢进的问题。

　　● 若心悸严重，要去看心脏科，以确认有无心脏方面的问题。

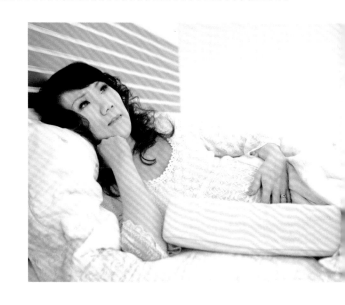

8 皮肤瘙痒

皮肤瘙痒发生原因

　　因为怀孕期间雌激素水平上升，胆盐代谢降低，淤积在血液中，再加

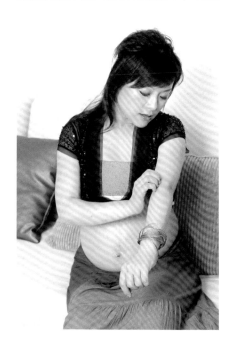

上前列腺素水平上升，控制痒感的阀值下降，所以在怀孕时常有异常痒感，常因不当搔抓而造成皮肤炎。皮肤干燥或洗澡过勤也会引起皮肤瘙痒。

皮肤瘙痒改善对策

　　❶ 洗澡水不宜过热，避免泡热水澡，不要过度清洁。

　　❷ 用温和的弱酸性洁肤品来沐浴。

　　❸ 沐浴后擦乳液来滋养肌肤。使用皮肤保湿产品，如橄榄油、保湿乳液、羊毛脂等。

　　❹ 若仍感到持续不适的痒感，则应就医，给予抗组织胺、类固醇外用药物，必要时可依医嘱接受口服抗组织胺、局部类固醇的治疗。

　　❺ 切勿自行服用成药，以免导致畸胎。

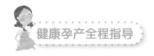
❾ 乳房胀痛

孕中期，孕妈咪会感到乳房胀痛，这是因为内分泌改变使乳房组织增生、增大，为将来泌乳做准备。改善对策包括以下几种：

● 穿着合适、宽肩带的胸罩。

● 做好乳房清洁，用清水清洁乳头，为产后喂母乳做准备。

● 用温热毛巾湿敷乳房。

❿ 腰酸背痛

腰酸背痛发生原因

孕中期，孕妈咪肚子渐渐隆起，会使腰背负荷越来越重，背部肌肉长时间向后弯，腰椎向前倾，以支撑变大的子宫，就容易出现腰酸背痛的现象。孕妈咪如果久站、久坐、过度弯腰、提重物、肥胖，也会造成腰酸背痛。

腰酸背痛改善对策

❶ 孕妈咪注意坐姿，坐着时重心不宜太靠前或太靠后，应尽量贴紧椅背，必要时用枕头或靠枕支撑腰部及背部，帮助矫正腰背坐姿，以减少背部肌肉的负担，避免不当姿势造成酸痛。

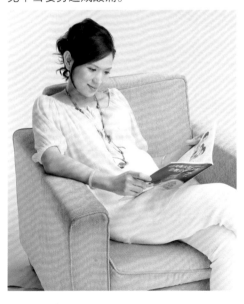

❷ 热敷、按摩。适度的腰部按摩有利肾经的疏通，有效缓解症状。

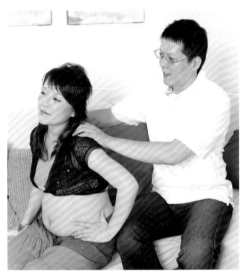

❸ 使用托腹带来护住腰背，减轻腰背部的负担。

❹ 避免穿高跟鞋，莫久站或久坐，注意多休息。避免体重增加过快，避免提重物。

❺ 做产前运动来锻炼腰部肌肉，如骨盆摇摆运动。

❻ 拿较低的东西时要蹲下拿，而不是弯腰拿。

❼ 尽量侧睡，可以在大腿间夹个枕头，有利于睡眠。

❽ 若有骨质疏松的情况，就需要补充钙质。

水肿

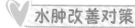 水肿发生原因

孕期孕妈咪的身体会贮存多余的水分，水肿常见于四肢，尤其是下肢和脚部，手部的浮肿会导致酸麻。

水肿改善对策

● 尽量减少盐分摄取，平日饮食应清淡。

● 抬高水肿的手脚，并选择宽松舒适的鞋袜穿着。若水肿明显，应适当休息。

● 可吃具利水效果的红豆、绿豆，但不可吃薏仁，以免造成孕妇子宫收缩。

● 快速明显的浮肿或全身性浮肿，可能是子痫前症的征兆，应立即请妇产科医师诊治。

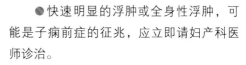
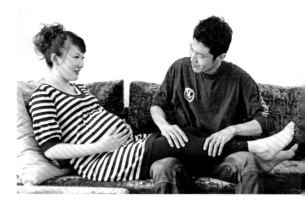

腹胀

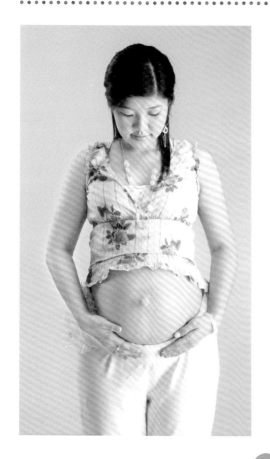

腹胀发生原因

孕期胀气几乎是每位孕妇都会出现的不适症状。孕期由于胀大的子宫压迫胃肠道，使胃部受到挤压上移，肠道被推挤到上方或两侧，胃肠道空间变小，食物刺激的反应大，再加上黄体素及HCG的浓度升高，肠胃无法顺利正常工作，便会出现腹胀的现象。

如果孕妈咪的活动量较少，又没有摄取足够的纤维素，肠道里面的粪便容易滞留，无法顺利排出，更容易出现胀气或便秘的现象。

腹胀改善对策

多散步

散步是最适合孕妈咪的运动。建议在用餐1小时后，散步20～30分钟。如果遇到下雨，在家里做做家事或稍微走动，也可以促进肠胃消化，帮助排气和预防便秘。

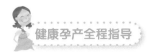
做做孕妇瑜伽

除了散步之外，孕期瑜伽也是不错的运动。通过呼吸和缓和伸展，也能促进肠胃蠕动，还能达到身心放松的效果。孕妈咪应将瑜伽的强度减弱，在专业老师的指导下，进行孕妇瑜伽练习。

每餐吃七八分饱

如果孕妈咪出现胀气，请暂时减少食量，或是多吃高纤蔬菜（如绿花椰菜、空心菜、菠菜、菇类），少吃肉类、豆制品（如豆腐、豆浆、豆皮、豆类）、腌制品（酸菜、泡菜、酱菜、豆腐乳、芒果干等），避免胃部负荷大，又胀得更厉害。

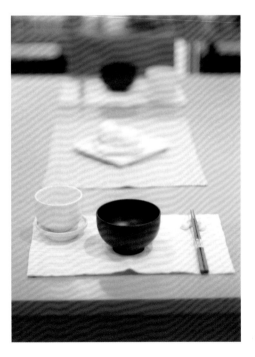

多喝温开水，暂停冰饮

如果肠道囤积太多粪便，胀气就会更严重。因此，无论有无便秘现象，孕妈咪都要多喝温开水，少喝冷饮、碳酸饮料、刺激性饮料（茶类、咖啡、酒）。一来可避免肠绞痛，二来也可避免子宫收缩太严重。

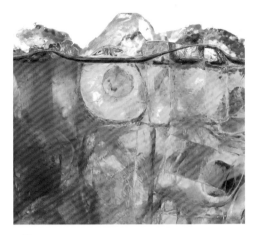

⑬ 便秘

♥ 便秘发生原因

怀孕时由于内分泌的变化，子宫变大，孕妈咪肠道受子宫或胎头压迫，肠胃道蠕动减缓，加上运动减少，因此常出现便秘。如果孕妈咪每周解便次数少于3次，解硬便，或腹胀绞痛，就表明发生便秘。

♥ 便秘改善对策

❶ 多吃富含纤维素的蔬菜、水果以及全谷类食物。

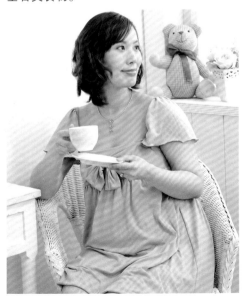

❷ 喝足够的水分，尤其早上起床后喝一大杯冷开水或牛奶，有助肠胃蠕动及排便。

❸ 养成定时排便与早晚散步的习惯。适度规律运动，有助于肠胃蠕动。

❹ 避免长时间坐在办公室中，可利用倒茶水的机会多走动，或走到同事的办公桌代替电话联络。

❺ 如有需要，可询问医师是否可开药帮助排便。

⑭ 腹泻

正常人每日大便一次，而孕妈咪则容易发生便秘，往往是隔日或数日排便一次。如果孕妈咪每日大便次数增多，便稀，伴有肠鸣或腹痛，这就是发生了腹泻。

腹泻发生原因

腹泻常见的原因有肠道感染、食物中毒性肠炎和单纯性腹泻等。

腹泻改善对策

对于轻症单纯性腹泻，一般服用止泻药即可治愈，对孕妈咪不会造成多大损害。因肠道炎症引起的腹泻，大便次数明显增多，容易引起子宫收缩，导致流产。

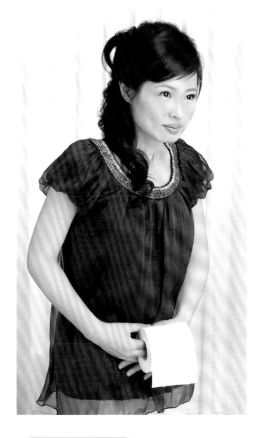

爱心·小贴士

孕妈咪一旦发生了腹泻，千万不要轻视，应尽快查明原因，及时进行妥善治疗。

⑮ 尿频

尿频发生原因

尿频是因为子宫渐渐膨胀压迫到膀胱，使膀胱容量变小，引起尿频。

尿频改善对策

孕妇若发生尿频应采取以下措施：避免在睡前喝大量的水。如果真的有尿意，就要多跑几次厕所，不要憋尿，避免泌尿道感染。若感觉排尿疼痛，可能是泌尿道感染，先求助于妇产科医生，必要时再转泌尿科。

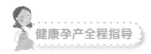

尿不尽

尿不尽发生原因

孕妇的膀胱被子宫压迫，容量变小，尿液容易残留。

尿不尽改善对策

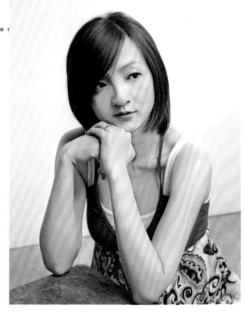

●解小便时，上身往前倾，可挤压膀胱多解一些尿出来，减少尿液残留。

●避免提重物。

●避免胎儿过大。

●进行凯格尔运动，收缩会阴肌肉，以锻炼骨盆腔底肌肉。

分泌物增多与私密处瘙痒

女性在怀孕时，经常会出现阴道分泌物增多、阴部瘙痒，让孕妈咪感到非常不舒服，严重时甚至可能影响胎儿健康，该怎么办呢？

为何发生私密处问题

女性在怀孕期间，受到内分泌改变的影响，阴道的分泌物增多，常让孕妈咪感到黏腻不舒服或瘙痒。加上怀孕中晚期，随着体重增加，骨盆腔下移，造成挤压，更容易让孕妈咪的私密处闷热不舒服，容易导致细菌、霉菌滋生，轻则产生瘙痒、异味或外在皮肤发炎，严重者则可能产生阴道炎或盆腔炎，影响胎儿健康。

预防与处理方法

●建议穿着宽松透气的衣物，避免闷热和挤压摩擦。可以使用乳液，以减少摩擦或刺激感。

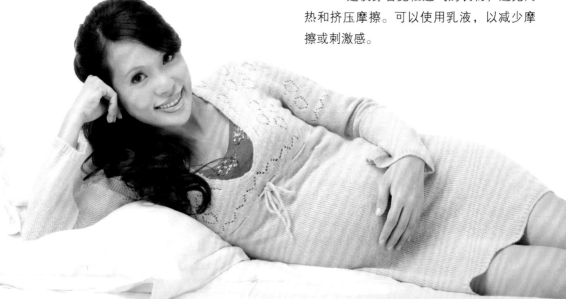

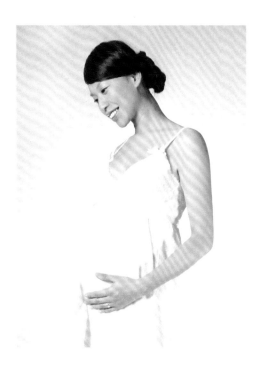

● 不要过度清洁，以免发生刺激性或干燥性皮肤炎。

● 可以垫卫生护垫，但一定要2～3小时更换一次，避免过度累积分泌物，反而更容易导致感染。或者可多准备几件棉质内裤或使用免洗内裤，以便更换。

● 如果阴道分泌物凝聚成块，呈白色豆渣状，且合并阴部瘙痒灼热感，要小心，有可能是念珠菌阴道炎，必须立即就医。

● 有些孕妇因感染，就会一直使用清洁剂或阴道冲洗液，并不建议这样做。这样会使正常细菌菌落被抑制，反而会成不正常的霉菌菌落孳生，造成更加严重的阴道炎。

⑱ 静脉曲张

 静脉曲张发生原因

怀孕之后，子宫血流量增加，体内静脉压升高，加上内分泌变化让血管放松，使得下肢血管回流变差，造成血液滞流，腿部表面浮现青筋。久站也容易导致静脉曲张发生。

 静脉曲张改善对策

● 孕妈咪应避免久站、久蹲、久坐，抬高双腿，注意休息。

● 小心控制体重，避免过度肥胖，以预防静脉曲张。

● 在孕中期开始穿着弹性袜，最好在早上起床前先穿好再下床。

● 一般而言，静脉曲张在产后6个月后即可恢复，如果产后未见改善，担心影响外表美观，才需要考虑寻求皮肤科医师的协助。

● 顺经按摩，在小腿或大腿朝向心脏的位置轻轻揉按，促进血液回流。

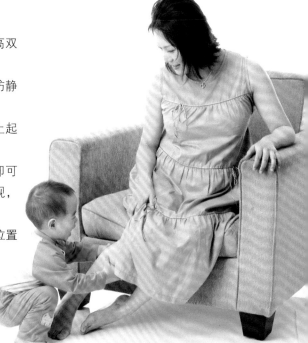

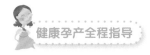

⑲ 抽筋

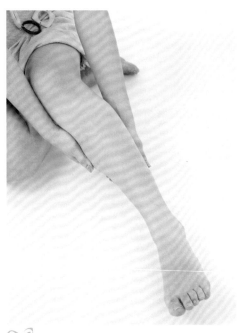

行按摩，平时要多摄入一些含钙及维生素D丰富的食品，适当进行户外活动，多接受日光照射，必要时可加服钙剂和维生素D。

♥ 抽筋改善对策

❶ 均衡饮食，多吃富含钙质的食物或服用钙片。适量补充镁也可改善抽筋现象。

❷ 做好腿部保暖，可局部按摩热敷。

❸ 睡觉时最好左侧躺睡，让下肢保持温暖，调整成舒适的睡姿。睡前把脚垫高，保持血液回流较佳的状态就可预防抽筋。

❹ 平常要有适当休息，避免腿部过度疲劳，每天应进行适度的运动。

❺ 当腿部抽筋发生时，可平躺将腿部伸直，脚跟抵住墙壁；也可以请人协助，一手按住孕妇的膝盖，另一手将足部往小腿方向向上推，以拉直小腿；或者孕妇站立扶好，腿部伸直，脚跟着地。

♥ 抽筋发生原因

孕妇腿部抽筋常发生在怀孕中期以后，通常孕五月的孕妈咪较常出现，也常在睡梦中发生。抽筋的发生原因有以下几种：

❶ 子宫变大，下肢负担增加，下肢血液循环不良导致抽筋。寒冷也可能引起抽筋。

❷ 抽筋常发生在夜晚时分，这是因为不当的睡眠姿势维持过久所致。

❸ 孕妇的钙质摄取不足，或体内钙、磷比例不平衡，会产生体内电解质不平衡，也容易引起抽筋。

♥ 抽筋如何处理

一旦抽筋发生，只要将足趾用力向头侧或用力将足跟下蹬，使踝关节过度屈曲，腓肠肌拉紧，症状便可缓解。为了避免腿部抽筋，应注意不要使腿部肌肉过度疲劳。不要穿高跟鞋，睡前可对腿和脚进

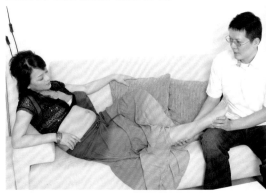

爱心小贴士

孕妈咪决不能以小腿是否抽筋作为需要补钙的指标，因为个体对缺钙的耐受值有所差异，所以有些孕妈咪在缺钙时，并没有小腿抽筋的症状。

孕中期异常处理与疾病防治

① 孕妈咪常见的牙周问题

孕期较常见的牙周问题有以下几种：

妊娠牙龈炎

这是由于怀孕期间内分泌改变，使牙龈充血肿胀，颜色变红，刷牙容易出血，偶尔有疼痛不适的感觉。

妊娠牙龈瘤

这种病症较少见。一般发生在怀孕中期，由于牙龈发炎与血管增生，形成鲜红色肉瘤，大小不一，生长快速，常出现在前排牙齿的牙间乳头区。

妊娠牙龈瘤通常不需要治疗，或只针对牙周病进行基本治疗，如洗牙、口腔卫生指导、牙根整平等，这是为了减少牙菌斑的滞留及刺激。牙龈瘤会在产后随着内分泌恢复正常而自然消失，若出现妨碍咀嚼、易咬伤或过度出血等，可考虑切除，但孕期做切除手术容易再发。

其他症状

也可偶尔见到牙周囊袋加深、牙齿容易动摇等症状。

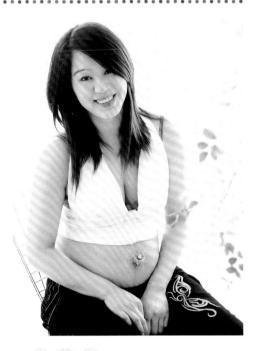

小贴士

口腔卫生不良及原本有牙龈炎的孕妈咪，在牙周问题上都有较大的发生风险，所以怀孕前先做口腔检查与预防治疗，怀孕期间定期检查，做好口腔清洁卫生是非常必要的。

② 孕期种种疼痛及处理

疼痛是孕期常见的症状，疼痛的范围可遍及全身各个部位，疼痛通常属于妊娠期的正常生理现象，但也可能是严重疾病的表现。

头痛

有些孕妈咪在孕期可出现头痛，通常程度较轻，是常见的妊娠反应。但若在妊

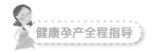
娠最后3个月突然出现头痛，要警惕是否是子痫的先兆，特别是严重浮肿和高血压孕妈咪，尤应注意，要及时诊治。

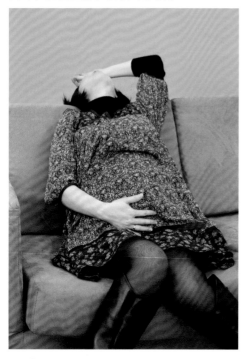

胸痛

孕妈咪胸痛好发于肋骨之间，犹如神经痛，可能与孕期缺钙或膈肌抬高有关。可适当补充钙剂，或进食富含钙质的食物。

上腹痛

怀孕期间由于子宫的压迫，少数孕妈咪可出现上腹部不适。患有妊娠期高血压疾病的孕妈咪如出现右上腹部疼痛，则提示病情严重，应警惕肝包膜下出血。

臂痛

在妊娠末期，有的孕妈咪会感到手臂疼痛，这主要与孕期脊椎骨变化有关，压迫脊椎神经所致。应避免做牵拉肩膀的动作，以减轻疼痛。

腿痛

孕妈咪腿痛通常由于腿部肌肉痉挛所致，主要与孕期缺乏钙质和B族维生素有关，可通过口服钙剂和复合维生素B片来缓解疼痛。

腰背痛

随着怀孕进程的推进，不少孕妈咪会感到腰背疼痛，大多因为过度挺胸而导致脊柱痛。一般在晚上及站立过久后疼痛加剧，应减少直立体位，经常变换体位，再加上适当运动，疼痛会有所减轻。

骨盆痛

在妊娠末期，随着子宫的胀大，骨盆的关节韧带被压迫牵拉，可引起骨盆疼痛。用力及行走时骨盆疼痛加重，此类疼痛无需治疗，休息后痛感减轻。有极少数孕妈咪由于耻骨联合部位的韧带被过度牵拉，导致耻骨联合分离症，一般在产后半年内可自愈。

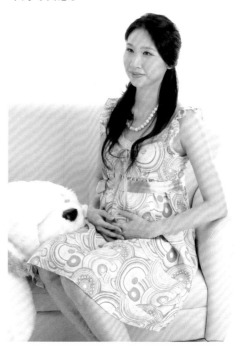

❸ 子宫颈机能不全的补救措施

孕期子宫颈紧闭，由于宫颈黏液封闭起来，所以在阵痛开始前，即子宫颈扩张前，胎儿安全地生活在子宫中。如果子宫颈机能不全，该采取什么措施呢？

 发生原因

若子宫颈机能不全，孕妈咪的子宫颈口常常在临产前的第3~4个月打开，使羊膜很容易脱入阴道而破裂，发生胎膜早破、流产或早产。是否患子宫颈机能不全通常在第一次流产后才能诊断出来。

处理措施

如果考虑以前的流产或早产是由于子宫颈机能不全所致，可在怀孕前手术矫正，或在怀孕16~18周时，用柔软且不易被吸收的线进行子宫颈环扎术。

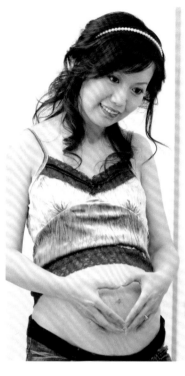
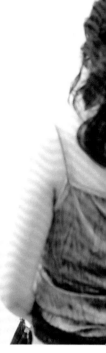

❹ 防治妊娠期真菌性阴道炎

 发生原因

在妊娠期，阴道组织内糖原增加，酸度增高，容易使真菌迅速繁殖，所以孕妈咪特别容易患真菌性阴道炎。

 症状

孕妈咪如果患了真菌性阴道炎，会感觉外阴和阴道瘙痒、灼痛，排尿时疼痛加重，并伴有尿急、尿频，性交时也会感到疼痛或不舒服。

真菌性阴道炎的其他症状还有白带增多、黏稠，呈白色豆渣样或凝乳样，有时稀薄，含有白色片状物，阴道黏膜上有一层白膜覆盖，擦后可见阴道黏膜红肿或有出血点。如果进行涂片检查和培养，便可发现真菌。

 处理措施

治疗妊娠期真菌性阴道炎时，应选择正确的药物和用药方法。首先要彻底治疗身体其他部位的真菌感染，注意个人卫生，防止真菌感染经手指传入阴道。最好采用制霉菌素栓剂和霜剂局部治疗。

爱心·小·贴士

真菌性阴道炎可通过性生活感染，所以治疗期间应避免性生活，而且夫妻应同时治疗。

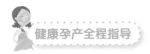
⑤ 防治妊娠期滴虫性阴道炎

为防治妊娠期滴虫性阴道炎，妊娠前应进行妇科病普查，如发现滴虫，应积极治疗。

◆尽量不要使用公共浴池、浴盆、游泳池、坐厕及衣物等，减少间接传染。

◆丈夫如果也受滴虫感染，应尽早彻底治愈。

◆可用灭滴灵阴道栓剂，每晚睡前清洗外阴后，置入阴道深处1枚，10日为1个疗程。

◆治疗期间，防止重复感染，内裤和洗涤用的毛巾、浴巾应煮沸5~10分钟，以杀灭病原菌。在妊娠早期，孕妈咪不宜口服驱虫药，否则有致畸的可能。

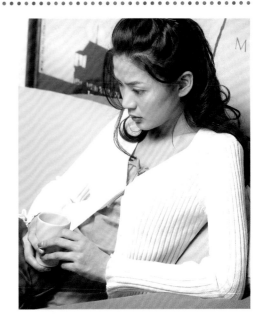

⑥ 孕期感染性病怎么办

淋病

淋病的病原体是淋病双球菌，主要由性接触传播，间接感染者极少。许多女性感染淋病后并无症状。

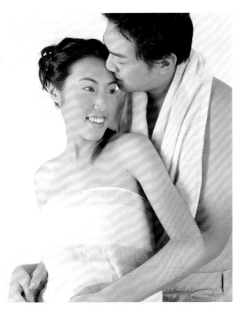

急性淋病患者常常出现尿痛、尿频、排尿困难等急性尿道炎的症状，同时出现黄色脓性白带增多，外阴部烧灼感。部分患者还可出现前庭大腺炎。

妊娠早期，淋菌性宫颈炎可导致感染性流产。妊娠晚期，淋病可引起早产、胎膜早破、羊膜绒毛膜炎。胎儿在经过孕妈咪的宫颈时，易得淋菌性结合膜炎或败血症。

未发现淋病与胎儿畸形有关，故怀孕期间任何时期感染淋病不一定需要终止妊娠。孕妈咪合并淋病，首选头孢三嗪（菌必治）治疗，再根据病情选择治疗方案。淋病治疗一周后，再做一次细菌培养，确定是否完全治愈。在妊娠末期与分娩前应复查，以便早发现再感染。

尖锐湿疣

尖锐湿疣由人乳头状瘤病毒感染引起，属性传播疾病。好发部位为会阴部、大小阴唇、阴蒂及肛门周围。

尖锐湿疣起初为小的乳头状疣，逐渐增大或互相融合成鸡冠状或菜花状团块，质地稍硬。尖锐湿疣可以发生在妊娠期、分娩期及产后，感染胎儿或婴幼儿，引起新生儿或婴幼儿咽喉乳头状瘤及肛门生殖器尖锐湿疣。

婴幼儿咽喉乳头状瘤及肛门生殖器尖锐湿疣的发生率极低。剖宫产分娩可减少婴幼儿及青少年发生咽喉乳头状瘤及肛门生殖器尖锐湿疣的机会。

孕期治疗尖锐湿疣可选用手术治疗、激光治疗及冷冻治疗，避免采用药物治疗。在孕26~32周治疗效果最好。

生殖器疱疹

生殖道疱疹是由单纯疱疹病毒引起的疾病。孕期生殖疱疹病毒感染可在宫内感染胎儿及在分娩时感染新生儿。在孕早期感染生殖道疱疹病毒，可经胎盘感染胎儿，引起胎儿畸形，如小脑畸形、小眼球、视网膜发育不全及脑钙化等，也可以引起早产或胎死宫内。存活的新生儿出现围产期疾病或严重的神经系统后遗症。胎儿经阴道分娩时受母体生殖道疱疹病毒感染后，可引起新生儿疱疹性结膜炎、角膜炎及全身感染。

患生殖道疱疹期间，应避免性交，避孕套不能完全防止病毒的传播。患生殖道疱疹的女性如果到妊娠末期仍未治愈，最好采取剖宫产终止妊娠，以免新生儿受到感染。

7 警惕脐带绕颈

脐带缠绕是常见现象，包括绕在胎儿的颈部或肢体上，以缠绕1~2圈居多，3圈以上者少见。

发生原因

脐带缠绕对妊娠的影响取决于缠绕的松紧与脐带的长短。在妊娠期，脐带缠绕少于两周者很少会引起胎儿缺氧，孕妈咪只要注意胎动情况，就可以了解胎儿情况。

脐带缠绕过紧可影响脐血流通，从而造成胎儿缺氧，甚至死亡，此种情况多发生于临产后，随着胎头的下降，脐带越来越紧。

怎样预防

临产后要加强对胎心的监测，及时发现胎儿缺氧状况，可行剖宫产挽救胎儿。

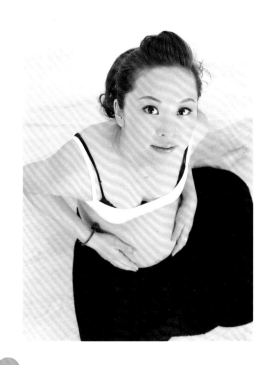

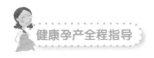

孕中期胎教

① 让腹中的宝宝接受胎教

孕妈咪对腹中的胎儿实施胎教时，常常会想，我的孩子有感觉吗？回答是肯定的，你的孩子不但有感觉，而且还在接受你的教育呢！研究表明，随着胎儿的发育，其各种感觉器官也逐步启动和运用。

♥ 触觉

大约怀孕3个月，胎儿就有了触觉。最初，当胎儿碰到子宫壁、脐带或胎盘时，会像胆小的兔子一样立即避开。但到了孕中后期，胎儿变得胆大起来，不但不避开触摸，反而会对触摸做出一些反应，如有时当母亲抚摸腹壁时，胎儿会用脚踢作为回应。

♥ 听觉

怀孕4～5个月时，胎儿对声响就有反应了。如突然的高频声响可使胎儿活动增加；反之，低频声响可使其活动减少。胎儿还十分熟悉母亲的讲话声和心跳声。当孩子出生后哭泣时，若听到母亲的声音或躺在母亲的怀中听到其心跳声，就会产生一种安全感，渐渐停止哭泣。

♥ 视觉

胎儿在6个多月时就有了开闭眼睑的动作，特别是在孕期最后几周，胎儿已能运用自己的视觉器官了。当一束光照在母亲的腹部时，睁开双眼的胎儿会将脸转向亮处，他看见的是一片红红的光晕，就像用

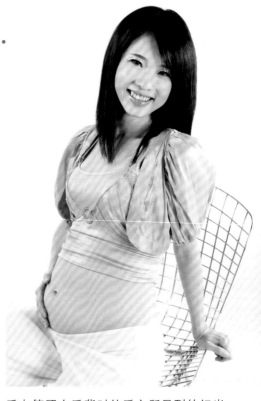

手电筒照在手背时从手心所见到的红光一样。

♥ 味觉

孕期快结束时，胎儿的味蕾已经发育得很好，而且喜欢甘甜味。

小贴士

怀孕中、后期的胎儿，其触、视、听、味觉都得到了相当的发育，能够感觉到某些外界活动，这时对胎儿进行胎教，可以促使胎儿身心健康发展。

② 准爸妈要对宝宝进行语言教育

　　孕妈咪或家人可以用文明礼貌、富有哲理的语言有目的地对腹中胎儿讲话，给胎儿期的大脑皮质输入最初的语言印记，为后天的学习打下基础，称为语言胎教。

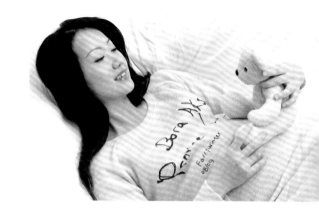

　　医学研究表明，父母经常与胎儿对话，能促进其出生以后语言功能的良好发育。如果先天不给胎儿的大脑输入优良的信息，尽管性能再好，也只会是一部没有储存软件的"裸机"，胎儿会感到空虚。

③ 给宝宝进行音乐胎教

音乐胎教作用

　　音乐胎教不仅可以促进胎儿的身心发育，而且能够培养孩子的音乐天赋。没有音乐的世界只能是苍白、平淡的世界。胎教音乐能使孕妈咪改善不良情绪，产生美好的心境，并把这种信息传递给胎儿。优美动听的乐曲可以给腹中的胎儿留下和谐而又深刻的印象。美妙怡人的音乐还可以刺激孕妈咪和胎儿的听觉神经器官，促使母体分泌出一些有益于健康的激素，使胎儿健康发育。可见，让胎儿听音乐是一个增进智体健康的好办法。

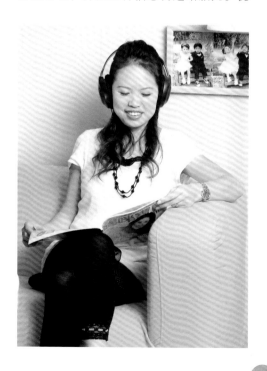

胎教音乐分类

　　胎教音乐分为两种，一种是给母亲听的，优美安静，以E调和C调为主；另一种是给胎儿听的，轻松明快，以C调为主。具体到每个胎儿，还要因材施教，如对那些胎动较强的胎儿可选一些缓慢、柔和的曲子，而对那些胎动较弱的胎儿，则选择一些节奏感较强的曲子。一般来说，轻松愉快、活泼舒畅的古典乐曲、圆舞曲及摇篮曲比较适合作为胎教音乐。

音量适宜

　　进行音乐胎教时，音量不宜太大，也不宜过小。时间由短到长逐渐增加，但不宜过长，以5~10分钟为宜，每天定时播放几次。

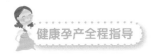
孕妈咪在欣赏胎教音乐时，还需要加入丰富的感情色彩，在脑海里想象各种生动感人的形象，如碧空万里的蓝天、悠悠飘浮的白云、彤红美丽的晚霞等各种美丽景色，使您和宝宝沉浸在无限美好的艺术享受之中。

④ 教你进行抚摩胎教

什么是抚摩胎教

孕妈咪本人或者丈夫用手在孕妈咪的腹壁轻轻地抚摩胎儿，引起胎儿触觉上的刺激，以促进胎儿感觉神经及大脑的发育，称为抚摩胎教。

作用

医学研究表明，胎儿体表绝大部分细胞已具有接受信息的初步能力，并且通过触觉神经来感受体外的刺激，而且反应渐渐灵敏。有关专家认为，父母可以通过抚摩和话语与子宫中的胎儿沟通信息，这样做可以使胎儿获得安全感，让孩子感到舒服和愉快。

怎样进行

抚摩胎教可以在妊娠20周后开始，与胎动出现的时间吻合，并注意胎儿的反应类型和反应速度。如果胎儿对抚摩的刺激不高兴，就会用力挣脱或者用蹬腿来反应，这时父母应该停止抚摩。如果胎儿受到抚摩后，过了一会儿才以轻轻的蠕动做出反应，这种情况可继续抚摩。抚摩应从胎儿头部开始，然后沿背部到臀部至肢体，轻柔有序。每晚临睡前进行，每次抚摩以5~10分钟为宜。抚摩可与数胎动及语言胎教结合进行，这样既落实了围产期的保健，又使父母及胎儿的生活妙趣横生。

爱心小贴士

人类需要音乐，宝宝也需要音乐，准妈妈应该让自己的宝宝在优美动听的音乐声中健康幸福地成长。

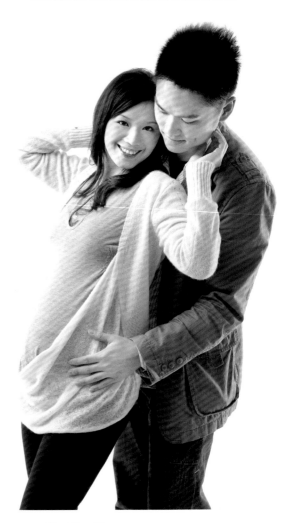

小贴士

孕妈咪通过对胎儿的抚摩，沟通了母子之间的信息，也交流了感情，可以激发胎儿运动的积极性，促进孩子出生后动作的发展，也能够促进胎儿大脑的发育，使孩子更聪明。

PART4

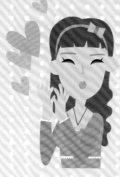

孕晚期保健

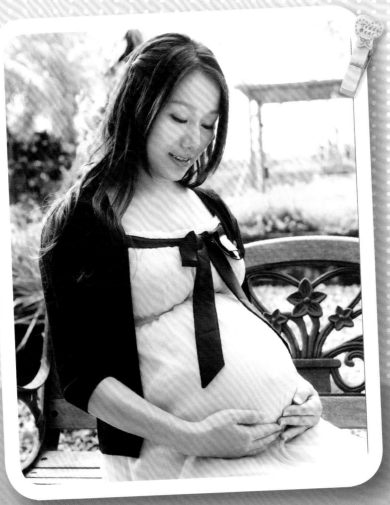

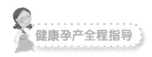
孕晚期孕妈咪之旅（孕7~10个月）

① 孕晚期妈咪变化

♥ 孕七月的变化

怀孕7个月，宫底长24~25厘米，羊水量600~800毫升。胎儿成长速度加快，随着胎儿的变大，子宫开始变大、变重，逐渐压迫下半身的血管，导致血液循环不畅，从而出现下肢水肿、痉挛，甚至胃受压迫等不适症状。小腿肚与外阴部会出现静脉曲张，偶尔会有起立性晕眩与腹部肿胀的情形。此外，由于内分泌的改变，骨盆关节变得松弛，容易导致腰酸背痛。

♥ 孕八月的变化

孕八月，宫底长25~28厘米，羊水量600~800毫升。子宫底上升至胸口，压迫胃部和肺部，容易出现胸闷、胃胀、心悸与气喘等症状，手脚浮肿在这个月会更加明显，皮肤色素沉淀的状况也会有所加重。

♥ 孕九月的变化

孕九月，宫底长28~30厘米，羊水量约1000毫升。此阶段孕妈咪胸闷、胃胀、心悸与气喘的症状会变得更为严重，再加上子宫压迫膀胱，尿频与漏尿的状况会更加明显，阴道分泌物也会增加。此外，孕妈咪耻骨附近也会出现较明显的疼痛不适感。

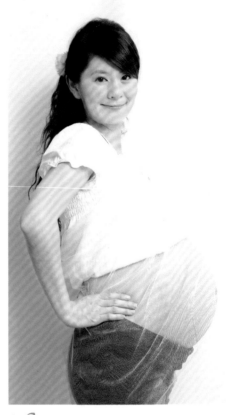

♥ 孕十月的变化

怀孕10个月，宫底长32~34厘米，羊水量约1000毫升。此时开始做生产的准备了，子宫底下降到胸部下方，心悸、气喘的状况会趋于平缓，食欲也会开始增加。只是被子宫压迫的膀胱和直肠，会让孕妈咪出现尿频或便秘的情况，阴道分泌物也会增加。一直到孕37周左右，胎儿的头进入骨盆中，胎动会明显减少，此阶段会出现不规则下腹痛或腹部肿胀等现象。

② 孕晚期宝宝成长日记

第7个月：胎动高峰期

宝宝的话

最近在偷喝妈咪的羊水时，发现居然有味道呀，我以前怎么都不知道呢？对了，我的头发越来越多了，真希望赶快离开这里，好让妈咪给我理个酷炫的发型，因为我也想当个时尚的宝宝呀！

胎儿多大了？

大小：35厘米。
重量：1100克。

25～28周发育重点

毛发：胎儿的头发不断生长，逐渐变成出生时会显现的发色。

味觉：味蕾趋于成熟，已可通过舌头分辨不同的味道。

肺脏：肺脏内的支气管与肺泡大致发育完成。

第8个月：机能发育期

宝宝的话

现在我的肺已经长得差不多了，所以我每天都要练习呼，只是练习呼，是因为氧气还是妈咪用脐带传给我的。

胎儿多大了？

大小：40厘米。
重量：2000克。

29～32周发育重点

胎毛脱落：胎毛在此时开始脱落，逐渐长出柔毛，所以我们惯称的胎毛其实指的就是柔毛。

肺脏：肺脏持续发育中，胎儿若在此时出生，可借助呼吸机存活。

脑：此时是脑部快速发育期，胎儿已有梦境，甚至能感受到妈咪的情绪变化。

第9个月：机能加强期

宝宝的话

我又变胖啦，而且身上的胎毛也都掉得差不多了，光溜溜肥嘟嘟的，很可爱吧！

胎儿多大了？

大小：45厘米。
重量：2500克。

33～36周发育重点

眼睛：胎儿除了能睁开双眼外，还能转动眼珠，眼睛还能对焦。

躯干、四肢：四肢与头部比例已和新生儿无异。

皮肤：皮下脂肪持续增加，胎儿明显变胖。

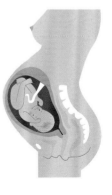

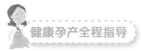 第10个月　怀孕足月期

宝宝的话

好挤呀！妈咪的肚子已经不够我住了，而且我好想看看外面的世界，快点让我出去吧！

胎儿多大了？

大小：50厘米。

重量：3300克。

37～40周发育重点

为出生做准备：

至此，胎儿发育大致告一段落，各器官与生理机能也趋于成熟。胎儿会自行将头慢慢转向下方，为出生做准备。

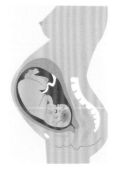

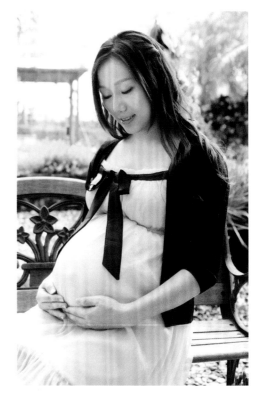

3　孕晚期宝宝发育要点

第24～27周：眼睛发育完成。

第28～35周：神经系统完成，开始调节身体功能。

第36～39周：皮脂腺活动旺盛。

第40周：宝宝出生。

孕晚期宝宝器官发育情况	周数＼器官	怀孕28～32周	怀孕32～36周	怀孕36～40周
	眼睛	从微微睁开到能够完全睁开	发育完全	
	睫毛	开始慢慢生长	持续生长中	
	脚趾甲	—	开始生长	逐渐发育完全
	头发	开始生长	持续生长中	
	皮肤	有轻微的皱纹	皮肤逐渐变成粉红色，很柔软	
	手指甲	—	逐渐发育完全	指甲长过手指头
	身体	皮下脂肪不多	发育逐渐成熟	皮下脂肪较多
	胸部	—	—	胸部与乳房突出

4　准妈妈孕晚期的注意事项

♥ 呵护乳房

　　乳房开始胀大，最好选择较大尺码的胸罩，有些孕妈咪可能会有乳汁排出。

♥ 注意修养，保持体力

　　母体的体力大减，容易疲倦。为了储备体力准备生产，应保证充分的睡眠与休养。

5　准爸爸可以做哪些事

♥ 多给予包容、支持、安慰

　　孕晚期孕妈咪的肚子更大了，身材的变化也更多了，生怕老公会不喜欢，连带影响心情的稳定度，这时老公不论是过度呵护还是不够体贴，都容易造成夫妻之间的争吵。9个多月的怀孕时间不算短，一些累积的问题很可能在此时爆发。

　　聪明的准爸爸应该体会妻子此时的挫折感，对孕妈咪的过度反应不要大惊小怪，应多给予包容、支持、安慰、肯定，孕妈咪会更加有勇气迎接生产以及接踵而来的诸多考验。

♥ 准爸爸多陪伴妻子

　　在孕晚期，孕妈咪总会担心生产的疼痛及产程是否顺利，担心新生儿的健康和养育问题，担心自己能否扮演好母亲的角色，这是整个孕期中身心压力最大的时候，如果这些忧虑不能及时得以缓解和疏通，就会形成心理压力，严重者可能会罹患产前忧郁症。越接近预产期，

孕妈咪的心理压力就越大。尤其对于新手妈咪来说，未曾经历过生产的考验，更需要丈夫和家人的陪伴。

♥ 提前准备好生产用品

　　丈夫可以协助妻子在预产期前准备好生产包，一有产兆就可以拎着生产包，从容地去医院待产，才不会临阵忙乱又丢三落四。首先要问清楚医院会提供哪些东西，再准备需要自备的物品，如夫妻身份证、产妇保健卡、孕妇健康手册、睡衣、换洗衣物、产妇用纸裤、哺乳胸罩、盥洗用具、卫生纸、拖鞋等。

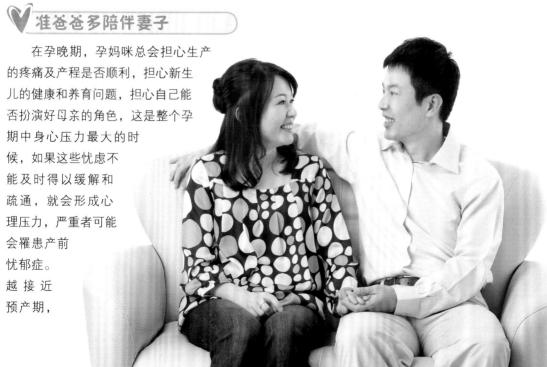

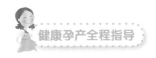
孕晚期生活安排

① 孕晚期需注意的生活细节

① 孕妈咪应注重休息，不宜劳累。

② 睡觉时，可将枕头垫高，还可用枕头垫肚子，以促进睡眠。

③ 部分孕妇乳房开始渗出初乳，可在胸罩内加胸罩垫。

④ 平心静气地准备待产。

⑤ 和医师保持良好沟通，在怀孕的最后阶段，若需药物治疗，需经医师判断再做决定。

⑥ 做好随时会生的各种准备。在预产期前后两个礼拜都属生产期，在这段时间，建议孕妇身边要有人陪伴，并可预先准备好住院用品（生产包），充分休息，少量饮食，尽量放轻松，等待新生命的降临。

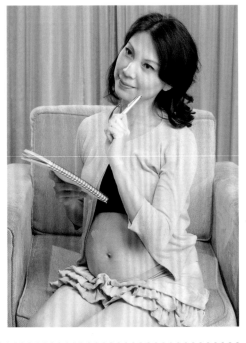

② 孕晚期睡眠问题巧改善

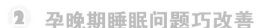
影响睡眠的原因

有些孕妈咪可能会抱怨说："为什么我怀孕前都没有失眠的困扰？"或者向医师诉说："我整天都好想睡，甚至会因为睡眠不足而变得脾气暴躁。"究竟造成孕妈咪睡眠不足的原因有哪些呢？

成因1：尿频

绝大部分孕妈咪都会有尿频的问题，与内分泌改变和子宫压迫膀胱有关。孕妈咪从孕早期开始，如厕的次数就会慢慢增加，直到孕晚期，每晚几乎都要起床如厕，直接导致睡眠质量下降。

成因2：内分泌改变

因为内分泌的改变，体内黄体酮水平升高，不仅会使孕妈咪的体温上升，不易入眠，还会让孕妈咪的心情起伏不定。由此可知，情绪的改变也是造成睡眠问题的原因之一。

成因3：抽筋及脚部不适

许多孕妈咪在孕晚期都会出现腿部抽筋现象，这可能和局部血液循环不良或血液酸碱度失衡有关。因此，建议孕妈咪在睡前可以补充含有电解质的饮品，这样能有效改善睡眠时突然抽筋所造成的不适。

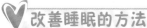

改善睡眠的方法

方法1：固定睡眠时间

孕妈咪的睡眠时间最好能够固定，不要太晚睡觉。

方法2：正确的睡觉姿势

孕妈咪在肚子渐渐隆起后，可用左侧卧的方式入睡，在双脚间夹个枕头，或在小腿下方放置枕头，可以促进血液循环。在孕晚期，孕妈咪可以在肚子下垫一块薄而小的枕头，以支撑肚子。

方法3：理想的睡眠环境

孕妈咪可将房间的亮度、温度、湿度及寝具调整得舒适些，如将房内灯光调暗，能有助于入睡。在睡前喝杯热牛奶，可以有助改善睡眠。

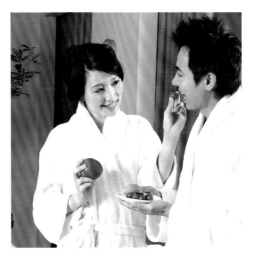

方法4：注意睡前的饮食

睡前不要吃甜或油腻的食物，可选择牛奶、面包或水果，不要空腹或吃得太饱就上床睡觉。

方法5：多运动

若孕妈咪真的存在睡眠问题，可以在白天适当增加运动，如此一来，晚上才能容易入眠。

方法6：释放压力，放松心情

其实孕妈咪部分生理不适是由于心理压力所致，尤其孕妈咪面临人生角色的改变，更是倍感压力，建议孕妈咪学会释放压力，在生活中找到最适合自己的解压方式。睡前听一听放松心情的音乐，会有助提升睡眠质量。

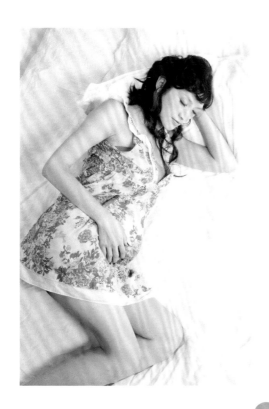

爱心·小贴士

许多孕妈咪都存在睡眠的困扰，往往担心服药会影响胎儿的健康，而没有前往医院就医。其实孕妈咪大可不用特别担心，假使孕妈咪存在睡眠问题，医师会帮助孕妈咪建立正确的睡眠观念。

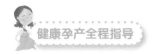

③ 避免过敏的生活细节

孕妈咪可以注意以下生活中的小细节，将有助于减少过敏的发生。

① 孕妈咪的衣服不宜选择毛料或人造材质，改以纯棉、轻便且宽松透气的服装为主。

② 注意环境温度的变化，26℃是最适宜的环境温度，周遭温度若太高，会对肌肤造成刺激，增加痒感。

③ 保持室内环境的通风，并且注意不要过于干燥或潮湿。

④ 孕妈咪家中勿铺设地毯或厚重的窗帘，以防灰尘堆积与尘螨滋生，如需使用，应定期清洁，以保持环境整洁。

⑤ 床垫应先用保护套罩住，再铺上床单。

⑥ 洗澡时水温不宜过高，肌肤感到瘙痒时不要勤洗澡，否则可能会对肌肤造成

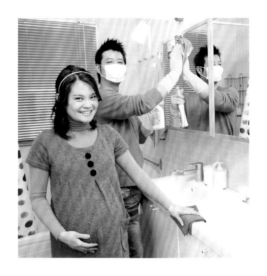

过度刺激。

⑦ 洗澡时不必每次都使用清洁用品，过度的清洁会破坏肌肤本有的保湿皮脂膜。

⑧ 在家中要定期大扫除，或者直接搬到更佳的居住地点，有助于改善肌肤过敏问题。

④ 孕期保健知识多收集

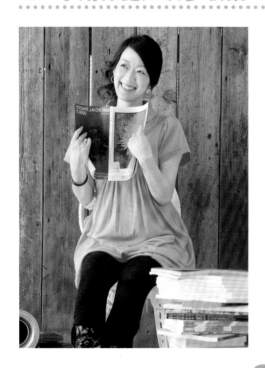

为胎儿提供优质的生长环境是每位孕妈咪所衷心期盼的，担心孕期的营养摄取，担心胎儿健康状况，面对从未经历过的孕期生活，孕妈咪难免感到有些紧张，应多学习孕期保健知识。

其实获取孕期知识的方式很多，孕妈咪应根据自己的个性特质，同时甄别知识来源的可靠性、必要性，方能真正为自己的孕期生活提供帮助。别忘了，放松心情，顺其自然地迎接宝宝，绝对是营造优质子宫环境的首选妙方。

💗 杂志

专供孕期、产后妈咪阅读的杂志，通过采访咨询专业人士，为妈咪们提供最新、最正确的孕期、产后资讯。

书籍

专业医师所撰写的书籍，针对妈咪们的众多疑问，做出最详尽的文字解答，让妈咪们即使不用与医师面对面，也能通过书籍得到最正确的解答。

经验

妈咪之间不论是怀孕还是育儿，总有许多经验能够互相分享，不少妙方也是从妈咪们的生活智慧所产生，不过这些经验却并不一定适合每位妈咪，若妈咪有疑问，仍应询问专业医师的意见。

妈妈教室

许多厂商、医院、诊所、杂志社皆有开办妈妈教室，邀请专业医师、

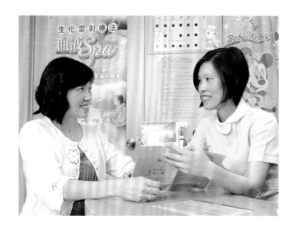

护理人员或知名人士，与妈咪们分享孕期知识。妈咪们若有任何疑问，也可在现场询问专业人士，而且会后还有许多实用的赠品可以让妈咪们带回家。

专业医师

在产检、问诊时，孕妈咪有任何疑问，都可以询问医师。

5 孕晚期应为母乳喂养做好准备

如果决定要用自己的乳汁喂养宝宝，那么从怀孕开始就应该为将来的母乳喂养做好各方面的准备。

注意营养

母亲营养不良会造成胎儿宫内发育不良，还会影响产后乳汁的分泌。在整个孕期和哺乳期，都要摄入足够的营养，多吃富含蛋白质、维生素和矿物质的食物，为产后泌乳做准备。

保养乳头、乳房

乳房、乳头的正常与否会直接影响产后的哺乳。在孕晚期，可在清洁乳房后用羊脂油按摩乳头，增加乳头柔韧性；使用宽带、棉制乳罩支撑乳

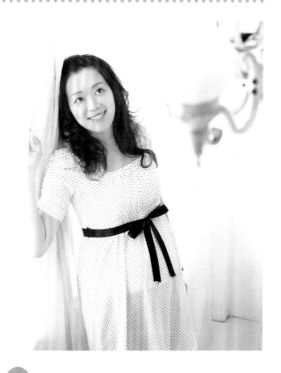

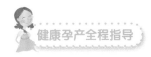

房，防止乳房下垂。乳头扁平或凹陷的孕妈咪，应在医生指导下，使用乳头纠正工具进行矫治。

定期产检

通过定期产检，可以发现问题及时处理，保证妊娠期身体健康及顺利分娩，是妈妈产后能够分泌充足乳汁的重要前提。

了解母乳喂养知识

取得家人的共识和支持，树立信心，下定决心，这样母乳喂养才能成功。

⑥ 乳房护理注意事项

怀孕以后，乳房变得至关重要，因为它对哺育宝宝有着重要的意义。因此，在孕期必须对乳房进行很好的保健。

不可挤压

睡眠时要侧卧或仰卧，不要俯卧，因为俯卧会使乳房受到挤压。

不要穿过紧衣服

不要束胸，否则会影响乳腺的发育，甚至会造成乳腺管的阻塞，使产后乳汁排出不畅，造成乳腺炎。

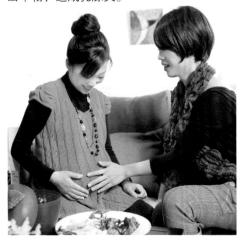

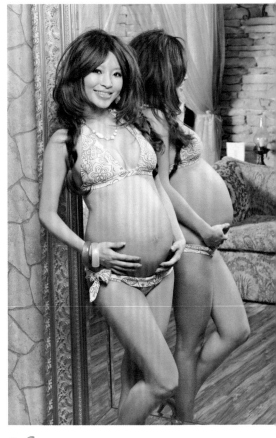

保持清洁

要经常用温开水清洗乳头，用毛巾轻轻将乳头擦洗干净，这样就可以保持乳房的卫生，同时也可以增加乳头表皮的韧性，以便以后喂奶时经得起孩子的吸吮。如果乳头内陷，在擦洗时可用手轻轻将乳头拉出来。

禁用丰乳霜

丰乳霜含有一定的激素或药物成分，无端使用会影响乳房正常发育。

小贴士

为开通乳腺导管，可用温热毛巾敷在乳房上，进行按摩。孕33周起，可挤压乳晕，以免乳腺导管不通。

7 孕期妈咪生活用品采购指南

支撑枕

孕期大腹便便容易让一夜好眠成为难以达成的"梦想"。材质舒适且依照孕妈咪所设计的支撑枕，不论或趴或躺，还是坐在沙发上看电视，都能够轻松自在，不用担心后背空空无支撑。

防螨寝具

尘螨对人类造成最主要的影响便是过敏，使用防螨寝具可帮助缓和过敏情形，但要杜绝尘螨，仍需保持环境卫生，定期清扫居家环境。

空气净化器

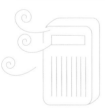

空气净化器可让孕妈咪在室内也能呼吸到新鲜的空气，让人感到心旷神怡，不用担心环境中空气污染的问题。

除湿机

室内环境湿度是决定尘螨是否能够生长与滋生的重要因素之一。运用除湿机，可以让室内温湿度处于适宜的水平。

防滑垫

为保护家中孕妈咪与年长长辈的安全，备有防滑垫是相当必要的。尤其在浴室、厨房、阳台等地面可能积水的场所，都应铺上防滑垫，以防止意外发生时可能造成的伤害。

洗澡椅

孕妈咪在洗澡时不可盆浴，若担心淋浴时站着会发生危险，可使用洗澡椅降低危险。洗澡椅分有椅背与无椅背两种，孕妈咪可依照需求选购。

孕期内衣裤

孕期上围尺寸通常都会变大，孕妈咪可咨询专业人员，选购尺寸稍大的内衣，并且不要让内衣太紧，否则可能会造成胸闷、胸痛与肌肤色素沉淀的现象。

托腹带

在孕中、晚期，可视个体的需要使用托腹带，减少脊椎的负荷及疼痛，但并非每位孕妈咪都必须使用托腹带。睡觉时不必使用托腹带，平时不要将托腹带绑得太紧。

妊娠霜

从怀孕初期便开始按时涂抹妊娠霜，可预防妊娠纹的出现。但每位孕妈咪体质与肌肤状况不同，成效也可能有所差异。属于过敏体质的孕妈咪在选择妊娠霜时，应小心选择适合自己的产品，以免造成过敏。

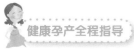
 美胸霜

妊娠纹并非只会出现在腹部与臀部，部分上围突然变大的孕妈咪，胸部也会出现妊娠纹呢！因此美胸霜也可在怀孕初期开始涂抹，让孕妈咪的胸部肌肤更为紧实，让肌肤底层的胶原蛋白不易断裂。

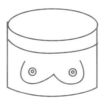

 孕妈咪专用弹性裤袜

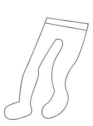

专为孕妈咪设计的弹性裤袜，可舒缓腿部疲劳与肿胀感，也可保证下肢血液回流顺畅，具有预防与控制静脉曲张的功效。

 孕妈咪侧睡枕

侧睡枕可顺应孕妈咪的习惯睡姿，不论是手抱还是用脚夹着，都让孕妈咪的腹部有所依靠，不会造成不适。

 防晒用品

怀孕以后，由于内分泌的变化，部分孕妈咪会出现色素沉淀的问题，假如孕妈咪天生丽质，一点也不担心肤色暗沉或斑点增生，仍需提醒孕妈咪注意防晒（尤其在炎热的夏季），将有助让肌肤保持滋润与健康。

孕妈咪专用鞋

专为孕妈咪设计的专用鞋，不仅将高度、材质、防滑与透气等因素纳入设计重点，而且针对孕妈咪走路的姿势与脚底力量的分布，让孕妈咪走路更安全。

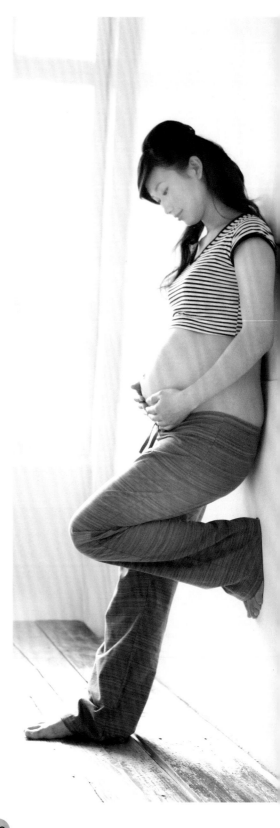

8 孕妈咪身型改变怎么买衣服

孕期所选择穿着的服饰不能只考虑尺寸，还考虑到体型、季节与场合。

体 型

孕期的胸围、腹围、臀围、大腿围、后背的厚度、手臂围都将改变，因此孕妈咪采购孕期服饰时，每件衣服都要试穿，确认衣服的板型、剪裁都适合自己再行购买较为妥当。

季 节

孕妈咪可试着购置七分袖的上衣，在冬天可以内搭长袖，在春、冬等季节交替之际也可穿着，变化相当丰富。

场 合

根据不同的场合，孕妈咪可以选择洋装、背心或牛仔裤，甚至运用配件的搭配，增加整体层次感，也可避免孕妈咪的服装一成不变。

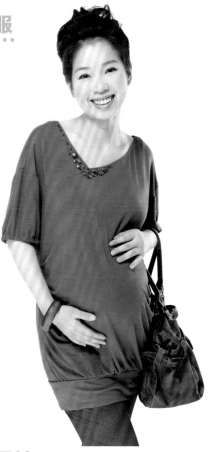

9 莫忽视鞋子对孕妈咪的重要性

一双好鞋能帮助孕妈咪轻松"走"过怀孕期，而一双不适合的鞋会让孕妈咪的脚磨破皮，产生疼痛，还会让脚趾变形，甚至会影响胎儿健康。因此，孕妈咪不要忽视鞋子的重要性。

鞋子对孕妈咪很重要

孕妈咪的体重随着怀孕周数而增加，使足部的负担加重。日益增大的子宫会影响血液循环，脚部因而容易浮肿。孕妈咪的腹部日渐隆起，使得身体重心往后移，容易腰酸背痛。此外，内分泌的改变也会使关节及韧带松弛。这种种的因素都会让孕妈咪脚痛，因此穿着一双舒适好走的鞋子，是非常重要的。舒适的鞋能够承载妈咪变重的身躯，修正往后倾的身体重心，温柔包住大肚

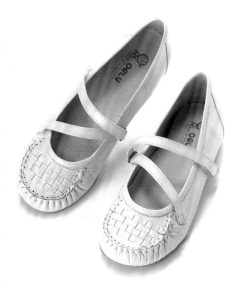

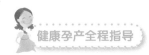

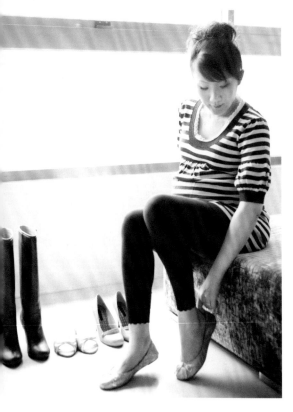

妈咪的双脚，帮助您舒服安全地轻松走过怀孕期。

小心不适合的鞋的不良影响

如果孕妈咪因为脚肿，而穿一双太过宽松的鞋，很容易不小心绊倒或掉鞋，这是非常危险的。如果脚肿了，还穿着原来的鞋，那就太紧了，就会把脚磨破，甚至导致脚痛或脚趾变形。孕妈咪脚痛会引发一连串的不良效应：脚痛→无法运动→影响神经系统、血液及代谢→影响胎儿健康，所以不能不重视穿在足底的那双鞋。

更有爱美的孕妈咪，就算怀孕也要穿高跟鞋，这将会使身体重心更往后倾，身体的S曲线更弯曲，让大肚妈咪感到腰酸背痛。高跟鞋还会让身体的重心不稳，很容易跌倒。更糟糕的是，穿高跟鞋会造成腹部用力，容易引发子宫收缩。

孕妈咪挑选鞋子的安全考虑

鞋跟的高度不要超过2.5厘米：鞋跟太高容易导致重心不稳及腰酸，也容易引起子宫收缩。

选择平底设计：穿平底的鞋子能够保持平衡，也比较好走，也可避免鞋跟陷入坑洞的危险情况发生。

鞋底要有防滑设计、耐磨度佳：这样可以避免走路滑倒。若喜欢的鞋防滑度不够，可请修鞋师父为爱鞋的鞋底加钉止滑鞋垫。

选择全包式的鞋子：这样可以避免走路时鞋子掉落或踢到脚尖。

外出时不要穿拖鞋：拖鞋不能包覆足部，走路时容易掉鞋或跌倒。此外，穿拖鞋行走时，脚掌及脚趾需要花更多的力量来抓住拖鞋，长时间下来，容易引起足底筋膜炎，会使脚底及脚跟疼痛难行。

选择外层坚固、内里柔软且有弹性的鞋子：外层坚固可以保护足部及脚踝，内里柔软且有弹性，可温柔呵护足部，走起来才安全又舒服。

孕妈咪挑选鞋子的功能考虑

弹性：鞋底、鞋面材质要有适度的弹性，足部才有足够活动的空间，否则双脚容易磨破皮，甚至造成疼痛或脚趾变形。在买鞋时可轻微弯曲鞋底及鞋面，看看弹性如何。

吸震：气垫鞋是很好的选择，因为吸震效果好，弹性佳，穿起来比较舒服。

透气：不透气的鞋子会造成脚臭，也会因为潮湿造成霉菌感染，从而引起香港脚。要注意鞋面、鞋垫及鞋底都要透气，可选择网布、真皮或发泡海绵的材质。

需要时篮球鞋是不错的选择：篮球鞋的鞋底延伸设计可保护脚踝，预防孕妈咪走路时扭伤脚踝。此外，篮球鞋底弹性好，吸震效果好，鞋面透气，具备了上述所说的诸多重要功能。

孕妈咪挑选鞋子应舒适至上

尺寸大小要适合：购买时一定要试穿，坐着、站着、走一段路，看看是否合脚、好走，宽度、鞋面是否符合脚型。还

要注意鞋前1/3（跖趾关节处）及鞋后跟保留约1指的伸展空间，这样即使脚变得肿胀，也可以穿得下。

宽度要适合：孕妇双脚容易肿胀，穿宽楦头的鞋会比较舒服。时下流行的尖头鞋及鱼口鞋都不适合孕妈咪穿，因为脚趾容易被挤压变形。

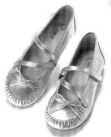

粘贴式或松紧带比较适合：孕妈咪弯腰不易，而且常常到下午时分双脚容易肿胀，粘贴式或松紧带式的鞋款方便穿脱，也比较容易调整宽度。

10 孕妈咪上下楼梯要留意

孕妈咪除了在上下楼梯时要注意自身安全外，在浴室或不熟悉的地方，也应仔细看路，踏稳阶梯，避免让自己跌倒。建议孕妈咪可留心下列四点：

❶ 动作放慢，有扶手时应抓好扶手。

❷ 浴室内应摆放防滑垫。

❸ 楼梯间、浴室内都应装上扶手，若不幸跌倒可减轻跌倒对身体造成的伤害。

❹ 注意周围环境，安全第一。

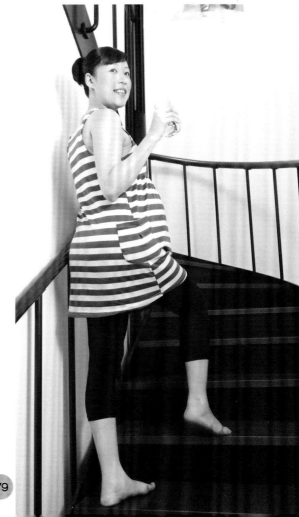

如何冷静处理突发意外？

若不幸发生突发事件，不论是否感觉到身体受伤，还是出现异常状况，孕妈咪都应去医院检查，即使身体无恙，也能求得心安。孕妈咪回到家中，注意自己是否出现下腹痛、胎动减少、破水、出血等情形，绝对不能忽略身体的细微变化，小小症状都可能是身体发出的警报。

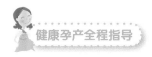
11 孕妈咪外出乘车注意事项

♥ 孕妈咪开车注意事项

孕期应减少开车的机会，尽量请家人开车，或搭乘大众交通工具，也可乘坐计程车。假如在行车间不幸发生交通意外，如果孕妈咪坐在后座，而且正确系着后座安全带，所造成的伤害将会比坐在前座来得轻。

假如需要孕妈咪亲自开车，一定要有人同行，以确保有人能够在第一时间给予协助。孕妈咪应将安全带系在腹部上下两边。若不幸开车遭遇事故，应即刻就医检查，千万别大意。

孕妈咪应尽量避免骑乘摩托车，因为不论骑车技术如何高超，意外事故往往都是无法预测的。

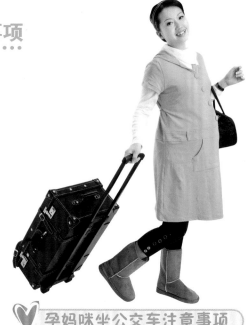

♥ 孕妈咪坐公交车注意事项

孕妈咪搭乘大众交通工具时，难免会碰到人多或车子刚好离开的时候，不论有多么赶时间，孕妈咪都不应该追公车。假如车上人太多，也可以等下一班。在人潮拥挤的车厢，不可避免会出现推挤、碰撞的情况，孕妈咪宜放慢日常动作和生活节奏，在任何情况下都应想到腹中胎儿，若因贪求一时方便而不小心受伤，就得不偿失。

孕妈咪远行四项须知

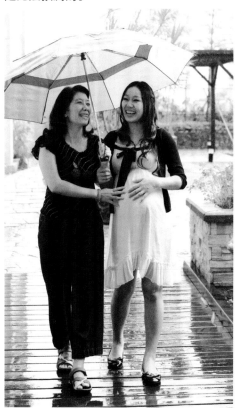

孕妈咪若有出游计划，需了解以下四点注意事项：

❶ 行程规划应以孕妈咪安全与体力许可为前提，尽量以静态、休闲的行程为主。

❷ 出游计划应优先考虑短途旅行，并且适时安排休息时间。

❸ 善用大众交通工具。

❹ 若须长途开车或搭乘飞机，建议利用休息站或上厕所时走动一下，勿同一姿势维持太久。

12 孕晚期严密控制体重增长

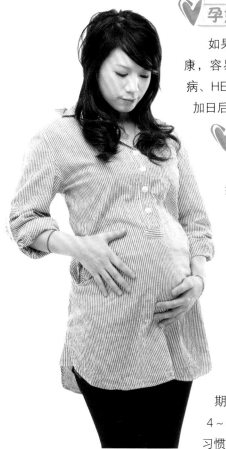

孕妇过胖危及母子健康

如果孕晚期体重增加太多，孕妈咪过胖，会危及母子健康，容易引起许多并发症，如子痫前症、妊娠期高血压疾病、HELLP综合征、难产、剖宫产、妊娠糖尿病等，也会增加日后肥胖的机会。

进行体重管理

怀孕初期的不适症状会在孕12~16周内逐渐好转，在孕晚期，孕妈咪可能会食欲大增，体重很容易失控。

尤其在孕7~9个月，是胎儿正在快速成长的阶段，孕妈咪很容易因为进食过多，而让产后恢复身材更加困难，趁着离生产还有两个多月的时间，建立正确的体重管理观念，守住体重的最后防线。

孕晚期体重增幅

孕晚期宝宝的成长速度非常快，每个星期可以增长200克。孕妈咪要控制体重增加幅度，孕晚期每个月体重增加不宜超过2千克，孕晚期总体重增加4~6千克。孕妈咪可以通过培养良好的生活习惯和饮食习惯，来避免孕期体重增加太多。

13 孕晚期居家运动

孕期若养成每天饭后散步30钟的习惯，可使产程更为顺利。孕妈咪应根据自己的身体状况来决定适合自己的运动项目，可咨询妇产科医师，否则做了运动但达不到效果，或者高估自己的耐受力而造成运动伤害都是不好的。

孕妈咪若没有阴道出血或身体不适的情形，可以从事一些温和、保守的运动，如走路、固定式脚踏车、有利生产的体操等。

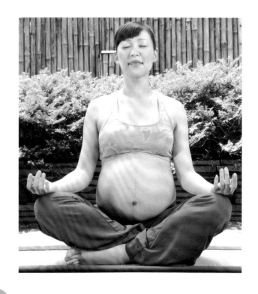

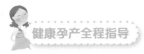

💙 腿部运动

目的：锻炼骨盆肌肉，增加会阴部肌肉的弹性，使产程更为顺利。

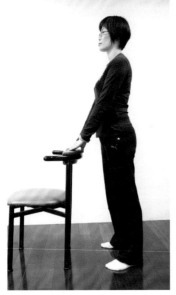 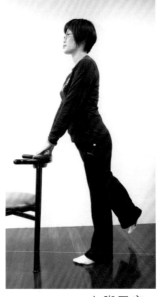 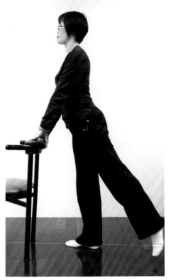

step1：站在椅子后方，双手轻扶椅背。

step2：左脚固定，右脚往后抬起，脚后跟做360°的旋转动作。

step3：换脚重复同样动作。

注意事项

❶ 孕早、中、晚期皆可进行腿部运动。

❷ 不要使用会滑动的椅子，以免重心不稳跌倒。

❸ 选择适合的椅背高度，不然容易造成腰酸背痛。

💙 双腿抬高运动

目的：促进下肢静脉血流，伸展脊椎骨，加强臀部肌肉张力。

step：平躺仰卧姿势。双腿垂直抬高，足部抵住墙壁，保持3～5分钟。

注意事项

❶ 孕早、中、晚期皆可进行双腿抬高运动。

❷ 孕妈咪应量力而为，若有需要，可请家人协助调整姿势。

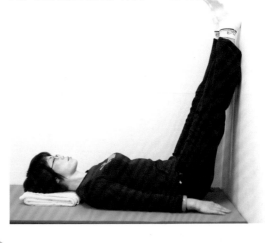

产道肌肉收缩运动

目的：增加阴道和会阴部肌腱的弹性，避免生产时大、小便失禁，减少阴道的撕裂伤。

step1：姿势不拘，不论是坐或站或躺，皆可进行此运动。

step2：腹壁收缩，缓缓下压膀胱部位，感觉就像是在忍住大、小便一样来收缩会阴部肌肉，以帮助尿道和膀胱处的肌肉收缩。

注意事项

孕早、中、晚期皆可进行产道肌肉收缩运动。

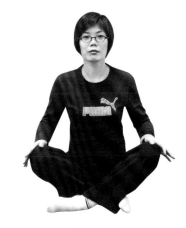

step1：盘腿坐姿。

盘腿伸张运动

目的：可锻炼腹股沟肌肉，提高关节韧带的张力，防止孕晚期因子宫胀大引起的下肢痉挛或抽筋。

注意事项

若孕妈咪在运动中感到不舒服，请勿勉强进行。

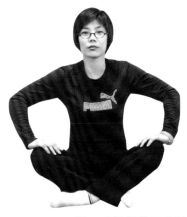

step2：用双手轻轻将两边膝盖往下压。

胸膝卧位

目的：矫正不正常胎位。

注意事项

孕妈咪若有不舒服，请勿勉强进行。

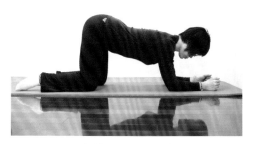

step1：身体采取跪伏姿势，头侧向一边，双手屈起，贴于胸部两侧，双膝弯曲与大腿呈垂直，臀部向上抬高。

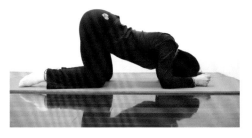

step2：胸部尽量贴于床垫，双腿尽量张开，避免腹部受到压迫，保持此动作2~5分钟。

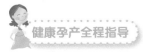
♥ 腰部运动

目的： 缓解腰部酸痛，帮助生产时增强腹压，提高会阴部弹性，帮助胎儿顺利娩出。

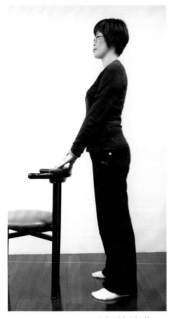 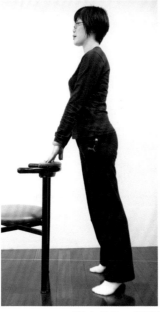 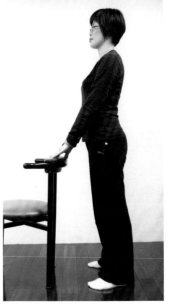

step1： 双手轻扶椅背，慢慢吸气，同时手臂用力，使身体的重心集中在椅背上。

step2： 脚尖着地，脚跟提起。

step3： 腰部挺直，使下腹部紧靠椅背，然后慢慢吐气，手臂放松，脚跟着地。

注意事项

避免使用会滑动的椅子，如果椅子高度不够，可以将椅子垫高到适合的高度，保持椅子稳固。

♥ 腹部深呼吸运动

目的： 可减少生产时的疲劳，减缓子宫收缩时腹部产生的压力。

step1： 平躺仰卧，用鼻子深深吸气，使腹部凸起。

step2： 嘴巴慢慢地吐气，重复5～10次。

注意事项

孕妈咪若有不舒服，请勿勉强进行。

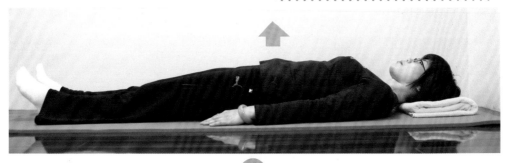

♥ 脊椎伸展运动

目的：减轻背部压力。

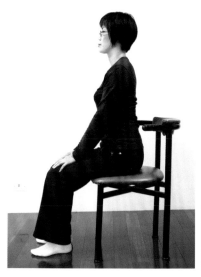

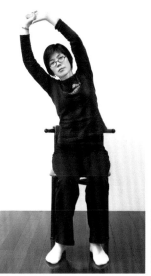

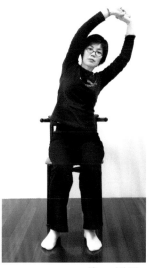

step1：背部挺直，坐在椅子上。

step2：右手握住左手往右上方伸展，保持3~5秒。

step3：换一侧重复同样动作，每天练习5~10次。

14 缓解产前不安情绪

在孕期的各个阶段，孕妈咪会由于不同的原因而产生不安情绪。面对不安情绪，孕妈咪应在知道原因后，对症下药。

♥ 身体不适

在孕期，孕妈咪有可能出现水肿、便秘、静脉曲张等不适症状，进而影响心理状态。建议孕妈咪针对身体不适的原因，请求专业医师的帮助，并且在日常生活中保证作息正常和充分休息，均衡摄取营养，在不适症状解除后，心理状态也将好转。

♥ 对未知产程感到焦虑

在媒体与友人经验谈中，孕妈咪可能认为生产过程是疼痛且漫长的，但事实上，每个人的生产状况与经验皆不相同，建议孕妈咪在孕期多多参与妈妈教室，阅读相关书籍资料，搜集资讯或询问专业人士，都能够降低孕妈咪对即将到来的生产过程的焦虑感。

♥ 担心胎儿健康

通过完整的产检，可以让孕妈咪了解胎儿的健康状况，医师也能为孕妈咪做生产前评估，帮助孕妈咪决定最适合的生产方式。

爱心小贴士

怀孕分娩是自然的生理现象，孕妈咪不必紧张恐惧，要有信心顺产。

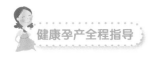

15 生产用品准备清单

历经9个月的怀孕旅程，家中终于要加入一名小成员啦！不过在快乐迎接宝宝的同时，孕妈咪还必须面对住院生产的关键环节。孕妈咪可在产前先把住院生产以及宝宝出生之后需要用的物品详列一张清单，将准备妥当的项目逐项勾选，完成与否一目了然，迎接宝宝就不会手忙脚乱啦！

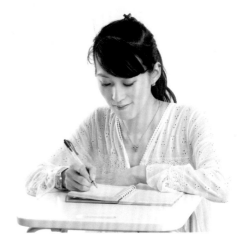

Check List 1 妈咪需准备的用品

- [ ] 便服（方便哺喂母乳与内诊）
- [ ] 长袖睡衣1~2套
- [ ] 哺乳内衣2~3件（舒适材质）
- [ ] 产褥裤（方便进行阴部护理）
- [ ] 纱布巾约10件（帮宝宝清洁身体）
- [ ] 毛巾5~6件（多用途、方便替换）
- [ ] 紧急联络人通讯录
- [ ] 卫生巾一包
- [ ] 生活必需品（如茶杯、筷子、碗、拖鞋等）
- [ ] 健保卡
- [ ] 看诊单
- [ ] 孕妇手册
- [ ] 束腹带
- [ ] 钱
- [ ] 盥洗用具
- [ ] 短袜数双

Check List 2 确认院方准备的用品

- [ ] 分娩衣（进入产房前更换）
- [ ] 内衬围裙（避免寝具沾到血，而将内衬围裙围在便服下方）
- [ ] 产褥垫（护理恶露时使用）
- [ ] 消毒棉（用于解便后消毒外阴部）

事先询问准备与生产费用

每个医院、诊所剖宫产、自然产以及住院费用皆不大相同，可事先询问，挑选最安心、最喜欢、最符合您需求的医院生产。

宝宝出生后会做一连串检查，如新生儿听力筛检、自费超声波检查、新生儿遗传血液筛检等，费用可先行一并询问，方便您预先准备。

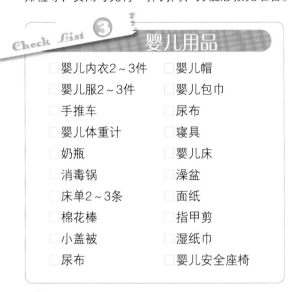

Check List ③ 婴儿用品

- ☐ 婴儿内衣2~3件
- ☐ 婴儿服2~3件
- ☐ 手推车
- ☐ 婴儿体重计
- ☐ 奶瓶
- ☐ 消毒锅
- ☐ 床单2~3条
- ☐ 棉花棒
- ☐ 小盖被
- ☐ 尿布
- ☐ 婴儿帽
- ☐ 婴儿包巾
- ☐ 尿布
- ☐ 寝具
- ☐ 婴儿床
- ☐ 澡盆
- ☐ 面纸
- ☐ 指甲剪
- ☐ 湿纸巾
- ☐ 婴儿安全座椅

婴儿房注意事项

- ☐ 室温（新生宝宝调节体温的功能尚不健全，建议室温稍微调高些）
- ☐ 空气净化器（可过滤灰尘、二手烟等脏空气）
- ☐ 婴儿床摆放位置（避免宝宝直接吹到冷气、户外的风或被阳光直射）
- ☐ 音乐铃
- ☐ 玩具

16 住院生产前细节提醒

♥ 确认电话联络簿

准确的生产时间总是难以预测，为避免孕妈咪因突如其来的产兆而感到慌张，建议可在家中和随身各准备一张详列医院、家人、紧急联络人、计程车车行等联络方式的清单。当孕妈咪在最紧急的时刻，可通过自己或旁人拨打联络电话，尽早和家人取得联系，尽早得到协助。

♥ 确认去医院的方式

理想状况当然是由家人送孕妈咪就医，孕妈咪须先确认医院日夜间的出入口位置。但若遇到突发状况，或者孕妈咪的亲友皆在外地，无法第一时间陪伴并协助孕妈咪就医，则应在产前就详细规划就医路线与方式。

孕妈咪可先询问计程车车行有无提供凌晨时段的叫车服务，了解费时多久，并且可在产检时先做一次演练，掌握从家到医院需要花费多少时间，并且观察医院的急诊入口位置。当然，从怀孕领到妈妈健康手册起，都建议孕妈咪随身携带

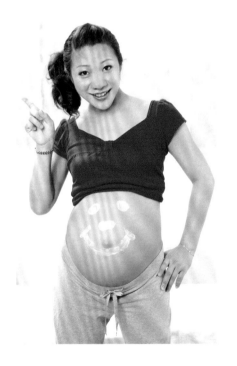

健康手册，因为这是孕妈咪的随身病历，若在外地或远处发生突发状况，当地的医师也可直接参考手册中的记录，进行适当的治疗处置。

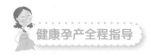
17 谁是最适合照顾你的人

孕妈咪在孕晚期开始考虑是否需要家人陪产，进一步规划陪产人选、事先安排工作或其他行程，以免与生产时间相冲突。当孕妈咪在产台上时，若有家人的陪伴，除了能给予孕妈咪心理上的支持外，对于家人间的情感凝聚也有加温的效果。

最适合照顾孕妈咪的人，应该是孕妈咪最信任的人，老公、从小一起长大的姐妹或妈咪都是很合适的人选。

老公

和孕妈咪相处时间最长的人，大多是孕妈咪的老公，老公是照顾孕妈咪的首要人选。因为老公和孕妈咪食、衣、住、行都生活在一块，也是孕妈咪腹中胎儿的爸爸，更需要通过照顾孕妈咪来和小宝贝培养感情，并从照顾的过程中体会孕妈咪怀胎十月的辛劳。

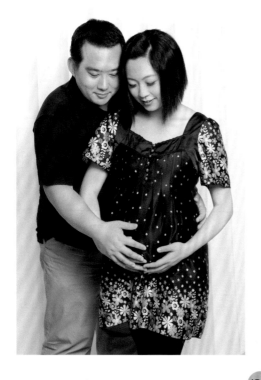

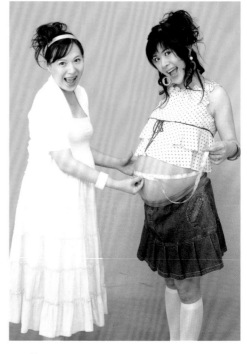

好姐妹

不论是自己的亲姐妹，还是夫家的小姑，都是照顾孕妈咪的好人选。主要原因是，大家都是女生，任何话题都适合聊，而且照顾者还能分担孕妈咪的烦忧，成为孕妈咪最好的倾听者。

小贴士

许多孕妈咪在怀孕之后，都会跟娘家妈咪又有了更多的情感联系。孕妈咪在自己当了妈咪之后，才能感受到娘家妈咪对自己深切的爱，也通过自己的怀孕感受，让自己和妈咪有了共同的话题。因此，娘家妈咪也是适合照顾孕妈咪的人。

孕晚期营养课堂

孕晚期饮食原则

孕晚期，胎儿的体重迅速上升，也是胎儿各器官（特别是脑部）发育的重要时期。怀孕最后两个月需特别注意补充足量且均衡的营养，尤其是对胎儿脑部发育有着极大影响的维生素和矿物质，绝对需要适量且均衡摄取。

少盐、少油、清淡

少盐、少油、饮食清淡，是孕妈咪应把握的饮食内容和烹调原则。除此之外，为避免孕晚期孕妈咪体重失控，因此建议在食物的选择上更为谨慎，尽量减少油脂摄取量，可帮助您控制孕期的整体热量摄取。

胸口灼热饮食对策

到了孕晚期，由于子宫扩大，使得肠胃移位，造成胃酸逆流至食道，会有胸口

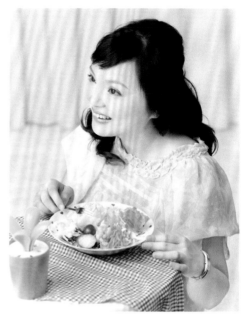

灼热的感觉。为了减少这种不适感，饮食上应避免重口味、辛辣、油腻的食物，选择少糖、低脂肪的食物，咖啡、香烟尤其应禁止。可多喝牛奶，以补充钙质，缓解抽筋症状。

下肢水肿饮食对策

下肢水肿容易在孕晚期出现，轻则感到腿部肿胀，重则寸步难行。事实上，下肢水肿是因为日渐增大的子宫压迫孕妈咪下肢的静脉，使下肢循环不佳而引起，部分孕妈咪可能还会出现血压增高的情形。建议此时期的孕妈咪，饮食原则应以清淡及新鲜食物为主，避免食用香肠、火腿、腊肉、罐头等加工食品，尽量减少盐分和调味料的摄取。一天喝2000毫升水，帮助利尿，以减缓水肿。

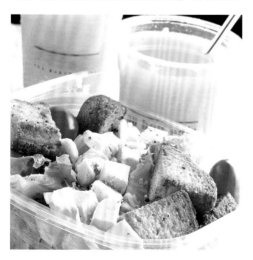

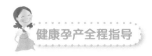
❷ 孕晚期每日营养素建议摄取量

进入孕晚期，胎儿进入快速生长的时期，一般而言，孕妈咪此时的子宫直径达30厘米左右。建议此阶段的孕妈咪，可采用少量多餐的方式，在均衡饮食的前提下，每餐进食半碗或八分满的米饭，搭配足量的青菜与适量的蛋白质食物（1~2份/餐）。此外，每天两餐之间增加点心1~3次（例如：1杯牛奶或3片苏打饼干或1片吐司等），孕妈咪既可获得足够营养，又有助于胎儿生长。

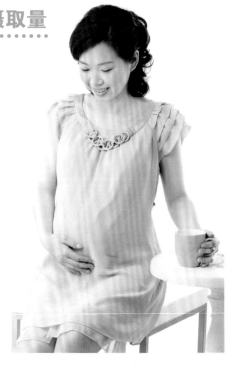

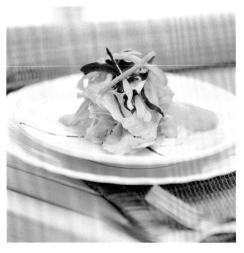

在一般情况下，孕妈咪只要注意饮食均衡，以及多种类的食物搭配，把握不偏食、不过度摄取某一种食物的原则，并不一定需要额外补充营养品，身体就能够保持最佳状态。

孕期应避免易引起过敏的饮食

孕晚期是胎儿体重快速增加的时期，孕妇在此时所吸收的营养，都是保证宝宝茁壮成长的最佳来源，所以饮食方式重质不重量，才不致出现宝宝太大、不易生产的问题。

营养素（单位）	每日建议增加摄取量
热量(千卡，kcal)	300
蛋白质(克，g)	10
碘(微克，μg)	60
硒(毫克，mg)	10
维生素A(微克，μg)	100
维生素C(毫克，mg)	12
维生素D(微克，μg)	5
维生素E(毫克，mg）	2
维生素B$_1$(毫克，mg)	0.2
维生素B$_6$(毫克，mg)	0.4
维生素B$_{12}$(微克，μg)	0.2
烟碱酸(毫克，mg）	2
叶酸(微克，μg)	200
泛酸(毫克，mg)	1
胆酸(毫克，mg)	20
铁(毫克，mg)	30

3 孕期需服用的营养补充品

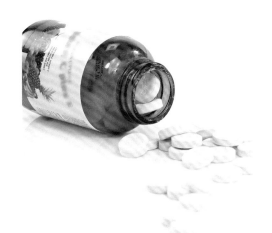

♥ 钙 片

怀孕可能会造成孕妈咪流失钙质，建议孕妈咪可于孕期补充钙片，强化骨骼密度。

♥ DHA鱼油

孕期补充DHA鱼油，可帮助胎儿脑部与眼睛的发育。

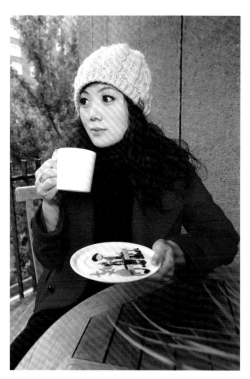

许多女性在怀孕前已有贫血现象，怀孕后，对铁质的需求必然增加。孕妈咪饮食普遍缺乏钙质，许多人又由于乳糖不耐受，喝牛奶便拉肚子。因此，适当补充铁质与钙质是孕期摄取营养所不容忽视的重点。

维生素及许多必需的微量元素，可能在煎煮炒炸的烹调过程中被破坏或流失，建议可在妇产专科医师指导下，服用专为孕妇设计的综合维生素及矿物质补充品，以达到营养均衡的目的。

♥ 铁 剂

铁有助于人体血液生成，一般可在含铁量丰富的食物中摄取，如葡萄干、动物肝脏、深绿色蔬菜等，也可由专业医师开适量铁剂补充。

♥ 叶 酸

怀孕前3个月与孕早期补充适量叶酸，可减少胎儿神经管缺损的可能。除服用叶酸片外，还可从食物中摄取该营养素，如牛奶、菠菜、芦笋、鸡蛋、鲑鱼等。

爱心小贴士

孕期营养品富含多种营养素，孕妈咪可根据个人需求，挑选最适合自己的孕期营养品，让孕期更为健康顺利。

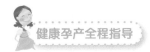
❹ 补充叶酸和综合维生素可减少胎盘早期剥离

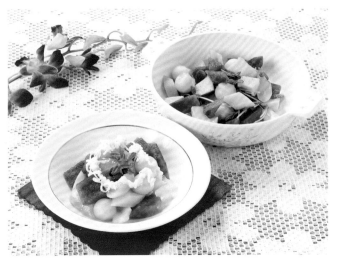

很多孕妇都知道怀孕要补充叶酸，叶酸不但可以预防胎儿神经管缺损，还可以预防先天性心脏病、唇腭裂、早产、妊娠期高血压疾病、胎儿过小等。另外，孕妇补充维生素也可以减少早产、胎儿过小、妊娠期高血压疾病和胎儿畸形等。

研究发现，补充叶酸和综合维生素还可以预防孕妇发生胎盘早期剥离。胎盘早期剥离是指胎儿未出生，胎盘就先和子宫分开，严重时会造成胎儿缺氧或死亡。

在调查的所有产妇中，有44.4%服用叶酸或综合维生素，胎盘早期剥离的发生率是0.38%。怀孕前或怀孕中有服用叶酸或综合维生素的孕妇，胎盘早期剥离的机会降低了26%。单独服用叶酸的孕妇，胎盘早期剥离的机会降低了19%；单独服用综合维生素的孕妇则降低了28%；两种都服用的可以降低32%。

❺ 孕晚期着重铁质摄取

怀孕7～9个月时，胎儿成长速度加快，孕妈咪会产生诸多生理变化，容易出现贫血现象，故孕妈咪需要增加蛋白质与钙质的摄取。孕期所摄取的铁质还能够供给宝宝到出生4个月大，因此建议孕妈咪在孕期应多吃富含铁质的肝脏、红色肉类以及深绿色蔬菜。吃素的孕妈咪则可选择牛奶和鸡蛋，而且在吃深绿色蔬菜时搭配柑橘类水果一起食用，可以促进铁质的吸收。

小贴士

假如孕妈咪担心自己摄取的铁质不够身体所需，可询问医生是否需要补充铁剂。

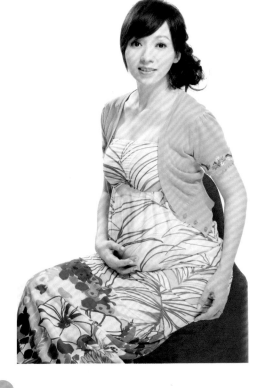

❻ 孕期怎么吃水果

孕妈咪在孕期应多吃新鲜水果,不过由于孕妈咪的身体状况比较特殊,因此孕妈咪在挑水果、吃水果的时候,还是得把握一些黄金原则。

♥ 时令水果最好

现在市面上四季都供应有水果,符合当令的水果是孕妈咪最好的选择。虽然随着农业技术日益发达,消费者即便在夏天也能品尝到其他季节的水果,但是为了促使水果早熟,也容易出现农药残留、生长激素过量的状况,因此建议孕妈咪在选择水果时,还是以当令季节水果为最佳选择。

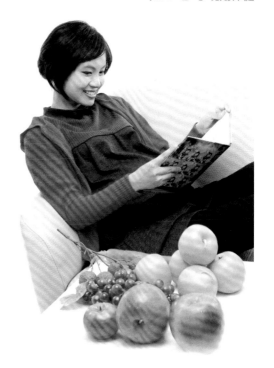

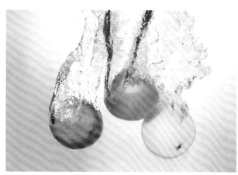

♥ 请用大量清水冲洗

清洗水果时,最好用大量清水冲洗、浸泡后再吃。需要去皮的水果,如橘子、火龙果、凤梨、西瓜等,去皮之前最好也稍微冲一下水,将水果表皮上的脏污冲掉,避免在去皮的过程时,手沾到脏污,又沾到果肉上。

其他像表皮不平滑或有细毛的水果,譬如草莓,比较容易附着农药、灰尘,更要仔细清洗。

选购时不用刻意挑选外观鲜美亮丽而无病斑虫孔的水果。外表稍有瑕疵的水果无损其营养及品质,且价格较便宜。此外,外表完美好看的水果有时反残留更多药剂。另外,有套袋保护的水果,药剂附着较少。

♥ 孕期每日两份水果就足够

别以为吃水果不会胖,水果除了含有丰富的维生素和矿物质以外,也含有相当高的糖类和热量。孕妈咪每日摄取约两份水果就足够(双胞胎妈咪每日可吃三份水果),每一份的量约为一小饭碗的量。

有些孕妈咪一听到吃水果对胎儿有益,一天不知不觉中,就吃掉一大包荔枝或半个西瓜,不仅摄取过多热量,容易让孕期体重暴增,而且增加罹患妊娠糖尿病的风险。

♥ 糖尿病孕妈咪注意事项

夏日炎炎,来片香甜多汁的西瓜真消暑!不过,本身有糖尿病史的孕妈咪,或是有妊娠糖尿病的孕妈咪,在怀孕期间,

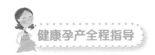

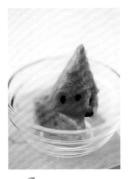

像是西瓜、香瓜、荔枝、甘蔗等糖分太高的水果都要少吃。建议选择低甜度的水果，用苹果、绿番茄等低糖、高纤维的水果来代替高糖水果。

加了不少糖。要榨出一杯250毫升的水果原汁，譬如橙汁，可能需要5个橙子才够，这样无形中摄取过多糖分，也容易造成孕期肥胖。

虽然喝果汁比吃水果方便快捷，可是在打成果汁的过程中会失去不少水果本身的纤维素，这些纤维素对预防孕期便秘有很大帮助，因此还是建议孕妈咪尽量以吃水果的方式来代替喝果汁。

♥ 两餐之间是吃水果的好时机

是饭前吃水果，还是饭后吃水果？建议孕妈咪在两餐之间吃水果，比饭后吃水果好。这样可以避免血糖过高，也能避免因为饥饿而使血糖降低的困扰。假使上一餐的米饭吃得比较多，摄取水果就要减少分量。

♥ 吃水果比喝果汁更健康

坊间到处都可买到现榨水果汁，夏天来杯西瓜汁，更是清凉畅快。不过，市售瓶装果汁或外面贩卖的现榨果汁，几乎都

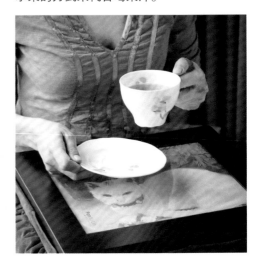

⑦ 孕妈咪能否服用人参

♥ 体弱可适当进补

体弱的孕妈咪在孕早期可适当进补人参，提高自身免疫力，抵御外来病菌的侵入，还能增进食欲。研究表明，人参可明显增加机体红细胞膜流动性，具有明显的抗缺氧作用，对血液循环有明显改善作用，还能增强心肌收缩力，对胎儿的正常发育可起到促进作用。

♥ 孕期提倡服用红参

在孕早期，中医主张服用红参，体质偏热者可用生晒参。孕中晚期，若水肿较明显，动则气短，也以服红参为宜，体

质偏热者可服西洋参。总之，应在医生指导下慎重服用，千万不要服用过量。红参、西洋参常用量为3～10克，生晒参为10～15克，蒸煮45分钟左右为佳，服用时以少量多次为宜。服参时忌与萝卜同服，少饮茶。

♥ 临产前不宜服用人参

在临近产期及分娩时，不提倡服用人参，以免引起产后出血，其他人参制剂也应慎服。当出现头胀、头痛、发热、舌苔厚腻、失眠、胸闷、憋气、腹胀、玫瑰疹、瘙痒、鼻衄等症状时，应立即停服。

8 孕晚期饮食控制方法

确定饮食时间

孕妈咪应采取定时定量（3份正餐加上1～2份点心）的进食原则，点心应避免巧克力、薯条、甜甜圈等高热量、高油脂食物，应选择水果或牛奶。须提醒孕妈咪，若要选择乳制品，应用牛奶代替果汁牛奶，才能避免摄取额外热量。

认识营养标示内容

市售食品都会标示详尽的营养含量，若孕妈咪能够仔细了解食物的营养含量，控制卡路里就不再沦为口号。

市售食品所标示的内容包括热量（千卡）、蛋白质（克）、脂肪（克）、碳水化合物（克）、钠（克）以及其宣称的营养素含量（如膳食纤维）。孕妈咪一看到营养标示中热量只有123卡，就会觉得不是很多，但是却忽略了营养标示的并非是整份食品的热量，而是每一份的量，因此计算食品的热量时，应将包装外所标示的热量乘以总量，才能算出该食品的整包热量。

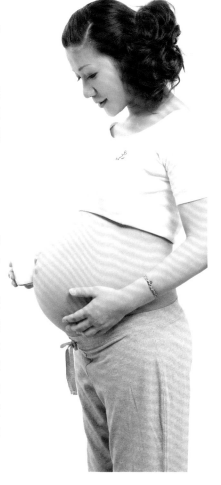

9 孕晚期饮食三大禁忌

忌食寒凉食品

凉茶、生鱼片、绿豆沙、西瓜等较为寒凉的食品，孕妈咪应尽量避免。尤其是生鱼片未经烹调，孕妈咪容易将生鱼片和细菌一同吃下肚，是绝对需要小心的。

除了生冷食物外，如芒果等湿热食物也应适量食用。另外，易对某些食物过敏的孕妈咪，也应注意避免食用容易造成过敏的食物，以免在孕期中发生危险。

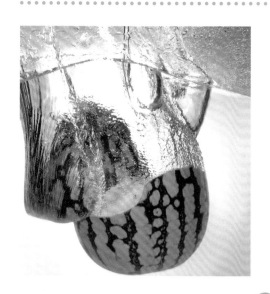

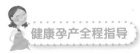

忌油忌辣

由于怀孕造成孕妈咪体内内分泌的改变，可能会导致孕期出现便秘的情形，而食用过油或过辣的食物，可能使便秘状况更加严重。假如孕妈咪已有便秘情形，建议多补充水分和蔬果，将有助排便。

忌人工制成品

有些孕妈咪若有食欲不振的情形，会吃酸梅等凉果制品以刺激食欲。但孕妈咪需留意，这些能够刺激食欲的人工制品，可能含有过多的人造色素及防腐剂，应避免长期食用，否则难免对身体造成负担。

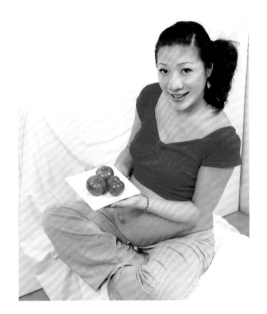

⑩ 过敏体质孕妈咪要忌吃海鲜

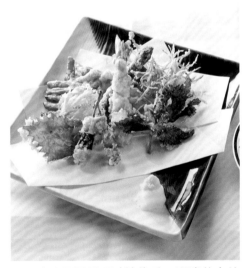

胎儿是否属于过敏体质，跟遗传有绝对关系。如果夫妻双方本身就属于过敏体质，譬如对带壳海鲜（虾子、螃蟹）过敏，那么，胎儿有将近八成的几率属于过敏体质。

为什么医师会建议属于过敏体质的孕妈咪要少吃海鲜呢？因为对于本身已属过敏体质的父母，假使孕期少吃海鲜或减少接触过敏原，可以减缓胎儿出生后，引发过敏的时机。

也就是说，即使爸妈都属于过敏体质（譬如异位性皮肤炎），在怀孕期间，孕妈咪如果少吃海鲜，或减少接触过敏原，将来胎儿出生后，即便宝宝属于异位性皮肤炎的体质，也可以减轻过敏的症状。

孕期应避免易引发过敏的饮食

属于过敏体质的孕妈咪应多加留意孕期饮食，应避免食用奇异果、芒果、草莓、香瓜、西瓜等易引起过敏的水果，或减少这些食物的摄取量。另外，花草茶如薄荷、熏衣草茶、玫瑰茶等，或当归、黄芪、决明子、红花等中药可能引起子宫收缩，在选择与食用时应格外注意。

11 临产饮食营养

孕晚期除了需要增加摄取热量及蛋白质外，还需特别补充钙质与铁质。因为此时孕妈咪的腹围已经变大，子宫常常会顶到胃部，容易感到不舒服，即使孕妈咪吃了一点东西，也会感觉饱饱的。建议可以采取少量多餐的进食原则，同样可以达到摄取均衡饮食的目的。

铁 质

怀孕第10个月，其实是准备待产阶段。由于生产时会有出血现象，因此孕妈咪需要充分摄取铁质。富含铁质的食物包括猪肝、猪血及牛肉等。若孕妈咪平时因故而无法从日常饮食中摄取到足够的铁质，也可以请专业医师协助，服用营养补充剂。

低 盐

孕妈咪在孕晚期容易出现水肿，如果水分滞留情形严重，有可能使孕妈咪的日常行动变得相当辛苦。因此，孕晚期饮食应遵循低盐原则，避免重口味的食物。

减少服用鱼油

许多孕妈咪在怀孕期间为了想替胎儿补充EPA及DHA，而多摄取鱼油或含有鱼油的营养补充品。但是事实上，鱼油具有抗凝血作用，为了避免生产时孕妈咪出现凝血不佳而导致过量出血，建议孕妈咪在待产阶段应减少服用鱼油。

12 产前吃巧克力好

产妇在临产前要多补充些热量，以保证有足够的力量，屏气用力，顺利分娩。它可以充当"助产大力士"，被誉为"分娩佳食"。

一是由于巧克力营养丰富，含有大量碳水化合物，而且能在很短时间内被人体消化吸收和利用，产生出大量的热能，供人体消耗。

二是由于巧克力体积小，发热多，而且香甜可口，吃起来也很方便。产妇只要在临产前吃一两块巧克力，就能在分娩过程中产生热量。

小贴士

让产妇在临产前吃些巧克力，对分娩十分有益。

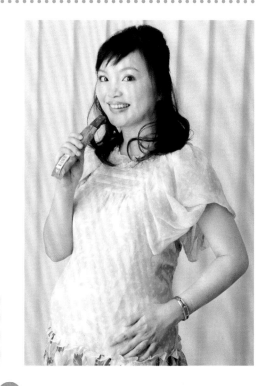

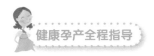

孕晚期孕妈咪私房菜

① 消暑胡瓜瓤肉

材料：

胡瓜1条，牛鸡绞肉各半斤，鸡蛋1枚。

调味料：

姜汁1/2小匙，香菇、虾米、葱末各半碗，橄榄油1大匙，太白粉少许。

做法：

① 香菇、虾米洗净泡水后切丁，和葱末一起用橄榄油爆香。

② 绞肉、蛋、姜汁和前项的材料搅拌均匀。

③ 胡瓜直剖两半，切成数段，去子。将太白粉均匀涂在胡瓜内，放入拌匀的所有材料后，置于盘中。

④ 用保鲜膜将盘子覆盖好，蒸20～30分钟即可。

功效：

胡瓜（黄瓜）能止渴解暑，其钾、盐含量相当丰富；生吃胡瓜有很好的利尿、消水肿效果。

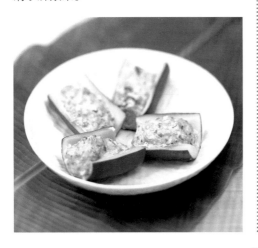

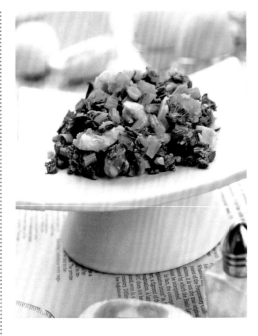

② 黄金菠菜

材料：

菠菜1把，熟咸蛋1个。

做法：

① 咸蛋剥壳，将蛋黄跟蛋白分开。将蛋黄切成小块，蛋白尽量剁碎备用。

② 将菠菜洗净，切成碎段。

③ 热锅后，倒入少许油，先放入咸蛋白翻炒，盛起备用。

④ 放入咸蛋黄稍微翻炒一下，盛起备用。

⑤ 放入菠菜茎部的部分，翻炒至半熟，再放入菠菜叶快炒一下。

⑥ 放入咸蛋黄和蛋白拌炒，即可熄火上菜。

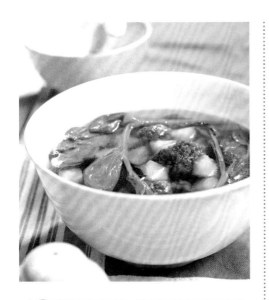

❸ 海带芽炖牛肉汤

材料:

牛绞肉半斤,干海带芽两大匙,白萝卜半条,大豆苗适量。

调味料1:

酱油1/4小匙,姜汁(或姜末)1/8小匙,蛋白1/3粒,太白粉1小匙。

调味料2:

盐1/8小匙,香油少许。

做法:

❶ 牛绞肉拌入调味料(1),在不锈钢锅内用力摔打约20次,让牛绞肉紧实、有弹性,再移到冰箱冷藏两小时。

❷ 将牛绞肉取出,用虎口捏出小圆球,或用汤匙弄成小肉团也可。

❸ 白萝卜削皮,洗净后切成小块,放入清水中用小火炖煮15~20分钟后熄火。

❹ 干海带芽用清水冲洗一下,沥干水分。大豆苗洗净,沥干备用。

❺ 将牛肉丸放入白萝卜汤内,用中小火煮滚之后,再继续煮10分钟,最后再放入海带芽、大豆苗煮5分钟。熄火,用盐和香油调味即可。

❀ 焗烤鲜虾马铃薯

材料:

马铃薯1颗,虾仁6只,焗烤用芝士丝20克,鲜奶油少许,蒜头1个,帕玛森芝士粉适量。

调味料:

盐、胡椒少许。

做法:

❶ 马铃薯去皮切厚片,放入锅中,用电饭锅蒸至熟软,压成泥状。

❷ 蒜头去皮切成细末,和芝士粉、鲜奶油加入马铃薯泥中拌匀,放入烤盘中。

❸ 虾仁去肠泥,洗净,铺在马铃薯泥上,均匀撒上芝士丝。

❹ 放入预热好的烤箱中烤约10分钟,待芝士变成金黄色即可。

烹调小秘诀:

马铃薯用蒸熟的方式,比水煮更能留住营养,且糖分不易流失,吃起来味道更佳。

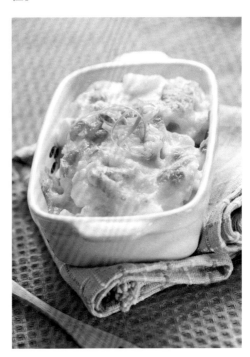

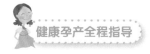
⑤ 高钙大骨汤

材料：

猪头骨，猪龙骨，猪肋骨，猪腿骨，胡萝卜，白萝卜，甜玉米，芹菜，高丽菜，洋葱，黄豆芽。

调味料： 白醋。

做法：

❶ 将整副猪骨川烫清洗后，加入清水、各类蔬菜及白醋，用小火慢熬7~10小时。

❷ 用汤匙轻压骨头即碎开，表示钙质完全释出。

功效：

若久坐或半夜睡梦中容易抽筋，即是钙质不足的信号，食用此汤品可适时补充钙质与蛋白质。

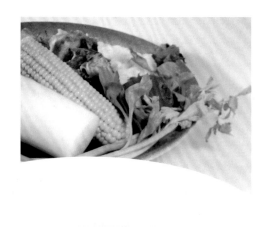

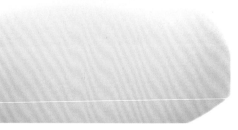

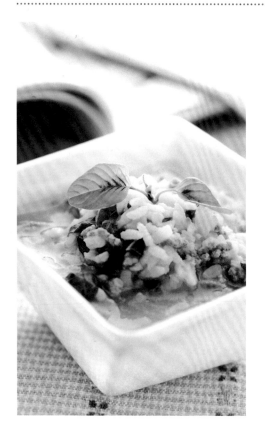

⑥ 锦菇燕麦粥

材料：

新鲜香菇30克，柳松菇30克，鸡蛋1枚，燕麦1/2杯，白米1/2杯。

调味料：

盐、胡椒少许。

做法：

❶ 把香菇、柳松菇切丁，备用。

❷ 将燕麦、白米洗净后放到锅中，加入4杯水，先用大火煮开后转小火，再煮15分钟。

❸ 将菇类加入，再煮约5分钟后，将火调大，倒入蛋液煮熟调味即可食用。

烹调小秘诀：

燕麦与白米以1:1的比例烹调成燕麦粥，口感比全燕麦好。

7 酸奶鲜果春卷

材料：

春卷皮4～6张，苹果1个，莲雾1颗，蜜枣1颗，橙子1/2个，原味酸奶4大匙，薄荷叶少许。

做法：

❶ 所有水果去皮、去子，切成小丁。薄荷叶洗净，切丝。

❷ 将水果丁和原味酸奶拌匀，备用。

❸ 春卷皮平铺，放上水果丁、薄荷叶包裹成春卷状即可。

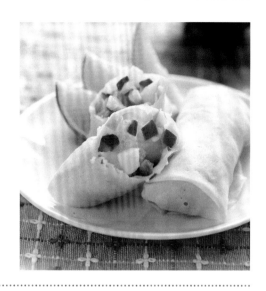

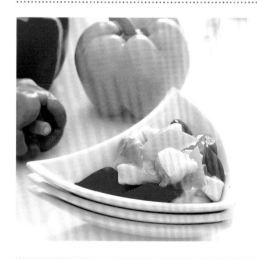

8 甜椒烩鸡丁

材料：

红甜椒，黄甜椒，鸡丁，洋葱。

做法：

❶ 红甜椒、黄甜椒、洋葱切丁备用。

❷ 白鸡丁过油处理，保持鸡肉软嫩口感，再与其他配料混炒。

功效：

红、黄甜椒富含β胡萝卜素、茄红素，可提高免疫功能，减轻过敏症状。

9 培根蛋炒饭

材料：

培根200克，鸡蛋两枚，毛豆仁20公克，白饭两碗，葱少许。

调味料：

盐、胡椒各1小匙。

做法：

❶ 把培根切成小丁，备用。

❷ 将炒锅放入油，等油热以后放入培根炒香，再加入蛋、葱、毛豆仁略拌后，把白饭倒入拌炒均匀，调味即可食用。

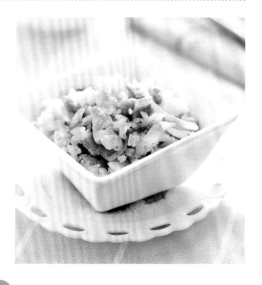

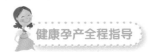
 孕晚期健康检查

❶ 孕妈咪第七次产检内容

孕妈咪第七次产检时间在孕28周左右。第七次产检内容如下：

❶ 问诊。

❷ 身体检查。

❸ 尿液检验。

❹ 妊娠糖尿病筛检。

小贴士

提醒孕妈咪，在妊娠糖尿病筛检试验前不用刻意禁食。产检时，医师或护理人员会让您喝下50mg的糖水，1小时后抽血，并在下次产检时看结果。如果血液中的血糖值超过140mg/dl，则须进一步做正规的诊断性耐糖试验，即口服100mg葡萄糖，以确定诊断。

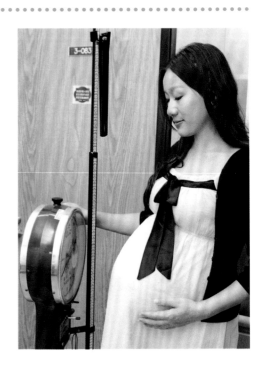

❷ 妊娠糖尿病筛检

 时 间

怀孕24～28周。

 内 容

若孕妈咪患有妊娠糖尿病，对自己与胎儿的影响包括产下巨大儿、产程迟滞、难产及新生儿低血糖与低血钙等，而且小宝贝未来罹患成人型糖尿病的几率将近50%，所以，妇产科医师会建议准妈咪，应该自费接受50mg葡萄糖耐糖试验。

注意事项

若血糖过高但却不治疗的话，胎儿会因为血糖高而吸收过多，成长太快，到出生时可能会变成巨大儿，增加剖宫产、肩难产的危险，宝宝还可能在出生后面临体内血糖突然低下而造成低血糖休克。孕妈咪如果没有控制好血糖，将来发生糖尿病的机会10年后达25%，15年后高达35%。

♥ 方 法

在没有特别禁食的情况下，让孕妈咪服用50克葡萄糖后1小时做抽血，若血糖浓度大于140mg/dl，医生会再作进一步的检测，先让孕妈咪空腹抽血验血糖，再喝100克的糖水，喝完后每隔1小时再各抽一次血，共计抽3次，而前后共抽4次血，若其中有两次超过标准(空腹：105mg/dl、1小时：190mg/dl、2小时：165mg/dl、3小时：145mg/dl)，便可确定孕妈咪患有妊娠糖尿病。

③ 孕妈咪第八次产检内容

孕妈咪第八次产检时间在孕30周左右。第八次产检内容属于例行产检和四维彩超。

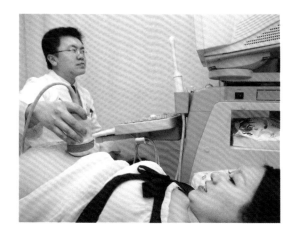

④ 孕妈咪第九次产检内容

孕妈咪第九次产检时间在孕32周左右。第九次产检内容包括例行产检、乙型肝炎五项检查、第二次梅毒血清反应检查等。具体产检内容如下：

❶ 问诊。

❷ 身体检查。

❸ 尿液检验、乙型肝炎五项检查、梅毒血清检查。

什么是妊娠期糖尿病？

怀孕期间，胎盘分泌的一些激素会使孕妈咪血糖升高，再加上孕妈咪胰岛素制造不足，因此经常处于高血糖状态，就容易引起妊娠糖尿病，进而导致胎儿成为巨大儿，有可能危及孕妈咪与胎儿的生命安全。

什么是四维动态立体超声波？

四维动态立体超声波是指以高速的计算机运算将三维的超声波影像结合成连续的动画，如拍电影一般，能看到胎儿的连续动作。

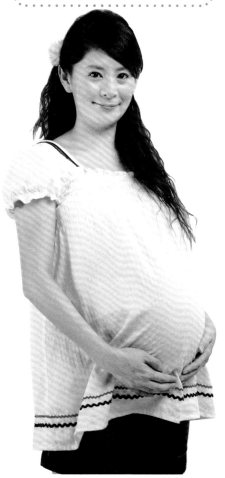

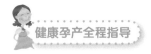
⑤ 测量宝宝的胎位

随着怀孕周数的增加，胎儿在子宫的位置越来越固定，大概在孕期第8个月以后，妇产科医师就大概可以确定胎位，可在产前检查时，利用触诊触摸准妈咪的腹部，检查胎头的位置。

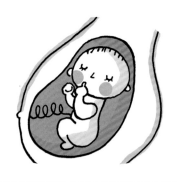

⑥ 孕妈咪第十次产检内容

孕妈咪第十次产检时间在孕34周左右。第十次产检内容包括例行检查和胎儿生长超声波评估。

具体产检内容如下：

① 问诊。

② 身体检查。

③ 尿液检验。

④ 超声波生理评估(34~36周)。

认识胎儿生理评估

什么是胎儿生理评估？就是通过超声波检视胎儿呼吸运动、胎动、胎儿张力和羊水量，并利用子宫胎儿心跳监视器做胎儿的非压力试验。若胎儿过重（4000克以上），宜考虑剖宫产。

⑦ 孕妈咪第11~15次产检内容

孕妈咪第十一次产检时间在孕36周左右，除一般产检，特别检查孕妇是否有感染B型链球菌。第36~40周，在临盆前，每周都必须进行例行产检，例行产检内容包括问诊、身体检查、尿液常规检验等。孕40周左右除进行例行检查外，还应进行过期妊娠检查（包括超声波检查与胎儿心跳监视器）。

过期妊娠检查

从受精日当天算起，若超过294天仍未生产，则属于过期妊娠。导致过期妊娠的原因不明，通常确定过期妊娠后，会建议先进行超声波检查，了解胎儿与胎盘位置、羊水量、胎儿体重，并监听胎心音，进一步考虑是否引产，否则当胎儿存在母体内过久，会导致胎盘过老、羊水量递减，并造成胎动减少、胎儿体重过重或周产期死亡率或罹病率增加等状况。

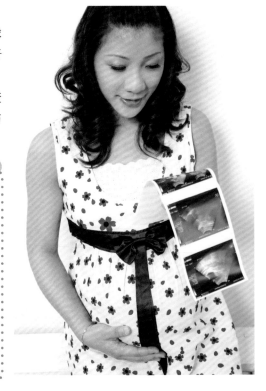

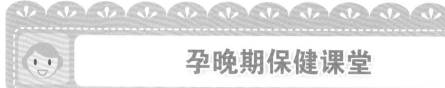

孕晚期保健课堂

1 减轻妊娠纹

妊娠纹的产生

妊娠纹是疤痕的一种，形成的原因主要有两个：

一是怀孕时，肾上腺分泌的类皮质醇（一种激素）数量会增加，使皮肤的表皮细胞和纤维母细胞活性降低，以致真皮中细细小小的纤维出现断裂，从而产生妊娠纹。

二是孕中晚期，胎儿生长速度加快，

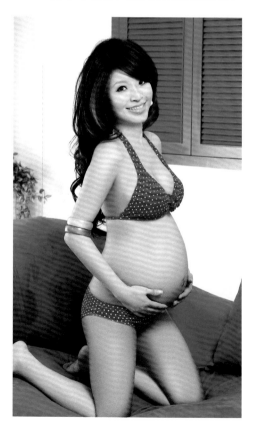

孕妈咪体重短时间内增加太快，肚皮来不及撑开，都会造成皮肤真皮内的纤维断裂，从而产生妊娠纹。

妊娠纹出现的常见部位是在肚皮下、胯下、大腿、臀部，皮肤表面出现皱皱的细长型痕迹，这些痕迹最初为红色，微微凸起，慢慢地，颜色会由红色转为紫色，产后变为银白色，形成凹陷的疤痕。

妊娠纹一旦产生，将会终生存在。避免体重突然增加，适当的运动与按摩，是避免妊娠纹产生最有效的方法。

处理办法

注意以下几个方面会对减轻妊娠纹和妊娠斑有所帮助：

◆怀孕前应注意皮肤护理和体育运动，如果皮肤具有良好的弹性，将有利于承受孕期的变化。

◆可选用对皮肤刺激少的护肤品，避免浓妆艳抹。

◆怀孕期间应避免体重增加过多，一般不要超过9~15千克。

◆沐浴时，坚持用冷水和热水交替冲洗相应部位，促进局部血液循环。沐浴后，在可能出现妊娠纹的部位涂上滋润霜。

◆日光的照射会使妊娠斑加重，因此孕期应注意避免日光的直射。

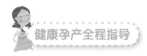
② 孕晚期用药安全须知

有些药物会直接影响母体，导致生产时不安全，比如阿司匹林如果在怀孕最后三个月使用，会影响母体凝血功能，严重时会造成生产时大出血。

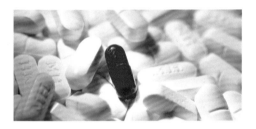

慎服中药补品

中草药和所谓的营养补品通常都没有正式的实验数据，无法确定其中各种成分和含量，所以孕妈咪应慎用。例如鱼肝油，即使是由天然生物提炼出来的，如果孕妈咪服用过量，别说是胎儿，连大人都可能会中毒。

③ 孕晚期关注胎儿活动力

随着生产日期的逼近，许多孕妈咪的心情变得更加焦虑，不仅担心胎儿是否健康，还担心生产时会不会出现各种突发状况让人措手不及。

在整个孕期，孕妈咪都应以谨慎且轻松的心情迎接孩子的诞生，寻找值得信赖的专业医师，在孕期若有任何疑问都可以寻求医师解答，绝对不能误信偏方，否则若发生问题，不仅求偿无门，甚至可能对母亲及胎儿产生不良影响。

在孕晚期，需要多关注胎儿的活动力，如果胎动出现异常，应及时就诊。孕妈咪不要让自己太过操劳、忙碌，否则你的紧张情绪也会影响到胎儿哦!

④ 什么是产前征兆

出血

产兆中的出血表现可能为褐色或鲜红色，以血丝或黏液的形态出现，但实际的出血现象会因每位孕妈咪状况不同而不同。

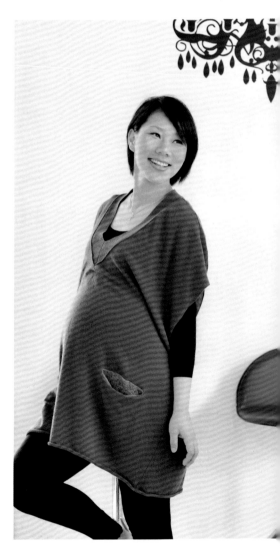

出血注意事项

若孕妈咪发现自己有出血现象，却没有阵痛或破水时，可以先在家中洗个澡，使用卫生护垫，携带住院用品前往就医。

每位孕妈咪都会有出血、阵痛与破水等产前征兆，但出现的顺序以及急缓各有不同。若孕妈咪发现自己已出现出血、阵痛、破水三项产兆中的一种或多种，则建议直接前往医院。

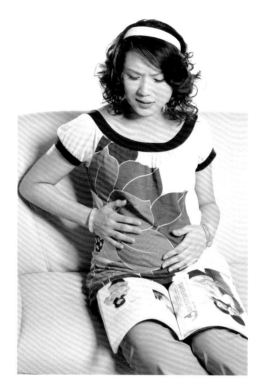

阵 痛

孕妈咪在怀孕20周后，会开始出现生理性的宫缩，但一次不会超过20～30秒。若孕妈咪发现自己的阵痛时间是规律且有周期性的，通常为每10分钟有两次以上的阵痛，并且每次维持20～40秒之间，则应尽快就医。

阵痛注意事项

阵痛感觉的表现类似月经来潮时严重的下腹疼痛，或是强烈的便意感，但每位孕妈咪的表现仍无法一概而论，若您对自己阵痛的表现有疑虑，可直接向医师询问。

需要注意的是，孕妈咪若出现的是较轻微的阵痛，可在家准备住院用品后再行就医。但若发生的是持续性的腹痛或强烈阵痛，则应立即就医。

破 水

破水的表现如同小便从阴道渗出，且是持续的，但是流量的多寡同样也是因人

而异，有些孕妈咪破水表现如同漏尿，有些则是像小便。若孕妈咪破水时并不感觉到疼痛，仍可在家稍作准备后再就医。

破水注意事项

孕妈咪若有破水情形，则不宜盆浴，以避免感染发生。就医时可以使用护垫来暂时防止羊水的渗漏。

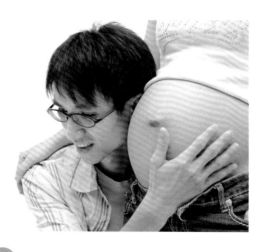

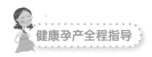
⑤ 区别产兆出血与异常出血

产兆出血是因为原本包覆在子宫颈表面及通道中的黏液保护组织脱落，加上其表面的细小血管因子宫颈松动而破裂所致，之后再从子宫颈口流出，使得出血的表现呈现血丝加上黏液的特质。若孕妈咪发现自己的出血情形并非上述表现，甚至是鲜血直流，就属于异常出血，应立即就医。

孕晚期若发生不正常的出血现象，有可能是由于前置胎盘或无痛性胎盘剥离引起的，须尽快就医查清原因，并且由专业医师进行妥善处理。

⑥ 尽早决定生产地点

考虑到孕期产检资料的齐全以及医师对孕妇的了解，通常不建议孕妈咪经常更换医师与医院，若是因为工作或不得已的情况则另当别论。尽早决定生产地点，除了产检资料会较为齐全外，医师还能与孕妈咪建立良好的互信关系，让孕妈咪比较安心些。

不论选择诊所还是医院，包括孕妈咪对医师的感觉是否舒服、医术、地点方便性等因素都应多方考虑，单纯信仰名医但却不见得适合每位孕妈咪，因此还是多方观察考量后再行决定吧！

⑦ 选择适合的分娩方式

剖宫产		
	适用条件	产程中胎儿发生胎儿急性呼吸窘迫，胎儿体重＞4000克，孕妈咪胎位不正，产程过长，过期妊娠，高危险妊娠孕妈咪，骨盆狭窄
	优点	可避免突发状况的发生，无阴道松弛的困扰，可选择宝宝出生时间
	缺点	剖宫产的风险包括发生骨盆松弛、膀胱受伤、肠粘连、子宫破裂、感染等，疼痛感也比自然产强烈
	住院天数	约为7天

阴道生产	适用条件	胎儿体重与心跳皆正常，胎位正常，孕妈咪无内科疾病，骨盆正常
	优点	产后恢复快，通常产后两天便可下床，产后便可进食，并发症较少
	缺点	产程中的突发状况，阴道松弛，有子宫或膀胱脱垂的可能
	住院天数	4～5天

8 了解生产前的处置过程

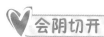 **会阴切开**

由医师决定是否需要帮助胎儿娩出而将会阴切开。

 剃 毛

因人而异，剖宫产妈咪至少一定会将下刀附近的部位毛发剃掉。

 导 尿

因人而异，导尿的目的是为了保护膀胱，避免生产过程造成膀胱的神经损伤，但是若孕妈咪已排尿则可不必导尿。

 灌 肠

因人而异，为避免胎儿在生产时连同孕妈咪未排空的粪便一同娩出，也避免因粪便增加了感染的机会，所以会进行灌肠，但并非必要步骤。

 催生药物

因人而异，如果孕妈咪属于过期妊娠，或生产时收缩力不够，为了保证产程顺利，医师会考虑使用催生药物。

爱心小贴士

分娩临近时，孕妈咪要和医生多沟通，掌握分娩知识，努力和医务人员配合，满怀信心地迎接小宝宝的到来，保证顺利生产。

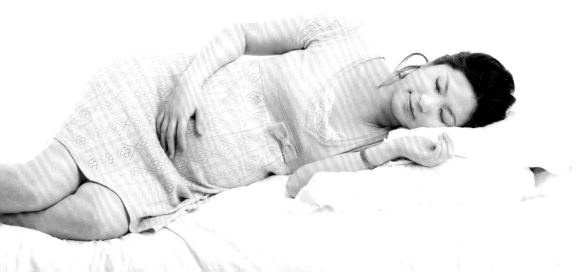

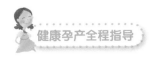
⑨ 了解生产的流程

♥ 正常流程

家中待产→腹部胀痛情形与以往不

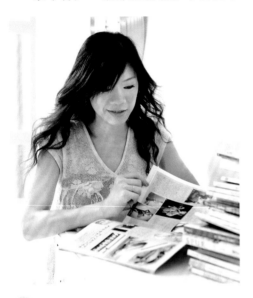

同，明显落红，或已出现规则阵痛，甚至破水→就医，进行初步检查→若子宫颈开口达3~4厘米，且有规则子宫收缩。

♥ 第一产程

办理住院→妈咪进待产室(作待产准备及相关处置)→子宫口全开。

♥ 第二产程

进产房→会阴扩张→宝宝出生→确认宝宝健康状况。

♥ 第三产程

自宝宝出生开始至胎盘娩出结束→(后续处置)→观察产妇身体状况→缝合会阴部伤口。

⑩ 生产流程名词解释

破水：孕妈咪可能还来不及腹痛便已破水，且破水不一定会感到痛，若破水就应立即送到医院，以免破水过久容易造成感染，以及发生脐带脱垂的危险。

初步检查：孕妈咪入院后会先装置胎心音与子宫收缩两个监测器，并做下列四项检查：

❶ 子宫颈是否已开两指，或出现规则阵痛。

❷ 胎头位置。

❸ 子宫颈厚薄度。

❹ 是否有落红或破水现象。

待产室：除了帮孕妈咪打点滴外，还会告知孕妈咪是否需要进行剃毛与灌肠，装设胎儿监视器。

确认宝宝健康状况：医师会先为宝宝剪脐带，检查宝宝呼吸、哭声、肤色、心跳速率以及四肢是否皆健康，之后会在进行初步新生儿护理后，让妈咪与宝宝做肌肤接触。

胎盘娩出：整个产程从子宫规则阵痛到胎盘娩出为止，一般初产妇通常平均需费时12~18小时，经产妇平均需费时6~10个小时。从开始有间歇阵痛到子宫颈开两指并有规则阵痛这段潜伏期间，初产妇可能费时20小时，经产妇最多可能长达14个小时。

观察产妇身体状况：胎盘娩出后，确认子宫收缩状况是否正常，经观察1~2小时后若状况良好，便可回病房休息。

孕晚期常见不适及对策

1 胃酸逆流

某些孕妇会有上腹部及胸口灼热痛感。上腹部灼热感并非因怀孕而起，而是因为怀孕时，胃的入口处贲门括约肌收缩功能不良，进而使胃酸逆流至食道下端，而腐蚀食道下三分之一的黏膜；再加上日益增大的子宫向上压迫胃部，而引起胃酸逆流，因而造成胃食道逆流症候群。为了避免胃酸逆流及胀气，有以下建议：

❶ 在孕期应采取少量多餐，杜绝烟酒。

❷ 饭后不要立即躺卧在床上，避免胃酸逆流而出现胃食道逆流症候群。

❸ 多摄取水分，但速度宜慢，以避免

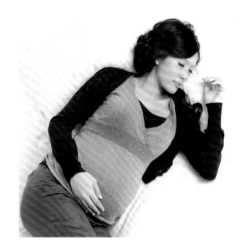

喝得太快而吞食过多空气。

❹ 用餐以适量均衡为原则，多摄取蔬菜及水果，避免高脂肪类食物，此外，必须细嚼慢咽。

2 抽 筋

许多孕妈咪在孕期容易出现抽筋现象，常发生在妊娠后半期，多数的抽筋现象是因为体内钙的不足，可通过补充钙质来改善。孕妈咪需要的钙质比怀孕前增加50%，因此必须适当补充钙质。

建议孕妈咪可过多食奶类、豆类及其制品、蛋类、红绿色蔬菜，以便摄取到足够的钙质。若孕妈咪需要服用钙片，则应注意钙的摄取一天不可超过2500毫克。假如小腿抽筋，也可通过轻抚按摩或抬高下肢来减轻疼痛。

同时勿长期维持固定姿势，每20～30分钟之间孕妈咪应起身活动一下，以免肌肉紧绷，造成抽筋现象。

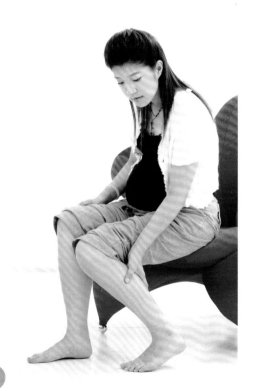

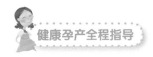

③ 静脉曲张

静脉曲张是由于长时间久坐久站，使下肢血液回流不畅所致。孕妈咪可常改变姿势，勿长时间站立或坐着，可穿着孕妈咪专用弹性袜。平躺时采取左侧卧（左边在下）方式，休息时可将双脚抬高，让下肢血液循环顺畅。

④ 水　肿

由于孕妈咪内分泌改变及身体承受胎儿重量的关系，容易出现腿部水肿和静脉曲张的情形。水肿到了怀孕后期会更明显，尤其以下肢最常见，由于增大的子宫产生压迫，造成血液循环不良，尤其到了晚上会更明显。

建议孕妈咪平时可穿着孕妇专用弹性袜，时常改变姿势，避免长时间站立或坐着。坐时尽量不要双腿交叠，可以把脚抬高，以帮助血液回流。睡觉或平躺时可采左侧卧（左边在下）的方式，休息时可在脚下方垫枕头，让脚微微抬高，帮助血液循环顺畅。

有下肢水肿情形的孕妈咪应该多休息，抽空做抬腿运动，次数不限，但是每次抬腿时间不宜超过5分钟。少吃盐渍、罐头等含钠量高的食品，以限制钠的摄取，多选择新鲜食材以及清淡饮食。

⑤ 坐骨神经痛

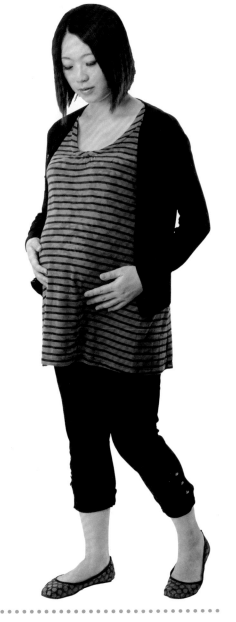

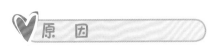
原　因

怀孕期间发生坐骨神经痛是腰椎间盘突出引起的。怀孕后内分泌的改变使关节韧带变得松弛，这是为胎儿娩出做准备。但腰部关节韧带或筋膜松弛，稳定性就会减弱。另外，怀孕时体重增加加重了腰椎的负担，若发生腰肌劳损和扭伤，就很有可能导致腰椎间盘突出，往往压迫坐骨神经起始部，引起水肿、充血等病理改变，刺激产生症状。

治疗措施

X线拍片或CT检查是诊断椎间盘突出的好办法，但孕妈咪却不宜采用，以免影响胎儿发育，诊断只能靠临床表现。

⑥ 尿 频

原 因

孕期最后4周（尤其是曾经开过刀的孕妈咪）通常是尿频情形最为明显的时间。由于子宫收缩的方向是往前并且往下，朝阴道口方向汇集，因此容易挤压到膀胱，从而导致排尿间隔时间缩短。

此外需要注意，因为女性尿道较短，容易受细菌感染，孕妈咪应养成如厕后清洁的良好习惯。

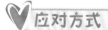

应对方式

若孕妈咪因尿频而导致感染，或者子宫收缩伴随着疼痛感，都应迅速寻求医师协助，请医师对症治疗。孕妈咪不可随意服用成药，以免对您与胎儿皆造成伤害。

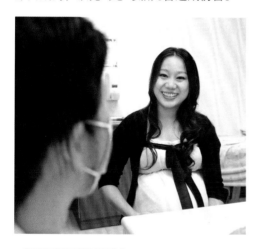

爱心小贴士

孕晚期常有渗尿或尿失禁现象，可使用护垫，并勤更换，随时随地练习紧闭肛门和憋尿时的动作（也就是凯格尔运动），可以锻炼骨盆腔及阴道肌肉。

⑦ 便 秘

进入孕晚期以后，子宫逐渐变大，容易压迫直肠而导致便秘，再加上怀孕时孕妈咪体内黄体酮增加，使肠胃蠕动减慢，若此时水分与蔬果摄取不足，就可能会造成便秘。便秘严重者由于肛门附近血液回流不顺，进而形成痔疮。

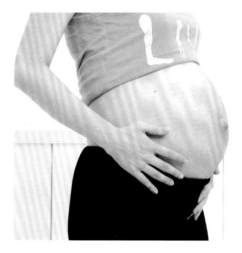

建议孕妈咪养成每天排便的习惯，适当补充水分，增加蔬果与高纤食物的摄取量，搭配适当运动，通常便可改善便秘症状。若孕妈咪的便秘情形较为严重，可到医院请专业医师治疗。

⑧ 痔 疮

孕期出现便秘或痔疮等情形，是因为胎儿快速生长，子宫增大压迫直肠，进而影响肠蠕动。建议有便秘或痔疮困扰的孕妈咪平时可多吃蔬菜水果，补充纤维素，摄取足够水分，养成适度运动的习惯，每天排便。如有必要，可请医师开软便剂或痔疮药膏使用。痔疮在生产后便会好转，无须过于担心。

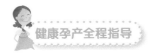
健康孕产全程指导

❾ 失 眠

准妈咪挺着大肚子，常常腰酸背痛，加上胎儿不时踢两下，不论怎么睡都不舒服，有时还会影响正常作息，该怎么办呢？改善睡眠的方法包括以下几种：

❶ 左侧睡，以免平躺或右侧躺容易压迫下腔静脉，使血液不易回流，容易发生头晕、血压降低、心跳加速等不适。双脚可向后微弯，在两膝盖间夹一个枕头，这种姿势有助消除疲劳。

❷ 床垫不要太软，可在腰部加枕头。或买L型枕，孕妇侧躺时可以支撑肚子，减少肚子下坠所造成的不适。

❸ 睡觉前不要喝太多水，避免频繁出现尿意，而必须频繁起床上厕所。

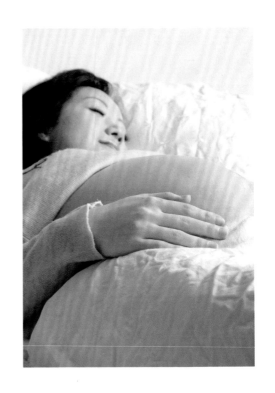

❿ 孕妈咪贫血纠正方法

妊娠贫血的治疗方法有以下两种：

用铁剂药物治疗

硫酸亚铁0.3克，每日口服3次，同时

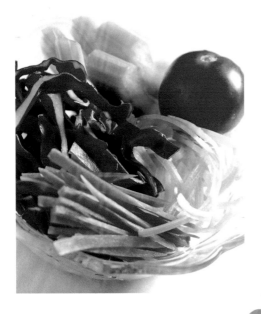

口服维生素C 0.1克，应在饭后用白开水服药。

一般服药两周后血红蛋白就开始上升，轻度贫血者服药4～6周后即可恢复正常。

用食疗食补

孕妈咪可多吃一些含铁元素多的食物，如猪肝、猪腰、瘦肉、猪血、鸡血、鸡蛋、豆类、新鲜蔬菜等。

在怀孕期间，孕妈咪要进行定期检查，如发现有引起铁吸收不良的疾病时，要及时治愈。

小贴士

孕妈咪出现贫血后，要听从医生指导，认真治疗，不要掉以轻心，以免影响母子健康。

孕晚期异常处理与疾病防治

1 警惕前置胎盘

什么是前置胎盘

很多妈咪误以为胎盘长在子宫壁前面就是前置胎盘，其实并非如此。妈咪生产时，子宫颈必须张开才能将胎儿娩出，当胎盘覆盖到子宫颈出口时，就会阻碍胎儿娩出，或者造成胎盘出血，从而导致危险，这就是所谓的前置胎盘。

前置胎盘的危害

前置胎盘多发生在子宫还未收缩时，从怀孕第28周开始，可能发生无预警性大出血，如果出血量大，妈咪会有出血性休克的危险，而胎儿的血管与胎盘连接，也容易受到影响，严重时可能因此胎死腹中。其中完全性前置胎盘最为危险，其次是部分性前置胎盘，边缘性前置胎盘风险较低，低位前置胎盘的危险性与一般孕妇差不多，采用自然生产多半没问题。

前置胎盘的检查

前置胎盘多在怀孕5个月时可通过B超检查诊断出，在B超检查中，医师会仔细检查胎盘。有些孕妇在此次产检中发现有前置胎盘，便心生恐慌与担忧。其实，除非是完全性前置胎盘，否则许多部分覆盖子宫颈口的前置胎盘，到足月时因为子宫下半段还会拉长，胎盘多会脱离子宫颈口，生产时只剩2%～3%仍属于前置胎盘，孕妈咪不必太过紧张。

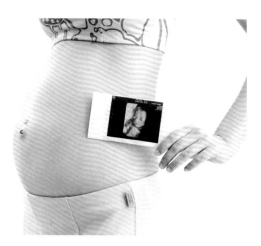

如果孕中期检查出胎盘较低，或部分覆盖子宫颈口，只需要在胎儿较大时再追踪检查即可，通常会安排孕28周前再检查一次。如果是完全性前置胎盘，就一定要采取剖宫生产，否则一旦胎盘先出来，胎儿就有生命危险。

前置胎盘包括以下四类

❶ **低位胎盘**
指胎盘边缘在距离子宫颈口约2厘米以内，还不能算是前置胎盘。

❷ **边缘性胎盘**
胎盘边缘已接触到子宫颈内口。

❸ **部分性前置胎盘**
胎盘覆盖到部分子宫颈内口，就称为部分性前置胎盘。

❹ **完全性前置胎盘**
子宫颈内口已完全被胎盘覆盖，称为完全性前置胎盘。

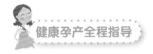
❷ 注意前置胎盘的征兆

出现无痛性出血

到目前为止，仍无法预防前置胎盘的发生，但是可在产检时通过B超检查了解胎盘的状况，让孕妇有所警惕，一旦有无痛性出血，就要就医检查，以降低风险。

血崩需牺牲子宫

产后出血时，主要通过子宫肌肉的收缩来压迫血管，从而减少出血。前置胎盘的胎盘位置在子宫下半段，此位置的肌肉较少，加上胎盘血管多，产后很容易因为子宫收缩无力，导致大出血，也就是俗称的血崩。无论是自然产还是剖宫产，都可

能发生产后大出血。医院事先会备好足够血液，并与产妇和家属沟通，告知生产过程中若状况不好，有可能为了保住妈咪生命而牺牲子宫。如果事先未告知，等状况发生时再与家属商量，产妇可能因时间的延误而导致休克。

生产前如果没有大量出血，对胎儿影响不大。但是生产时，若通过剖宫产打开子宫后，在剥开胎盘时，有可能引起出血，所以医师会选择在不同的子宫位置开刀，或者用最快的速度将胎盘剥开，把胎儿取出，只要一切处理得当，加上出血不多，问题就不大。

存在前置胎盘的孕妈咪要特别留意可能发生产后大出血，少数前置胎盘产妇生产后在病房休息时，还是有可能因子宫收缩不良而引发大出血，甚至需要再进行手术，严重时只能将子宫拿掉，以保住性命。

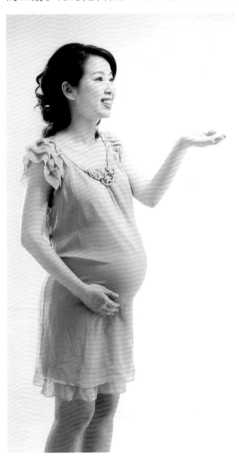

容易发生前置胎盘的高危人群

前置胎盘发生的几率为1/300～1/400，造成前置胎盘的原因很多，下列六种情况发生的几率会比较高。

❶ 高龄产妇：据统计，高龄产妇出现前置胎盘的机会较多。

❷ 子宫曾动过手术：剖宫产、流产手术、刮宫手术或子宫肌瘤切除手术等。

❸ 前一胎有过前置胎盘者。

❹ 生产次数较多者。

❺ 多胞胎：因胎盘面积大，前置胎盘的可能性较大。

❻ 有抽烟习惯者。

❸ 谨防植入性胎盘

植入性胎盘比前置胎盘更为棘手，一般胎盘是"贴"在子宫壁，产后就会剥落。植入性胎盘是指胎盘钻到子宫内层，就像大树的根深入土壤，甚至穿透子宫壁，产后无法将胎盘完整剥离，就会造成大出血。如果植入面积很大或很深，开刀时只要尝试将胎盘剥开就会出现大出血，造成无法收拾的出血状况。一旦遇到这种情形，若孕妈咪已经没有打算再生育了，有些医师可能会直接将子宫拿掉以保住产妇的性命，而不尝试剥离胎盘。

万一胎盘不只穿透子宫壁，而是已穿透膀胱或其他脏器时，危险性更高，有时需要其他专科医师加入协助。因此，植入性胎盘对医师是一个很大的挑战。

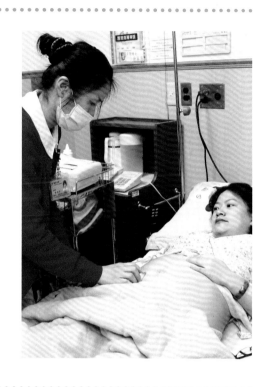

❹ 小心胎盘早剥

什么是胎盘早剥

胎盘应该在生产后才会剥离，但若发生在生产前，就称为胎盘早剥。胎盘早剥不一定只发生在孕期的某个阶段，从怀孕10周到20、30周都有可能发生，不过通常在怀孕20周之后才会正式称为胎盘，也才能确切给出胎盘剥离的诊断，在这之前只称为绒毛膜下出血。

胎盘早剥的发生原因

胎盘早剥的发生原因包括受到强烈碰撞或不明原因，其中可能与某些因素有关，如抽烟、妊娠期高血压疾病或前一胎有胎盘早剥等，少数也可能因脐带较短，胎儿活动时牵扯脐带而造成胎盘剥离。

胎盘早剥对胎儿的危害

有些胎盘早剥会有出血情形，如果剥离面靠近子宫颈开口，就很容易出血；如果剥离面在子宫后半部，血液就不容易流出。对妈咪而言，持续出血可能造成休克；对于胎儿，则会因为供应氧气、养分以及排出废物的管道中断，而导致胎死腹中。到底胎盘早剥对胎儿的影响有多大，要看胎盘早剥的严重程度，而如果发现太晚，胎儿死亡几率很高，甚至连孕妈咪也有生命危险。

胎盘早剥的预防

胎盘早剥是无法事先预防的，只能从避免以下四种高危险因子着手。

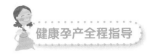
① 避免碰撞。

② 戒烟。

③ 预防妊娠高血压。

④ 预防妊娠期高血压疾病。

虽然这些因素不一定都会造成胎盘剥离，但还是要尽可能避免。

爱心小贴士

绝大部分孕妇都可以顺利怀孕生产，只有少数会有前置胎盘、胎盘早剥等问题。孕妈咪不必太过紧张，只要配合产检，并提高警惕，发现异常时立即就医检查，就能确保宝宝和自己的健康，平安度过怀孕生产期。

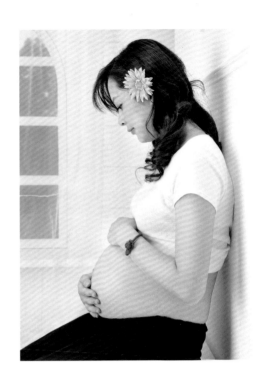

⑤ 注意胎盘早剥的征兆

孕妈咪若出现持续、定点的腹痛，应立即就医。通常怀孕周数越早，通过超声波诊断出胎盘剥离的机会就越高。如果周数太大，超声波检查反射的范围有限，如胎盘位于后壁位置，再加上胎儿的躯干以及羊水量多寡的影响，就不容易看到。不过在检查时也可能较难分辨，例如胎儿胎盘的静脉窦会储藏一些血液，超声波看起来很像胎盘早剥的血肿，此时应进一步确认，如果无动态的血液流动，很可能就是胎盘早剥。

除非剥离后出血不多，没有比较明显的不适，否则大部分胎盘早剥都会出现较剧烈且持续性的腹痛，不像子宫收缩时有规律的疼痛，而且是同一个点在痛。因此，孕妇如果有持续性腹痛，肚子变硬，胎动变差，并且有破水（带有葡萄酒色，量多会像桃红色）的出血情形，就要立即就医。如果胎儿已足月，妈咪情况稳定，

可以进行引产。若未到可以生产时，则要尽量给予安胎。假如妈咪生命迹象不稳定，必须紧急进行剖宫产。

临床曾发生有孕妇连续几天腹痛，误以为子宫收缩造成，后来到医院检查才发现是胎盘早剥，此时已经胎死腹中，无法挽救。因此，妈咪必须有警觉性，一旦感觉腹痛，千万不要忍，最好就医检查比较保险。

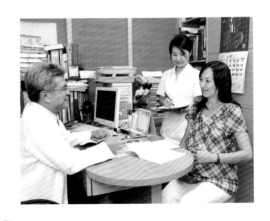

6 避免胎盘钙化

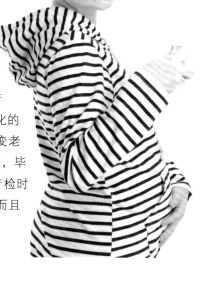

胎盘会在怀孕的后期慢慢出现钙化情形。据统计，怀孕33周左右，几乎一半的孕妈咪都存在胎盘钙化的现象。钙化就是老化。随着怀孕周数的增加，钙化情形就越明显，胎盘功能受影响程度就越大，也会对胎儿造成不良的影响。因此，孕妇尽可能要在怀孕41周前生产，不要超过预产期太久。超过42周就属于过期妊娠了。

胎盘钙化不一定在超过预产期时才发生。在预产期之前，通过超声波检查便可看出胎盘多少有一些钙化的点，但这是正常的现象，就如同人随着岁月推移也会变老一样。妈咪们不必担心，通常医师不会只关注胎盘钙化，毕竟胎盘钙化严重影响胎盘功能不会在瞬间发生，只要产检时胎儿的心跳与妈咪的宫缩都很正常，就不会有问题，而且医师也不会等到问题发生时才进行处理。

7 需要提前入院待产的情况

经过系统产前检查后，如果发现孕妈咪有下列情况，就应按医生建议提前入院待产，以防发生意外：如果孕妈咪患有内科疾病，如心脏病、肺结核、高血压、重度贫血等，应提前住院，由医生周密监护，及时掌握病情，及时进行处理。

需要提前入院待产的情况如下：

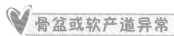 骨盆或软产道异常

经医生检查确定骨盆及软产道有明显异常者，不能经阴道分娩，应适时入院，进行剖宫产。如果孕妈咪患有中、重度妊娠高血压疾病，或突然出现头痛、眼花、恶心、呕吐、胸闷或抽搐，应立即住院，以控制病情的恶化，待病情稳定后适时分娩。

胎位不正

如果胎位不正，如臀位、横位等，或多胎妊娠，就需随时做好剖宫产准备。

有急产史的经产妇

有急产史的经产妇应提前入院，以防再次出现急产。

过期妊娠者

前置胎盘或过期妊娠者应提前入院待产，加强监护。

总之，对于患有妊娠并发症的孕妈咪，医生会根据具体病情决定其入院时间，孕妈咪及其亲属应积极配合，不可自作主张，以防发生意外。

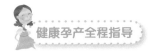
⑧ 胎儿脐带绕颈

脐带打结并不影响养分供给

脐带是连接胎儿与胎盘唯一的重要通道，脐带有三条血管负责血液交通，是胎儿生长发育的命脉。除了血管之外，脐带由胶原物质填充，可避免血管绕曲而无血流发生。换句话说，因为脐带含有丰富的胶质，像鳗鱼般滑溜，所以不会影响血管畅通，就算胎儿的脐带打死结，也很少出现缺氧的情形。足月胎儿的脐带长30～70厘米，短于35厘米或长于100厘米，甚至300厘米的都有过，脐带过长或过短有可能发生短暂的胎心变慢现象。通常胎位不正的胎儿脐带会短5厘米左右。

脐带绕颈并非胎死腹中的原因

脐带绕颈是很常见的现象，大约20%的胎儿有脐带绕颈一圈的情形，而三圈以上的占0.2%。在生产时也偶有哭声正常的新生儿，有绕两圈或三圈的情形。如果脐带受到压迫，容易导致胎儿缺氧，引起胎心变慢，在胎心监测中很容易诊断。由于胎儿在出生前不需要呼吸，因此即使脐带绕颈，也只需要注意胎心有无重大改变即可。出生后绕颈的脐带很快就可解开，更是不必害怕。

脐带绕颈并不是胎死腹中的常见原因，只是有可能出现胎心变慢的情况。待产时，可由胎心音监测器来观察胎心是否有变异性心跳过慢，只有严重的变异性心跳过慢，须及时行剖宫产。偶尔出现的胎心变慢，在母亲侧睡后或改变姿势后就会消失了。

小贴士

进入孕晚期，胎位检查是必检项目，可通过超声波检查确认胎位。胎位不正并非百分之百要剖宫产，若孕妈咪的骨盆够宽，胎儿不过大，慎选有经验的产科医师，也可尝试自然生产。

⑨ 过期妊娠

怀孕超过42周以上便视为过期妊娠。通常怀孕到了40～42周时，胎盘会出现明显钙化、老化，以致胎盘功能降低，胎儿容易缺氧，还会出现解胎便和胎便吸入的情形。若过期妊娠未作处理，羊水可能逐渐变成绿色的便水。另外，胎儿可能因为越长越大而让生产过程变得比较困难，甚至带来难产、阴道裂伤以及产后大出血等问题。

若孕妈咪有过期妊娠的情形，则会在确认胎儿的预产期、周数及体重后，与孕妈咪及家人沟通意见，视情况进行引产。假如在产前超声波检查时发现胎儿过大，则可选择剖宫产的生产方式。

10 谨防早产

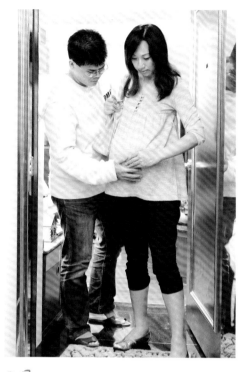

高运动量者（如运动员）以及过瘦的孕妈咪也可能因为羊水与胎盘过重而导致早产。过瘦的孕妈咪身体没有足够脂肪缓冲怀孕时可能遭遇到的各种轻或重的冲击，从而导致早产。

先兆性早产的征兆

先兆性早产的征兆包括尚属轻微的下腹部发胀；严重情形如腹部发硬且频率高、时间长，或者有经痛感、耻骨疼痛、尿频、子宫有下坠感、鼠蹊部感到不舒服、腰酸、分泌物增加或有东西要从阴部冲出的感觉，甚至出现破水、出血等情况，都应小心留意，并且尽快就医。

先兆性早产的处置

居家卧床休养

如果是轻微的早产征兆，建议孕妈咪放松心情，舒缓紧张情绪，多多卧床休息，有必要的话，甚至待在床上，不要下床走动。这些方法都能够改善轻微的早产征兆。

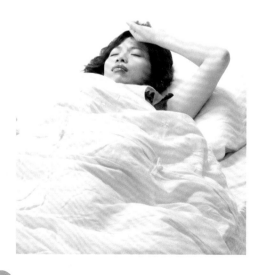

什么是早产

孕20周前发生提早分娩的情况，称为流产；孕20～37周提前分娩，则称为早产。

依照目前的医学技术，通常胎儿在孕24周之后出生才勉强有存活几率，孕30周以后出生胎儿存活率为80％；孕32周之后存活率为90％。提醒孕妈咪，假如胎儿有早产前兆，在情况允许下建议安胎至足月。虽然孕30周出生有80％的存活率，但只要是非足月生产的胎儿，都可能存在轻微或严重的并发症。孕妈咪若发现自己有早产征兆，应尽快到医院检查，由医师为您做完整的检查，并且依状况做专业处理。

早产高危险群

除了患有先天性自体免疫疾病、内科或呼吸道疾病等孕妈咪以外，临床也发现

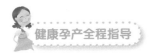
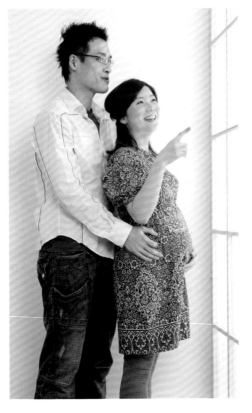

❶ 若曾有早产的经验，要更注意身体状况，与医师密切配合，千万不要到处走。

❷ 了解个人的身体状况，若有产兆发生（例如出血、流出水样液体、持续性腰部酸痛、腹部持续紧绷感、下腹部有下坠感或阴道有压迫感等），必须立即就医。

❸ 多休息，避免过于劳累和压力过大，尽量多休息。

❹ 注意饮食均衡，多摄取高纤维蔬菜和适量蛋白质、糖类、脂质。

❺ 善用医疗资源，和医院的医护人员或卫教人员保持联系，随时进行咨询和寻求帮助。

住院安胎

假如是严重的早产征兆，如腹痛、腹部发硬等，则要尽快就医，必要时住院，或通过口服药安胎，或通过密集追踪的方式，观察母体与胎儿的状况是否稳定下来。若安胎状况不甚理想，则会考虑进行催产。

♥ 如何预防先兆性早产

孕妈咪在整个孕期都应以轻松的心情面对，或者寻找适合自己的情绪出口，尤其进入孕晚期，孕妈咪更容易感到紧张，但切记不要给自己过大的精神压力，家人也应适时予以协助。此外，健康清淡的饮食、保持固定的运动习惯、怀孕20周后避免行房、避免提重物或会增加腹压的动作，都能够有效预防早产。可通过以下方法避免生出早产儿：

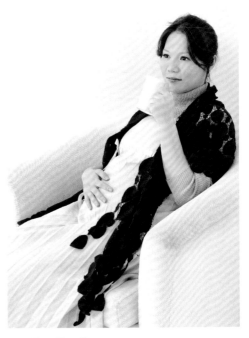

小贴士

若阴道出血、破水、子宫收缩变硬，在半个小时内发生3次，孕妈咪应提高警惕，尽早寻求医师的帮助。尤其早产高危险群、曾有早产病史者、高龄或少女等，都必须特别注意。

出血、破水、阵痛须立即就医

前置胎盘、胎盘早剥、前置血管破裂、子宫破裂都可能造成产前出血，必须尽快就医。此外，若妈咪有全身性水肿、持续性头痛、视力模糊、剧烈呕吐及腹痛、未能感觉到宝宝胎动等状况，也都应该尽快就医。

孕晚期，若是孕妇出现落红、阵痛或破水（有15%的产妇会在阵痛前破水）的产兆，要特别留意观察，破水或确定为真性阵痛一定要尽快就医待产。真假阵痛可以这样分：

真假阵痛 比一比

	假性阵痛	真性阵痛
子宫收缩频率	子宫的收缩不规则，痛的频率或强烈程度没有增加。要是改变姿势或躺下，收缩情形便消退	收缩频率紧密，即使改变姿势，收缩情形也不会停止
阵痛部位	下腹和鼠蹊部疼痛，而不是后下腰疼痛	疼痛从子宫上部扩散到后下腰，并且一直延伸到下腹部
处理方式	假性阵痛需静躺	真性阵痛必须尽快就医

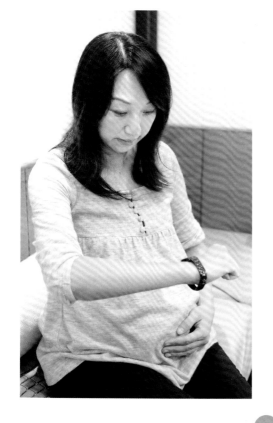

什么是破水？

孕妇如果突然感到有大滩水自下体流出，即称为破水。这是包裹胎儿的羊膜破裂导致的结果，破水后24小时之内，就会开始阵痛，且会增加感染的机会。若发现破水，一定要赶快提起包袱，送妈咪到医院生产啦！

爱心·小·贴士

孕期许多不适都是因为内分泌改变惹的祸，为了迎接健康的宝宝，还请孕妈咪们暂且忍耐一下，接受自己身体的变化，用各种方法让自己舒服些，毕竟这是此生难得能与宝宝独享的亲密共处时光啊！

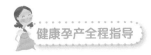

⑫ 胆汁淤积小心胎儿健康

若孕妇全身皮肤瘙痒，尤其以脚掌和手掌最严重，要当心这可能是妊娠期肝内胆汁淤积症的症状！虽然它对孕妇的危险性低，但却会增加胎儿死产的几率，因此妇产科医师及孕妇都须特别注意。

胆酸由肝脏细胞制造，主要用来代谢肠道脂肪。怀孕期肝内胆汁淤积，是指怀孕期肝胆内运输系统出了问题，使胆汁滞留，可能对胎儿有危险。妊娠期肝内胆汁淤积症的发生率在美国为每500~1000个孕妇中有1位，在瑞典为4%，智利和玻利维亚高达6%~27%，因此不同种族会有很大的差异。

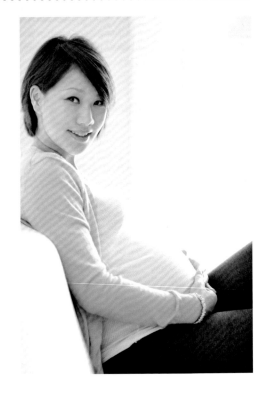

胆汁淤积的原因

怀孕中产生胆汁淤积的原因不明，但可能有下列原因：

◎ 雌激素高。

◎ 黄体素代谢异常。

◎ 基因异常：如多重抗药第3型基因异常。

◎ 药物：如肾脏移植后服用的抗排斥药物。

◎ 丙型肝炎。

胆汁淤积的症状

◎ 黄疸：黄疸症状的发生率为10%~75%。

◎ 主要症状：孕妇胆汁淤积的主要症状为全身性皮肤瘙痒，以脚掌和手掌发生最早和最严重，渐渐扩大至上臂和小腿，最后至躯干和脸。

◎ 其他症状：包括失眠、疲倦、全身不适、食欲不振、上腹不适等；部分患者尚有暗色小便、脂肪性大便等。这些症状皆缺乏特异性，对孕妇没有危险，但对胎儿有危险。此外，孕妇患者因对脂肪吸收不良，可能会因维生素K缺乏而导致产后大出血。

胆汁淤积好发时机

胆汁淤积多发生在孕晚期（7~9个月），少数在孕中期（4~6个月）后段，皮肤瘙痒的症状会一直持续至生产，产后很快就会消失。

胆汁淤积的诊断

检验主要为结合性胆红素增加，但血清中总胆酸浓度会上升10~100倍。胆汁淤积患者的肝功能指数一般是在正常至中等度升高之间。脏器切片并非诊断肝内胆汁淤积的必检项目。

胆汁淤积对胎儿的影响

根据研究报告，患有妊娠期肝内胆汁淤积的孕妇，早产几率为19%～60%，死产发生率为1%～2%，胎儿窘迫发生率为22%～33%，羊水中有胎便占27%。

造成胎儿死亡的原因尚不明，但死亡的胎儿通常羊水中有胎便，可能是因胎儿血清中胆酸过多所造成。经动物试验知道，这些物质对胎儿有毒，可导致胚胎死亡、出生后有缺陷和胎儿生长受限。

胆汁淤积的治疗

妊娠期肝内胆汁淤积症的治疗，主要遵循以下几个方针：

① 优利胆为最有效和最常用的药物，可以降低胎儿胆酸，也可以使肝细胞中的胆酸浓度降低，对胎儿十分安全，应使用至生产后才停止。

② 另一种较常用药物为口服类固醇，可以抑制胎儿雌激素的产生，可以治疗妊娠期肝内胆汁淤积症，但不宜使用太久，避免产生副作用。

③ 对于严重的脂肪性大便，在生产时需补充油溶性维生素K，以防止产后出血。

④ 由于妊娠期肝内胆汁淤积症会导致胎儿突然死亡，因此当胎儿的肺已成熟时，应尽快生产。有些医师主张在孕36周或更早，每周做羊水检查，若发现羊水中有胎便染色或胎儿肺脏已成熟，立即引产。

提高警觉，提早生产！

妊娠期肝内胆汁淤积症会增加胎儿死产几率，且无法预防死产，一旦诊断成立，除予药物治疗外，需严密监视胎儿状况，一旦胎儿肺脏成熟，便立即生产，以免胎儿发生不幸。

13 妊娠瘙痒性荨麻疹

发生原因

妊娠瘙痒性荨麻疹的发生几率为1/130～1/300，是因怀孕引起的常见皮肤痒疹。通常都发生在第一胎的孕晚期，随着胎儿出生，症状也将解除。

症状表现

妊娠瘙痒性荨麻疹会让孕妈咪感到瘙痒难耐，甚至痒得影响夜间睡眠质量，之后随丘疹与痒的部位散布，数天内便会侵犯至臀部和大腿，通常痒感及皮疹于产后数天可以自动消失。

治疗方式

对症治疗，用外用类固醇搭配口服抗

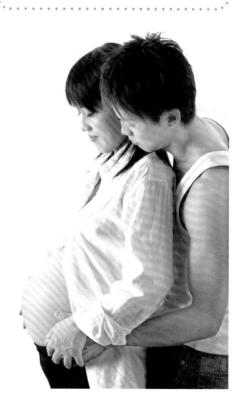

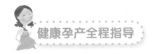
组织胺，减少不适感，通常经治疗后症状可获得有效控制。

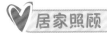
居家照顾

患有妊娠瘙痒性荨麻疹的孕妈咪应尽量待在有空调的环境中，避免高温或温差过大的环境对肌肤产生刺激。另外适时对患部进行局部冰敷，也可擦拭乳液，增加肌肤水分。即使患部瘙痒难耐，也不可以直接用手指抓，可改以按压或拍打的方式，以免指甲抓破肌肤造成伤口。

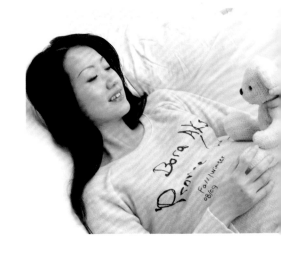

❶❹ 当心妊娠期高血压疾病

最近有位怀孕近9个月的年轻准妈咪，来产检时发现血压突然高到160/110，比正常人的数值(120/80)或她自己以前的血压都高出许多！她猜想这可能是因为下午在办公室与同事发生不愉快所引起的暂时性高血压。在医师建议下，休息了半小时后再量，结果却更高，竟到了165/110。这时连

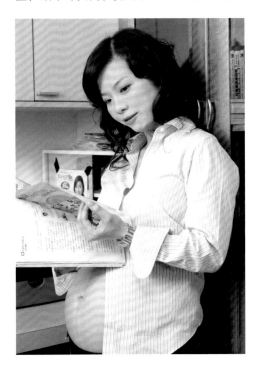

尿液的检查也发现竟有3+的尿蛋白。这表示肾内的排尿系统已受损，因无法过滤，而致蛋白质外渗至尿液中。经过医师详细解说，才知道自己得的是可怕的妊娠期高血压疾病，才明白这两周下肢突然严重水肿的原因。

典型症状

高血压、水肿、蛋白尿是妊娠期高血压疾病的三大典型症状，当这些症状严重时，不但母亲有危险，连胎儿也有危险。这种高血压发作的时间不一定，多半是第一胎的妈咪在孕中期(20周以后)突然发作，而且以夜间高血压为多。

引发原因

事实上，妊娠期高血压疾病的真正原因至今仍不明。也有研究认为这与免疫有关，也就是母亲与父亲的免疫不合所引起的过敏反应，但证据不足。虽然妊娠期高血压疾病与营养有部分的关系，在怀孕时，补充钙及深海鱼油有预防的作用，但也不是完全能够预防。

定期产检为防治之道

在预防方面，仍以定期产检为主。全身性水肿，尤其是手及脸的水肿较危险。验尿时，要取中段尿，孕妇分泌物较多，在验尿时要用纸巾轻拭外阴，用三个尿杯分段连续接尿，第二杯的尿液最有代表性及诊断价值。一般女性在验尿时，都应取中段尿液检查，否则极易被误认为尿路感染或肾炎，妈咪们不可不知。

治疗与处理

治疗妊娠期高血压疾病的原则是分秒必争，在母亲血压不超过160/110以上，肝肾功能正常的前提下，用胎心监视器观察胎心状况良好时，可以继续观察，保证充足的休息，在医师指导下用药或住院治疗。但上述治疗原则适用于胎儿仍不足月

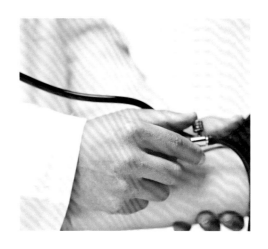

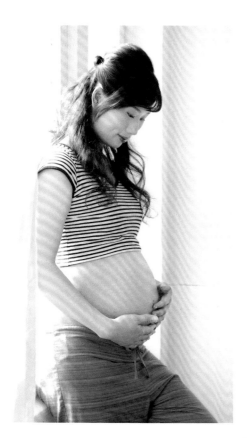

时（24~34周以前），一旦孕34周以后，就要提早生产。只要在胎盘娩出24小时之后，妈咪就安全了。这是因为产生高血压的原因至今仍不明，但只要胎儿出生，胎盘娩出后，所有症状就会不药而愈。至于第二胎以后再发生高血压的机会就少多了。孕妈咪发生高血压时胎儿已足月，这是最幸运的，只要在医师建议下提早生产，胎儿便一切正常，产后的第三天血压就可恢复。不过，若是妊娠期高血压疾病发生在孕六月（孕24周）就很棘手，甚至在情况紧急时为了保住母亲，需要做出将不足月的胎儿娩出的痛苦决定。

由于妊娠期高血压疾病是导致孕妈咪死亡的主要因素之一，因此是所有孕妈咪必须要了解的常识。

爱心·小·贴士

患妊娠期高血压疾病的孕妈咪应多吃芹菜、鱼等。芹菜可镇静降压，取芹菜连根洗净切碎，加粳米同煮成降压芹菜粥，分早晚顿服。鱼肉也是防治妊娠期高血压疾病的理想食品。

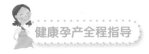
15 妊娠期糖尿病的防治

什么是妊娠期糖尿病

妊娠期糖尿病是指妊娠期发生或发现的糖尿病，其发生率为1%~5%。妊娠期复杂的代谢改变使糖尿病的控制更加复杂，患者的分娩期并发症和胎婴儿并发症的发生率也明显增高。因此对妊娠期糖尿病患者在妊娠、分娩及产后各阶段做好血糖监测和护理是减少母婴并发症的重要环节。

控制饮食

控制饮食是治疗妊娠期糖尿病的主要方法，理想的饮食应该是既能提供维持妊娠的热量和营养，又不引起餐后血糖过高。

按孕前标准体重计算每日所需的总热量介绍如下：

若孕妈咪为低体重，每日所需总热量为167千焦/千克体重。若孕妈咪为正常体重，每日所需总热量为126千焦/千克体重。若孕妈咪为高体重，每日所需总热量为100千焦/千克体重。

孕中、晚期适当增加碳水化合物的量。主食每日250~300克，蛋白质每日1.5~2.0克/千克体

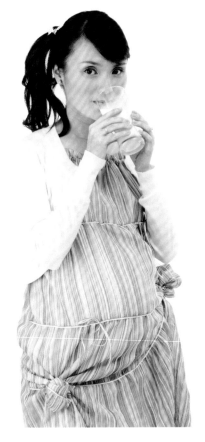

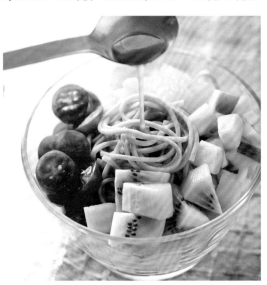

重，每天进食4~6次，睡前必须进食1次，以保证供给婴儿的需要，防止夜间发生低血糖。

除蛋白质外，副食的摄取量以孕期体重每月增长不超过1.5千克为宜，孕前体重正常的女性整个孕期体重增长控制在9~15千克，孕前体重肥胖的女性孕期体重增长控制在8~10千克。

每天吃1个水果，安排于两餐之间，选择含糖量低的水果，如苹果、梨、橘子等。

小贴士

黄鳝是高蛋白、低脂肪食品，能补中益气，治虚疗损，孕妈咪常吃黄鳝可防治妊娠期糖尿病。

孕晚期胎教

1 孕晚期胎教原则

　　进入孕晚期，胎动会更加活跃，孕妈咪除了可以和胎儿说说话之外，也可以念一些故事书给胎儿听，还可以多看一些可爱的宝宝照片，让自己随时都能有好心情。此外，由于肚皮日渐变大，若孕妈咪仰卧睡觉会感到不适，可改为左侧卧的姿势。

　　孕晚期已经相当接近生产期，孕妈咪和胎儿的沟通就会变得更加密集，此时，可以告诉胎儿，自己正在做什么事，比如："妈咪正在挑你的衣服哦！""我跟爸爸要去散步呢！"假如胎动较为激烈，孕妈咪也可以轻摸肚皮，试着告诉胎儿："宝贝要乖哦，爸爸妈妈都希望你健康快乐！"

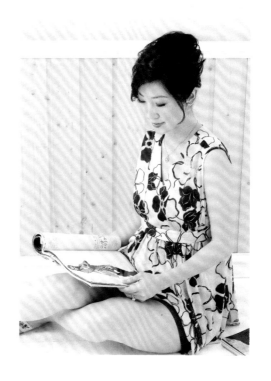

2 做好胎教的五大前提

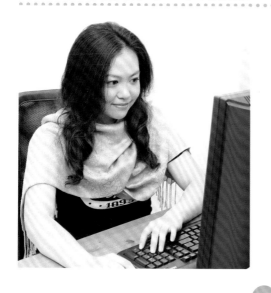

　　❶ 孕妈咪要先照顾好自己，才有能力照顾好胎儿。

　　❷ 注意孕妈咪的营养，胎儿才会长得好。

　　❸ 孕妈咪要先减轻自己的压力，可以通过听音乐、与人谈心、休闲活动等方式，来促进快乐激素脑内啡的分泌。

　　❹ 胎教是随时随地都可以进行的，不必太刻意地进行胎教。

　　❺ 记住，多爱自己就是多爱胎儿，好心情就是最好的胎教。

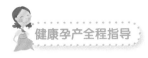
③ 光照胎教

光照胎教的作用

医师指出，胎儿从怀孕第16周开始就有视觉，用光照时，胎儿能够感觉到光线的变化，用微光穿过肚皮稍做刺激，可以促进其视觉的发展。

光照胎教的做法

用微光照射约5分钟： 当胎儿处于活动状态时，用手电筒的微光持续照射，胎儿可能会通过转身来反应。不过光线不宜太强，也不能照射太久。另外，体重越重的孕妈咪，肚皮脂肪会越厚，光线不易穿过，可能需要开较强的光。

结束前连续开关手电筒电源： 可在光

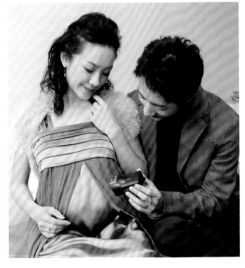

照胎教结束前连续开、关手电筒数次，加强光线的变化，以刺激胎儿的视觉。

④ 接触胎教

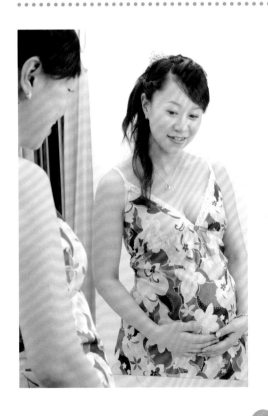

接触胎教的作用

接触胎教法是指妈妈用肢体碰触肚皮的方式和胎儿做互动。接触的方式包括抚摸、触压及拍打。胎儿在孕16周后，已渐渐产生触觉，可以感觉到妈咪对肚皮的接触。当妈妈在和胎儿互动时，除了能传达爱意之外，还能促进胎儿的身体发展，使其感受到自身与外在环境的关系。

接触胎教的做法

抚摸： 抚摸通常是妈咪对胎儿表达爱意的表现。当胎儿醒着的时候，若感受到妈咪的双手，便可能以翻身来做响应，如此形成良好的触觉刺激，也可以促进大脑功能的协调发育。孕妈咪可以在睡前或有空的时候，半坐卧在床上或沙发上，放松身心，然后用双手由上至下、从右至左，以固定、规律的方向来回抚摸，就像在抱一个真的宝宝那样抚摸。抚摸时切忌过于用力，也可以搭配语言，和胎儿说说话，让胎儿感受到母亲十足的爱意。

触压：怀孕24周以后，就可以通过触压的方式来和胎儿做互动。通常较大力量的触压会引起胎儿踢动、闪避、吸吮或翻身的响应，若是没有，妈咪也不用过于担心，有可能是胎儿处于睡眠情况或是他的位置不方便翻身。这些刺激所引起的肢体反应都可以帮助胎儿肢体肌肉的发展。可在晚上睡前进行，持续5～10分钟，需要注意的是触压的力量不宜过大，以免使胎儿受到惊吓。

拍打：拍打和触压是类似的方式，只是拍打接触的时间比较短，但是力度稍大，频率较高，一样都会引起胎儿的肢体反应。由于拍打会让羊水产生较大的波动，因此胎儿可能出现较多的反应，也可能让胎儿有一种像船在海上晃动的感觉。这种晃动的感觉可以刺激胎儿的本体觉发展，也就是让胎儿了解身体与环境之间的关系。

 触摸胎教的注意事项

❶ 不要一次玩太久，大约十几分钟就可以，因为胎儿很嗜睡，不要影响胎儿的睡眠和作息。

❷ 千万不要震动太厉害，以免造成子宫收缩，可能有流产或早产的危险。

❸ 若孕妈咪有出血或子宫收缩的状况，不建议进行触摸胎教。

❹ 千万不要剧烈摇晃肚子，以免流产或早产。

⑤ 艺术胎教

孕妈咪通过艺术欣赏与练习，除了可陶冶性情、提高文化素养外，还能给胎儿一个更安宁的环境。

 艺术胎教的做法

艺术胎教的方式可以依孕妈咪的兴趣而定，例如有的妈咪喜欢跳舞，有的妈咪喜欢唱歌、绘画、写书法、阅读、听音乐会、看画展等，在颐养性情的同时，也别忘了做胎教哦！孕期中任何时候都可以做，但等孕24周胎儿有听觉之后做，相信效果会更好！

艺术胎教的作用

将所看到的事物、形状、颜色、此刻的心情说给胎儿听，有助于胎儿的情绪稳定及大脑发育。

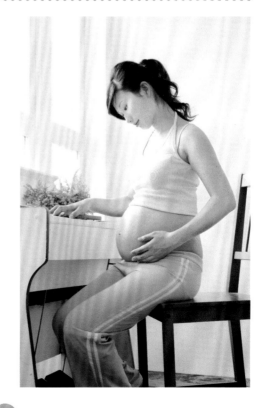

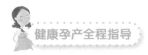
⑥ 心情胎教

一般来说，人类在开心和紧张时，分别会分泌快乐激素和压力激素，而且这些激素会通过孕妇影响胎儿，所以孕妈咪们不可不注意自己的情绪起伏。

♥ 压力激素

当孕妈咪情绪不好时，就会产生压力，便分泌肾上腺皮质激素，又称为压力激素，这种激素会通过胎盘影响胎儿，进而影响胎儿的神经系统发育，从而影响到胎儿的发育与营养吸收，甚至会引起早产，还会使流向子宫、胎盘的血液减少，使胎儿发育受到影响。情绪不好的孕妈咪容易早产或生下低体重儿。

♥ 快乐激素

如果孕妈咪心情愉快，脑垂体就会分泌所谓的快乐激素——脑内啡，能使人心情愉悦。研究证实，当孕妈咪在听优美的音乐，或开心地跟胎儿对话、抚摸互动时，孕妈咪就会分泌快乐激素脑内啡，从

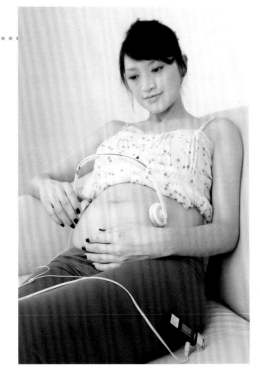

脑部开始分泌之后到达全身，接着传送给胎儿，使胎儿受到快乐激素的正面影响。孕妈咪有好心情，就是最好的胎教！

小贴士

孕妈咪的压力或快乐都会影响胎儿。曾有研究从脐带血测出含脑内啡的成分，再次说明了胎教的作用。

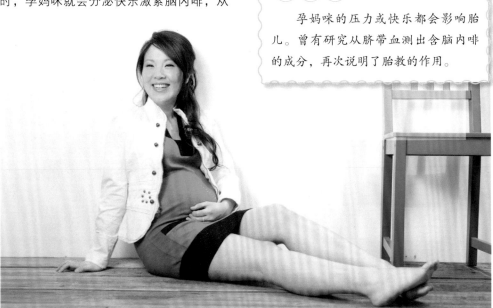

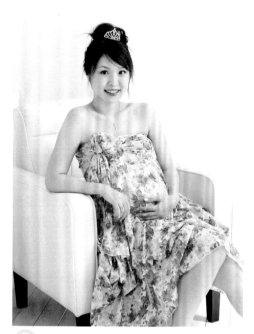

7 想象会让宝宝更聪明

准妈妈在欣赏文学作品或绘画作品时，可以积极展开对情节场景或画面意境的联想，将美好的感受传递给腹中的宝宝，孩子接收到良好的意识信息，从而促进意识的萌芽和心智的发育，让宝宝更加聪明。

爱心小贴士

胎教活动不要拘泥于每天都要做，或一次要做多久，以孕妈咪方便为主，轻松做、做得开心最重要。

8 准爸爸胎教

♥ 准爸爸胎教的作用

母爱是女人的天性，自从怀了宝宝之后，孕妈咪会认真调整好自己的生活，吃东西、生活作息一切都变得规律，还会时不时地对肚子里的宝宝说说话，让宝宝感受到妈咪的爱意，宝宝最直接的胎动反应更能让孕妈咪感到兴奋不已。

上述这些或许是准爸爸无法体会的，也就是因为如此，准爸爸可能苦恼于该如何参与胎教。虽然和胎儿没有脐带的连结，但在胎儿时期，爸爸的胎教和妈咪同等重要，因为胎儿容易听到频率较低、低沉的声音，所以，胎儿反而比较容易听到爸爸的声音，爸爸便可以利用这点多和胎儿说说话，让他熟悉自己的声音，重要的是也能让胎儿感受到爸爸的关怀与用心。

此外，准爸爸参与胎教可让孕妈咪感受到爸爸对胎儿及怀孕的重视，能获得更多的安全感，也能使孕妈咪拥有好心情。

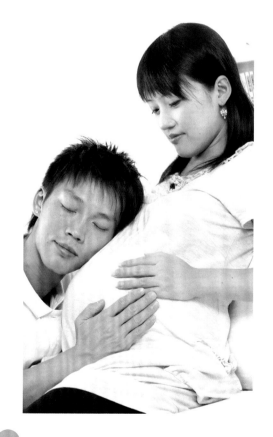

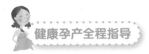
♥ 准爸爸胎教的做法

体贴孕妈咪：准爸爸参与胎教的最大重点便是让孕妈咪保持愉快的心情。孕妈咪的心情会直接影响胎儿的发育，因此，在怀孕期间，准爸爸可要更体贴一些，给孕妈咪多一些安全感，也就是当孕妈咪稳固的后盾，使她不用再花心思想东想西，这样也能让孕妈咪的心情维持在最佳状态哦！

执行各种胎教法：上述的几种胎教法，准爸爸都能执行。不要认为少了脐带的相连就没有任何用处，只要是外在刺激，都能引起胎儿的反应，都能促进他的发育。只是当准爸爸在执行接触胎教法时，要特别控制自己的力道，因为男生的力气较大，不小心吓着胎儿，那就不好了。

关心孕妈咪的生理心理状态：若是准爸爸忙于工作，没有多余的时间可以和胎儿互动，那么也要记得随时注意孕妈咪的精神、心理、生理、体力等状况，协助妈咪做好孕期的保健。

⑨ 准爸爸是执行胎教的重要角色

胎教不仅仅是准妈咪的事，需要夫妻俩共同参与。那么准爸爸要怎么做胎教呢？

❶ 注意准妈咪的营养，让胎儿能吸收到充足的养分。

❷ 有空时，跟准妈咪一起摸摸肚子、跟宝宝说说话。

❸ 经常关心准妈咪的需求。

❹ 一起进行喜欢的、安全的休闲活动。

❺ 陪准妈咪聊天、散步。

❻ 让准妈咪保持好心情，就是最好的胎教。因为让孕妈咪快乐，胎儿就快乐。

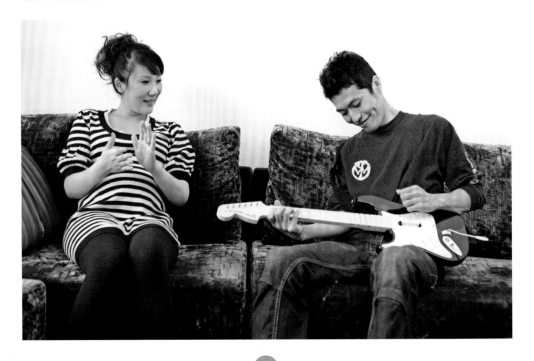

PART5

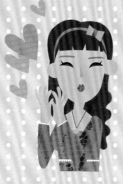

分娩期保健

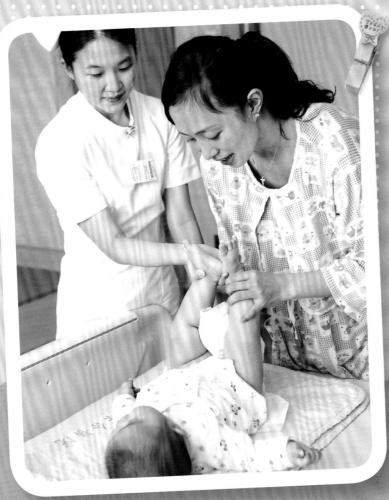

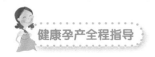

分娩前妈妈与宝宝用品的准备

❶ 新妈妈用品的准备

束腹带

孕妈妈生下宝宝之后，肚子里原来让宝宝居住的空间会突然被空出来，使用束腹带可以帮助子宫、其他腹部器官回复到原来的位置，同时可以支撑妈妈的腰腹部，防止腰部酸痛。

对于剖宫产的新妈妈来说，束腹带更是帮助固定伤口，让妈妈下床活动也不会拉扯到伤口的好帮手。目前医院通常会请剖宫产的新妈妈在产前自行准备或由医院准备束腹带，在做完手术之后就可穿上。

孕妈妈应选择透气(例如棉质)、伸缩性良好的束腹带，千万不要穿得过紧，让自己透不过气来，同时尽量准备两件束腹带做替换。

由于产后42天是身体恢复的关键期，因此建议妈妈最好能穿戴30～40天。之后若腹部复原状况良好，则不必再使用。

若不穿束腹带，肚子与骨盆就无法恢复原状了吗？

束腹带可以协助器官复位，但这不代表不使用束腹带，腹部就无法恢复原状。另外，妈妈怀孕时分泌的激素会使骨盆韧带变松，并且较有弹性，以适应生产需要，但生产过后，这些激素会停止分泌，扩张的骨盆会逐渐恢复到原有的大小，与穿束腹带并没有直接的影响。不过如果坐月子的时候变胖，脂肪会堆积到骨盆四周，臀围就可能因此变大。

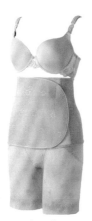

束腹带

塑身衣裤

塑身衣裤的功能主要在于雕塑身材，包括托高乳房、防止驼背、提臀，以及修饰全身的线条等，妈妈可依个人需求选择不同的款式。

有意使用塑身衣裤的妈妈，必须在恶露排完或是量较少以及阴部伤口复原之后再穿，否则会影响恶露的正常排出，或引发阴部感染问题。束裤贴身的程度应该由松到紧，一开始先穿得松一点，过几天再慢慢调得紧一些，千万不要让自己透不过气。因为如果塑身内衣的吸汗性与透气性较差，束得过紧，就有可能使皮肤起疹子，或出现其他不适状况，同时也容易引起阴道炎症。如果可能，最好选用外阴部有开口或较透气的塑身衣裤。

医护人员提醒妈妈，塑身衣裤虽可塑形，但无法减去身上的脂肪，要想瘦身，还是得靠适当的运动才行。

吸乳器

喂母乳最好的方式是让宝宝直接吸吮，但是当妈妈必须与宝宝短暂分开，特别是休完产假回去上班，或乳房太胀、乳头破皮严重时，就不得不先挤出奶水。妈妈不仅可以用手挤，还可以用吸乳器挤奶，更省时、省力。

❶ 吸乳器的分类

手动吸乳器的吸力大小与吸奶频率皆为人工控制，优点是轻便，且随时随地可用。如果使用电动吸乳器，妈妈拿住吸乳器，就不必花力气挤奶，但前提是要有电源。电动吸乳器可依吸力大小、吸奶频率、单边吸奶或双边吸奶等功能上的差异分为好几种，简单来说，大致可分为大型电动吸乳器与小型吸乳器。

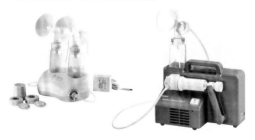

小型双边电动吸乳器　　　　大型电动吸乳器

❷ 如何选择吸乳器

吸乳器的吸奶频率应接近婴儿的吸奶频率，这样妈妈的乳房才较能适应。选购时，以吸力范围较广的机器为佳，这样可以依据妈妈的需求或喜好做调整。不过，购买吸乳器尚需考虑到预算、妈妈是否经常外出等因素，并非特定机器才是最好的。

产褥垫与卫生巾

产褥垫与卫生巾相类似，产褥垫的吸水性比一般卫生巾更强。孕妈妈产后恶露排出的量极大，需要使用产褥垫。等到恶露的量逐渐变少，妈妈可更换不同尺寸的产褥垫或一般的卫生巾。记得使用时要勤于更换。

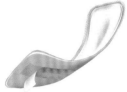

孕妈妈产前产后都需保持
阴部的干爽

哺乳衣

哺乳衣的设计不仅让妈妈方便喂奶，尤其是在外喂奶时，还可避免乳房裸露于外。有意哺乳的孕妈妈在产前就可购买哺乳衣，因为有些哺乳衣的材质弹性很好，也可作为孕妇装。若不打算购买哺乳衣，妈妈则可穿着前方有扣子的衣服，或选择容易掀开的上衣，都可满足喂奶的需求。

溢乳垫

产后妈妈的乳房只要受到一点刺激，就会溢出奶水，溢乳垫可吸收不慎溢出的母乳，以免弄湿衣服。溢乳垫目前大致分为免洗型与可清洗型。

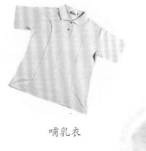

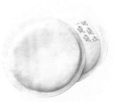

哺乳衣

溢乳垫

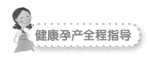
储奶袋

当妈妈挤出来的乳汁较多，又没有足够的奶瓶可装时，就可使用储奶袋，放置在冰箱里也不占太多空间。

手挤式挤奶漏斗

当妈妈用手挤奶时，可使用手挤式挤奶漏斗来接奶水，以免奶水漏出。

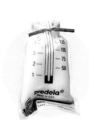
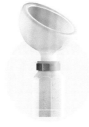

储奶袋 　　　　手挤式挤奶漏斗

母乳妈妈外出旅行袋

懒得自行准备挤奶用品与袋子的妈妈，可选购市面上的母乳妈妈外出旅行袋，袋中包含了挤奶所需使用的各项工具，方便妈妈外出使用。

② 宝宝用品的准备

奶瓶

由于新生儿一天大约吃六餐，因此应该准备6个大奶瓶和2~3个小奶瓶。大奶瓶在喂奶时使用，小奶瓶可用来为婴儿提供足够的水分，用完后都要做好消毒工作。一般而言，奶瓶材质分为玻璃材质及PC材质两种。应选择可经多次煮沸、容易清洗、瓶底无接合线、瓶身刻度清晰易读、不容易藏污垢的奶瓶。目前市面上有一种免洗式奶瓶，用完即可丢弃，非常适合外出时使用。

喂奶枕头或气垫

喂奶枕头或气垫可以让妈妈随时用舒服轻松的姿势喂奶。市面上有各种方便妈妈喂奶的枕头，妈妈可多了解比较。

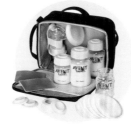
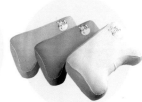

吸乳器外出旅行袋 　　　　喂乳气垫

产痛减压垫

产痛减压垫是一种中空气垫，针对产后妈妈因伤口疼痛导致坐立不安而设计，可分散坐立时肌肉对伤口的压迫感。妈妈刚生产完，阴部伤口尚未复原，或痔疮疼痛程度严重时，均可使用产痛减压垫。

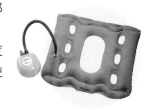

产痛减压垫

奶瓶奶嘴与安抚奶嘴

在选购奶嘴时，最好选择外型接近乳头的奶嘴，这样能促进宝宝上下颌、脸部肌肉的发育及舌头吐纳的发展。奶嘴底座的空气孔则可确保流量稳定，并避免瓶体凹陷。父母可仔细观察宝宝喝奶的时间是否过长，发育是否正常，以此来判断奶瓶奶嘴的吸孔流量是否适当。

值得一提的是，不管是奶瓶奶嘴还是安抚奶嘴，一旦出现老化、变形、破损，都应该立刻淘汰换新。市面上有针对不同年龄层的宝宝设计不同尺寸、吸孔不同的奶嘴，父母可依需要选购。

奶瓶消毒锅

奶瓶消毒锅可分传统式和蒸气式。传统式是采取煮沸消毒，只需一个不锈钢锅即可，等宝宝长大之后还可用于烹饪。目前多数家长会采用蒸气式消毒锅，其最大的优点是相当便利。

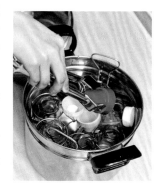

仔细消毒新生儿的食具，是杜绝细菌侵入宝宝体内的最佳方法。

奶粉

母乳是婴儿的最佳食品，在购买奶粉时，由于市售的奶粉多如过江之鲫，也各有其诉求的重点，父母们可多做比较后再进行选择。需要注意的是，若宝宝属于过敏性体质，则需在医护人员指导下选择适合的配方奶粉。

衣服

父母需为新生儿准备4~6件纱布衣、3~4件兔装、外出服、护手套等衣物。在选购衣物时，必须以宽松、棉质、透气为原则，且开口在前面，以方便穿脱和换尿布。

由于新生儿的体温较高，加上季节的变化，容易流汗，除了须为其准备纯棉、易吸汗的衣服外，还要给宝宝使用吸汗背垫，方便家长随时将背垫抽出，不必常常更换衣服。

袜子

通常新生儿可以穿毛巾袜。由于宝宝的脚较易流汗，父母在为其选择袜子时，应注意选择容易吸汗的纯棉质料，伸缩性强、较宽松的袜子可避免束缚宝宝的脚部。

纸尿片

好尿片需具备的条件是不渗透、吸收力强、剪裁合身、舒适、透气性佳、松紧带不可太松或太紧。目前许多尿片厂商推出各种不同功能的尿片，如尿湿显示功能、男女宝宝专用的尿片、专为新生儿设计的肚脐部位凹形剪裁等，其目的都是为了让宝宝舒适，让父母方便。医师强调，父母应为宝宝勤换尿布，这样才能预防尿布疹。

清洁用品

清洁用品包括洗发精、沐浴乳、柔湿巾、香皂等。由于宝宝肌肤的pH值呈中性，如果使用一般成人用的含皂性、偏碱性的清洁用品，就会破坏宝宝皮肤天然的保护膜，因此，在为宝宝选择清洁用品时，以中性、不刺激、非皂性的清洁用品为宜。

部分家长喜欢在宝宝洗完澡之后，为其抹上爽身粉，专家并不建议此种做法。因为一般的爽身粉均以滑石粉为主要成分，如果家长们使用不当，或习惯一次用太多，就容易造成宝宝呼吸道感染，再加上爽身粉遇湿后容易形成黏糊状，这样反而容易造成皮肤感染，如尿布疹。

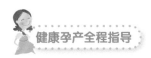
自然分娩全过程

① 自然生产产程全记录

每位孕妇由于其本身体质特点不同，怀孕与分娩过程也都不尽相同，不过大部分都遵循一定的规律。下面我们将针对大多数胎位、产程正常的产妇，以图解的方式，详细向准妈妈介绍由临盆末期至胎儿娩出的具体过程。

为了方便解说，我们将连续的分娩过程划分为若干个重要阶段，针对各个阶段产道扩张的状况，以及胎儿如何配合转动下降及娩出，同时医护人员会采取哪些医疗措施，以及如何教导待产妇度过分娩难关等，逐项加以说明。希望通过这样的介绍，准妈妈们能胸有成竹地面对生产过程。

在临盆末期，胎头进入骨盆腔，此时胎儿的脸部与身体转向母体左侧或朝右侧→胎头慢慢内回转旋转成枕部朝上（前）、颜面朝下（后）→胎头通过耻骨弧下缘，娩出胎头→胎头复位，转回原来的位置→胎儿脸朝左或朝右→娩出前肩膀→娩出后肩膀→生出身体与四肢→娩出胎盘，完成第二产程，进入第三产程（约30分钟完成）。

分娩过程可简单概括为：

①分娩阵痛，胎头下降→②伸展→③复位→④外回转→⑤娩出。

Station+1（头位高度+1，即坐骨棘假想线往下再降1厘米）；Station+2（头位高度+2，即坐骨棘假想线往下再降2厘米）；Station+3（头位高度+3，即坐骨棘假想线往下再降3厘米）

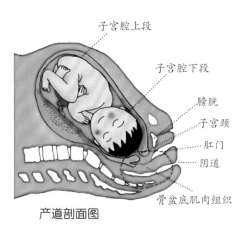

产道剖面图

子宫腔上段
子宫腔下段
膀胱
子宫颈
肛门
阴道
骨盆底肌肉组织

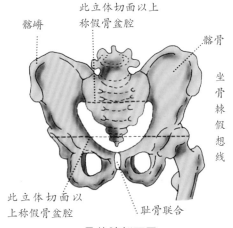

骨盆腔剖面图

此立体切面以上称假骨盆腔
髂嵴
髂骨
坐骨棘假想线
此立体切面以上称假骨盆腔
耻骨联合

② 自然生产全过程

临盆末期

❶ 胎儿下降机理

初产妇妊娠38周左右，胎头逐渐下降，越接近预产期，胎头越下沉。此时胎儿身体和脸部朝向母体的左侧或右侧。当开始出现规则性子宫收缩（即阵痛）时，胎头才由假骨盆腔进入真骨盆腔。

❷ 说明

子宫颈通常在自主性规则宫缩时开始松软且扩张，每一次宫缩都会将胎儿往下推挤，加上胎儿往前钻的力量，子宫颈逐渐变薄，并且逐渐扩张。有些产妇过了预产期虽未主观感觉到阵痛，但子宫颈已有松软扩张的迹象，若有医学的适应证，必要时医师则会认定此时适合于催生，而给予注射催产素，引发宫缩阵痛催生。

子宫颈开始扩张

❶ 胎儿下降机理

胎头在下降的过程中会逐渐往胸前弯曲，同时背部与枕部（后脑勺）开始朝12点钟方向旋转，以面向母体阴道口画一个钟面，子宫内胎儿的枕部与背部是从3点钟或9点钟方向，慢慢往12点钟方向旋转，直到胎头下降到达骨盆底为止。

❷ 说明

产妇在产兆出现时应到医院挂急诊。除了破水的情况须立即住院之外，其他如出现见红、间隔5~10分钟规则阵痛等现象时，待产室的医护人员会依据子宫颈厚薄与扩张程度及胎头下降的情况，判断产妇是否达到住院标准。

一般而言，子宫颈口张开3厘米以上，或子宫颈很薄，胎位很低，即暗示产妇可能已进入产程，应住院待产。待产后医护人员首先会给予产妇剃毛、洗肠、清洗会阴、打点滴等医疗措施，接着量血压、脉搏、体温，并用胎儿监视器检测母体宫缩与胎儿心跳频率，然后继续观察分娩过程的进展。

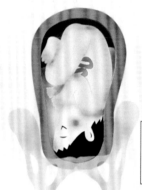

母体平躺
横切剖面图

母体正面直立剖面图

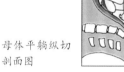

母体平躺纵切
剖面图

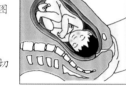

进入第一产程潜伏期

★从出现规则阵痛至子宫颈口张开4厘米，称为潜伏期。

★子宫颈口扩张缓慢。

★子宫收缩较不厉害，阵痛频率因人而异，平均3~5分钟一次。

★潜伏期的长短因人而异，通常胎头位置越低、子宫颈口越薄、宫缩频率越密集而强劲者的潜伏期越短，反之则越长。

★潜伏期太长对胎儿并无不良影响，产妇也无须因此手术。

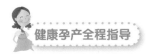
说明：

有些产妇即使子宫颈口已张开，但仍未感觉到阵痛，并不算进入产程，一定要等到出现规则阵痛，才表示子宫收缩足够强劲有力，能将胎儿一步步往下推挤，才算进入产程。同样，出现规则阵痛并不表示子宫颈口一定已经张开，但却算进入产程，因为子宫已经准备好要分娩。

开始出现规则阵痛时，母亲无须紧张，有人需数十小时，有人需数天才会进入活动期，视个人体质或胎次而定。

进入第一产程活动期

★从子宫颈口张开4厘米至子宫颈口扩张7～8厘米，称为活动期。

★初产妇每小时子宫颈至少扩张1.2厘米，经产妇每小时至少扩张1.5厘米。

★子宫收缩加强，阵痛持续的时间延长（40～60秒），阵痛间隔越来越短（1～3分钟一次）。

★初产妇活动期的长短各有差异，通常会在3～6小时间完成分娩。若超过此时限而未见生产，则应重新评估产程进展是否悖离正常曲线。

说明：

自进入活动期开始，医护人员应不定时为产妇内诊（平均每小时1次），并且记录子宫颈口扩张度与变薄程度，以及胎头下降的高度。将这些数据转换坐标上的点连线成一条产程进程曲线图，按此产程曲线可判断产程进展是否正常，也可预测分娩时刻。

一旦发现产程偏离正常曲线，就应寻找原因，及时处置。如果还是无法将产程拉回到常轨，就必须考虑通过剖宫产化解困境。譬如：活动期子宫颈口扩张速度不到每小时1.2厘米（初产妇）或1.5厘米（经产妇），甚至停滞不前，即使打催生针也无进展者，就应施行剖宫产。

子宫颈口开8厘米

❶ 胎儿下降机理

胎头继续旋转与下降，其枕部继续内回转向1～2或10～11点钟的方位。头部顶间最大横径通常已下降到坐骨棘假想线以下部位。

❷ 说明

子宫颈口扩张至7～8厘米后即停滞不前，3小时内子宫颈口无法全开者，也必须考虑剖宫产。

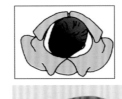
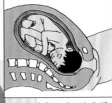
母体平躺横切剖面图

母体平躺纵切剖面图

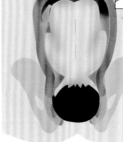
母体正面直立剖面图

进入第二产程，子宫颈口全开10厘米

★从子宫颈口全开至胎儿娩出，称为第二产程。

★胎头通过子宫颈口进入阴道→不断往前往下挤压→撑开阴道口→生出。

★此过程初产妇最多需两小时，经产妇最多需45分钟。

❶ 胎儿下降机理

胎头下降到达骨盆底，枕部逐渐转向12点钟的方位，头部顶间最大横径逐渐通过坐骨棘假想线，且完全向前胸弯曲，以最短径度通过耻骨下弧缘及产道（阴道），完成生产的最终目标。

❷ 说明

母体因骨盆底肌肉与直肠受胎儿压迫而产生便意感，会不自觉地想用力。此时应听从医护人员指示的用力方式：配合宫缩的频律，在阵痛时重复"吸气→憋气→用力"，帮助胎儿往前推挤。切记，在子宫颈全开之前不可用力，否则会导致子宫颈红肿，妨碍子宫颈扩张与生产进程。

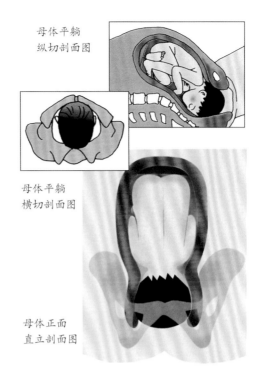

母体平躺
纵切剖面图

母体平躺
横切剖面图

母体正面
直立剖面图

胎儿下降至阴道口

❶ 胎儿下降机理

胎儿以枕部朝12点钟方向继续下降，头部最大横径逐渐通过+1、+2、+3的位置。到达+3位置时，距离阴道口1~2厘米，阵痛用力时，胎头会撑开阴道口（露出胎头）；阵痛间歇不用力时，又缩回阴道内。

❷ 说明

就经产妇而言，医护人员通常会在胎头最大横径达到+2或+3的位置时，将其送至产房准备生产。

有些胎儿虽然以最佳姿势下降，即脸下枕上，但因产妇没有力气或技巧不对而卡在产道间停滞不前超过两小时，或胎儿窘迫（心跳突然变慢或变快），医生应凭经验，评估是否应用真空吸引器或产钳辅助生产，或直接剖宫产。一切以分娩时间最短、胎儿能安全娩出为考虑原则。

母体平躺纵切剖面图

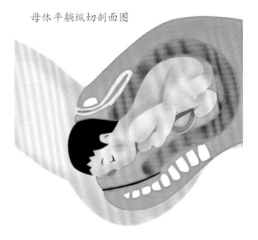

看到胎头撑开阴道口（着冠）

❶ 胎儿下降机理

胎头颜面朝下，枕部朝上，抵住阴道口固定，不论母体阵痛与否，都不会再往阴道回缩。此时胎头枕部方位非常接近12点钟的位置。

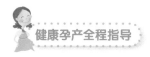

❷ 说明

初产妇在此时被送上产台，套上无菌脚套，消毒会阴，准备生产。但此时若发现胎头枕部朝下，颜面朝上，此种位置的胎头径度稍大，通过产道需较长的时间，而胎儿安康反应尚佳，医师就会试着用手指矫正胎头方向，或多给产妇1小时试试。如果第二产程超过3小时（初产妇）或60分钟（经产妇）仍分娩不出，或期间胎儿心跳突然变快或变慢，就须考虑紧急剖宫产。

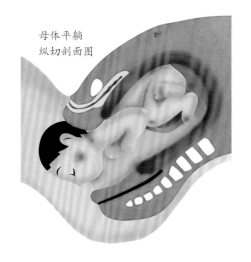

母体平躺
纵切剖面图

♥ 胎儿下降至阴道口

❶ 胎儿下降机理

胎头继续向下降，通过耻骨下缘后随即向上仰，钻出产道。

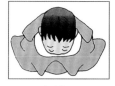 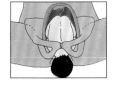

母体平躺横切剖面图　　母体正面透视图

❷ 说明

产妇继续以"深呼吸→憋气→用力"的方式推挤胎儿，当医生预测再用力2~3次胎头就会娩出时，即为产妇在会阴注射麻醉剂，并切开会阴。胎头即将娩出时，医护人员会用护巾护住产妇会阴下缘，同时由另一位医护人员用双手接住膨出的胎头并往下压，以控制胎儿娩出的速度，减缓冲力，保护会阴，避免阴道、肛门括约肌或直肠裂伤。

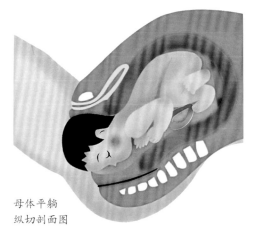

母体平躺
纵切剖面图

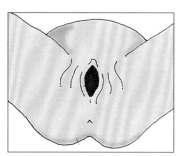

母体平躺
跨腿等待分娩图

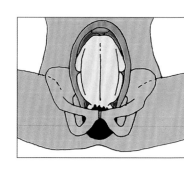

母体正面
透视图

胎儿回转（复位及外回转），娩出肩膀

❶ 胎儿下降机理

胎头娩出后，连同身体顺势作90度回转，一个肩膀在上面（称作前肩膀），一个肩膀在下面（称作后肩膀）。先娩出前肩膀，再娩出后肩膀。

❷ 说明

胎头娩出后，母亲须哈气，不要用力，以免胎儿冲得太快伤及阴道与会阴。此时医师会扶住胎儿头部，配合其速度帮忙回转，转回至原本枕部朝向3点钟或9点钟的位置，然后再将胎头向下向后拉，娩出前肩膀，然后顺势将整个身体上提，娩出后肩膀。

如果在此过程遇到肩难产，即胎儿的肩膀因太过厚实而生不出来，医师就会再将胎儿往内回转180度（例如：原本朝向3点钟位置者在医师的协助下转至9点钟位置），再外转回去，如此重复几次，运用螺丝钉般一边旋转，一边往下降的原理，直到娩出肩膀为止。

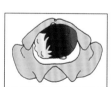

母体平躺横切剖面图

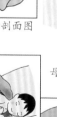

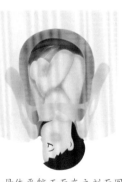

母体平躺正面直立剖面图

母体平躺纵切剖面图
（胎儿回转）

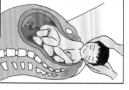

母体平躺纵切剖面图

 ## 胎儿身体娩出，胎盘娩出

❶ 胎儿下降机理

肩膀娩出后，身体自然会跟着娩出，一个新生命于是诞生。至多30分钟，胎盘也会在子宫自动收缩下从子宫内膜剥离娩出。

❷ 说明

胎儿身体娩出后，医护人员会给予断脐、抽吸鼻孔和口腔羊水及分泌物等一连串产后初步护理，并在胎盘娩出后为产妇清理子宫、缝合会阴、注射子宫收缩药。宝宝开始第一次啼哭，肺泡扩张后，由子宫内的横膈膜腹式呼吸（靠胎盘换气）转为自发性肺部呼吸。

第三产程（胎盘排出之后）

说明：

绝大多数胎盘都会自行娩出，只有极少数为植入性胎盘，侵犯到子宫内膜，甚至子宫肌肉层，无法自行娩出。因此胎儿生出后30分钟若仍未见胎盘娩出，则可能属于植入性胎盘，须由医师徒手剥离胎盘，以免产妇失血过多。

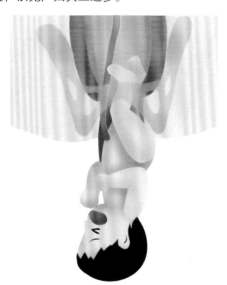

母体平躺正面直立剖面图

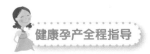
3 影响产程进展快慢的原因

怀孕周数是否成熟

通常以37周为分界，如果妊娠周数小于37周即有生产迹象，因宝宝较小，就有可能生得较快，甚至有急产的可能；如果妊娠周数超过42周，因胎儿较大，生产所需的时间就可能较长。

子宫颈有否变软、变薄、扩张

子宫颈在面对分娩须做"变软→变薄→扩张"的准备，通常子宫颈在怀孕周数成熟时会慢慢变软，子宫收缩时配合胎头向下推挤而变薄，然后逐渐扩张，慢慢将胎儿居住长达9～10个月的"房门"打开，胎头才有可能经过骨盆腔、阴道，然后出生。

因此子宫颈"变软→变薄→扩张"过程进展的快慢也会影响生产时间的长短。如果子宫颈还很硬、很厚，自然就谈不上扩张与出生。子宫颈的状况可通过医师内诊得知。

子宫收缩是否有效

有效的子宫收缩是来自子宫底部(位于腹部上缘处)，且收缩的频率规律而密集，收缩所引发的阵痛强度通常与收缩频率呈正比，但也有少数例外的情形。由于子宫收缩是促使子宫颈口扩张和推挤胎儿下降的一大力量，因此如果子宫一直无法持续而有效地收缩，整个生产过程就会跟着拉长。

如果初产妇每次收缩间隔超过5分钟，

经产妇超过10分钟，通常就会被拒于待产室门外。如果进入产程后，子宫无法有效收缩使子宫颈口扩张，就须注射催生针，以加强收缩效果。

胎儿身体大小

即使都是足月产，胎儿也是有大有小。胎儿越小，越容易钻出产道。如果胎儿较小，就有急产可能，产妇应照医师嘱咐，提早至医院待产。

产道大小

从子宫颈口、骨盆腔到阴道，都是所谓的产道。可从产妇外形看出产道的大小。如果骨盆腔较宽大，胎儿就比较容易下降，产妇的骨盆底肌肉也会受到较大的压迫，进而刺激子宫收缩。

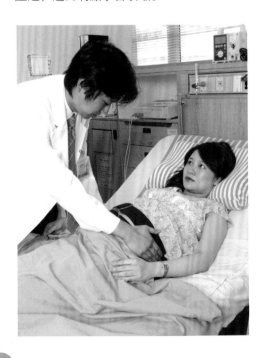

生产次数

通常经产妇生产的速度较快，这是因为经产妇的产道经过一次历练后，较能适应胎儿分娩的过程。除非有其他因素的影响，最常见的是子宫收缩不良，才会使生产进程减缓，否则通常会比第一胎生得快。

年龄

产妇年纪越轻，体力越好，身体对分娩的适应过程就越快。

怀孕时期的运动量

产妇在孕期平时的运动量越大，身体的肌肉收缩和扩张弹性就越大，生产就越容易。

产道是否有阻碍

产妇的产道若长有肿瘤或肌瘤，例如骨盆腔肌瘤，则会给胎儿的推进带来阻力。

❹ 自然生产入院前常见问题解答

何时必须入院待产？

❶ 子宫规则收缩

子宫收缩会引起阵痛，且阵痛的时间会越来越长，阵痛的间隔也会越来越短。一般初产妇每隔五分钟痛一次，经产妇8~10分钟一次即须入院待产。

❷ 破水

当感觉有透明如水的液体自阴道流出时，不论怀孕几周都应马上入院，否则会导致胎儿在子宫内受到感染，或引起胎儿脐带脱出，此时胎儿的情况就很危险了。

❸ 大量出血

如果阴道出血量比平常月经量最多的那次还多，就应马上入院。如果只少量出血，就可待1~2天内规则阵痛出现时，再做处理。

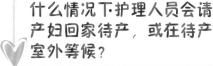

什么情况下护理人员会请产妇回家待产，或在待产室外等候？

先到待产室内诊，由医师或护理师检查子宫开口大小，开两指（四厘米）以上方可入院。

如果子宫颈已开但未开到两指（四厘米），或阵痛间隔未如前述密集，医护人员就会视情况缓急请产妇回家或在待产室外等候。因为子宫开两指前的产程时间比较长，有的产妇往往会拖上1~2天，所以医师会建议产妇肚子开始微痛时，可以多爬爬楼梯或散步，以促进子宫规则收缩，加快产程进展。

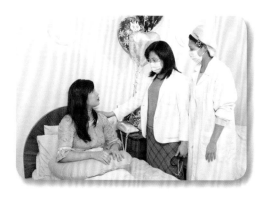

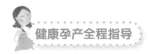

阵痛的时候应深呼吸，切记不可如排大便般用力，以免造成子宫颈红肿，增加胎儿娩出的困难度。有些长辈会传授阵痛时下蹲张开两腿的经验，据说这样比较好生，然而医师却指出这样做并无任何意义。

什么是产兆？

在即将生产的前一个星期，准妈妈会感到胎头下降和些许轻快感，不过还是必须等到以下三种情况发生时，才是生产的征兆：

❶ 见红

见红是指出现混有鲜红色或褐色血丝的黏液分泌物，一般发生在阵痛和破水的前一两天，这是子宫颈正在扩张的征兆，可以引发分娩。如果分泌物的量太多，就要马上与医师联络。一旦大量出血，就可能是胎盘早期剥离，必须立刻就医。

❷ 破水

突然感到一大滩水自体内流出，大部分破水之后在12个小时之内，就会开始阵痛。破水会增加感染的机会，所以医师建议准妈妈破水之后，不要在外面活动太久，尽快赶至医院。

❸ 阵痛

假阵痛的症状：

★子宫的收缩不规则，疼痛的频率或强度没有增加。

★下腹和腹股沟疼痛，而不是后下腰疼痛。

★如果改变姿势或躺下，收缩情形就会消退。

真阵痛的症状：

★收缩频率变高，间隔时间变短，即使改变姿势，收缩情形也依旧活跃，也不会停止。

★疼痛从子宫上部到后下腰，并且一直延伸到下腹部，有时连腿部也会发痛。子宫收缩的感觉像肠胃不舒服一样，有时还会腹泻。

★出现落红，并且混有粉红色或鲜红色血丝。

★羊膜破裂，有15%的产妇会在阵痛前破水。

产兆来临时产妇该如何应对？

★产兆若出现阵痛，则应开始计算阵痛间隔与持续的时间。

★电话联络医生或相关医护人员，告知你目前的状况，并询问如何处理。

★用电话联络自己的家属，寻求必要的援助，并且尽快将工作、家事等重要事情安排好。

★确认入院必备的证件、生活日用品已准备妥当。

★确认最快到达医院的交通路线。

★洗澡、洗头。

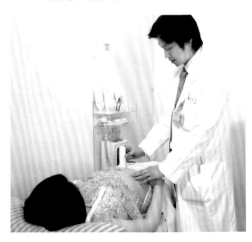

入院待产后常见问题解答

待产后，除了剃毛，医院人员可能还会采取哪些医疗措施？

① 点滴

一般正常且顺利的自然产产妇并不需要输葡萄糖溶液，除非有特殊状况，如胎儿心跳不佳、子宫收缩太强、妊娠期高血压疾病等，需要使用特殊药物，如催生药、子宫收缩药、止痛剂、麻醉剂等，才有打点滴的必要。但是有些医院仍会为正常产妇打点滴，其用意在于危急时加药方便。

② 灌肠

是否为产妇灌肠，每家医院做法存在不同，因为清洗肠道并非产前绝对必要的准备手续。施行灌肠的目的是希望产前排清大便，以免产妇生产用力时顺势排便污染产道、伤口和胎儿。

灌肠通常是在产妇一入待产室便予以施行，假若产妇待产的时间长达一天，而这段时间难免会进食，肠内依然会产生排泄物，之后医院也不会再为产妇灌肠，原先灌肠的意义便没有了。所以有些医院或诊所并不会为产妇灌肠。

另一个不灌肠的理由是，灌肠后会使肠内的排泄物变稀，如果产妇没有彻底排干净，在生产用力时就会喷出排泄物，反而会造成医护人员更大的不便。

③ 导尿

当胎头下降压迫到母亲尿道口时，会影响产妇解小便的能力，如果产妇待产时超过4~6小时未解尿，医护人员就会为产妇施行导尿。导尿管并非一直装在产妇身上，而是每导一次尿才装一次，导完尿装置即卸除。

④ 给氧

当胎儿监视器显示胎儿心跳频率下降时（可能是脐带绕颈、解胎便、胎盘功能不良），医护人员会给予产妇氧气，或让产妇左侧躺以及打点滴。如果胎儿心恢复正常，就持续给氧与左侧躺；如果胎儿心跳频率依然持续下降，就需要剖宫产。

待产时产妇须注意哪些事项？

① 饮食

待产时的饮食基本上与一般人相同，但不宜食用人参（茶、汤）、酒、麻油等会减缓子宫收缩、破坏血液凝固的食品。在国外，孕妇待产时会口含冰块，据说有舒缓情绪、减轻疼痛的作用。

② 阵痛

阵痛时要深呼吸，切记全开之前不可如解大便般用力，一切应遵照医护人员的指示。此时的姿势以产妇舒服为原则，平躺、正躺屈脚、侧躺、坐、站、走动均可，只要医院空间容许。大声喊叫对缓解疼痛并无太大帮助，反而会有喉咙痛、生产时没力气用力等负面影响。

产妇会在待产室待多久？还有多久会生？

通常进入待产室的产妇子宫颈多半已开两指（4厘米）以下，原则上比子宫颈刚开到两指的过程快，但到底还要等多久才会生产仍因人而异。基本上经产妇比初产妇快（10个小时以内很常见），产道宽、骨盆大、胎头小也较快；通常初产妇在阴道口出现一硬币大小的胎头时，才被推入产房。

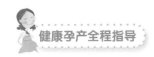

待产时间是指子宫颈开两指至全开所需的时间，有人会长达2~3天。待产时间的长短与胎儿的危险性无直接关系。只要经医师判断胎儿与母亲的情况一切正常，就可自然产，并无转为剖宫产的必要，只是母亲比较辛苦而已。

什么是无痛分娩

通常要等到已进入分娩状况后，确定不是假阵痛之后，才注射止痛药。但是，又必须距离婴儿出生的时刻至少2~3个小时，否则止痛药的作用也会波及宝宝，使新生儿昏昏欲睡，甚至无力吸吮。当然，这种暂时性反应迟缓持续多久取决于用药剂量的多少以及距离娩出时刻有多久。

腰部脊髓硬膜外麻醉是将药剂注射在包围着脊髓的硬膜外面。由于使用少量药剂便能达到需要的效果，因此在自然生产或剖宫产时都越来越多用到这种麻醉方法。不过，这种麻醉法可能会使产妇血压突然下降，必须随时注意产妇的血压以及胎儿的心跳速率。此外，这也可能会减低产妇想要将胎儿娩出的冲劲，因而延长分娩的时间，有时必须借助产钳或真空吸引器才能完成分娩。

如果羊水在阵痛时流出，生产时是否会因干涩而不好生？

一般羊水在阵痛时流出是正常的，只要加强观察胎儿监视器，待产妇自然达到生产的状态即可，只有极少数脐带先行脱出的状况才须做紧急处理。至于羊水是否有助胎儿滑出产道则无相关的医学报道，基本上即使羊水在阵痛时流光了，对生产过程也不会有影响。

待产时胎儿与母亲可能出现哪些突发状况？

❶ 胎儿窘迫

此时胎儿心跳频率下降，原因可能为脐带绕颈、解胎便、早破水或脐带下坠受胎头压迫等，此时医护人员会先给予母亲氧气、点滴，请母亲左侧卧，如果胎儿心跳仍未恢复正常，就必须立即行剖宫产。

❷ 骨盆腔狭窄或胎儿太大

当子宫颈开到一定程度就不再继续开了，且胎头不再下降，超过一定时间后，医师多半会进行剖宫产。

❸ 胎盘早剥

待产过程中，产妇突然由阵痛转为持续性剧痛，且阴道大量出血不止，就表明胎盘提早剥离子宫。目前原因仍未确定，发生前也无前兆，即使立即急救，母亲与胎儿的死亡率也很高。

❹ 羊水栓塞症

待产过程中，羊膜细胞、胎膜、胎发穿透子宫内壁血管，顺血液循环到达肺部，破坏凝血机能，造成产妇突然大出血，从而导致死亡。此种情况连抢救胎儿都很困难，且医界尚查不出确实原因，只能归因于产妇体质，医师往往也束手无策。

❺ 麻醉意外

通常医师会在子宫颈开两指以上且子宫有规则收缩时，为欲无痛分娩者施行脊椎硬膜外腔麻醉，但有可能造成产妇血压降低、休克，此时只要医师抢救得宜，通常不会有太大问题。

❻ 脐带脱出

脐带脱出大多发生在早期破水、胎头还很高的情形。脐带脱出会受胎头压迫，造成脐血供应中断及胎儿死亡的危险，因此必须立即进行剖宫产。

剖宫产全过程

剖宫产是指通过切开腹部及子宫的方式将胎儿娩出，其目的是在特定适应证下，为保护胎儿及母亲安全，必须选择的生产方式。

① 剖宫产手术前准备

一旦确定了生产方式为剖宫产，就要了解手术前该做哪些准备：

提前一天先到住院服务中心报到

通常会有准爸妈不明白，为何要提前一天住院。这是因为凡是正规手术，都要一再确认手术方式，一再提醒注意事项及预先防范各种可能的突发状况。例如：若存在严重贫血，则可以事先备血或输血；若存在心电图异常，则可事先会诊心脏内科或麻醉科等。

进行生命征象、身高、体重测量，尿液及抽血检验

预定剖宫产的前一天要先入院进行各种术前检查。

术前相关步骤

术前相关步骤包括到病房完成病历问诊、填写同意书(包括手术及麻醉同意书)、核对身份、安排胎儿监视器装置(了解胎儿心跳和母亲子宫收缩情况)等。

告知手术前须知

术前须知包括勿佩戴饰物、勿涂指甲油及化妆(为观察是否有发绀情形)、勿佩戴活动假牙和隐形眼镜(为避免麻醉后误吞之危险及视力受到影响)、需禁食(包括开水)8小时(以免麻醉后引起呕吐不适，造成吸入性肺炎)。

手术当天静脉点滴

手术当天，建立一条静脉点滴管道是必要的，可以用来补充体液、电解质及方便给药。因此，准爸妈们应与医护人员密切配合，以便降低生产时的危险性。

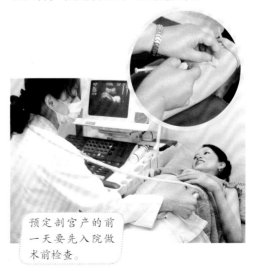

预定剖宫产的前一天要先入院做术前检查。

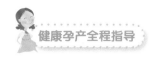
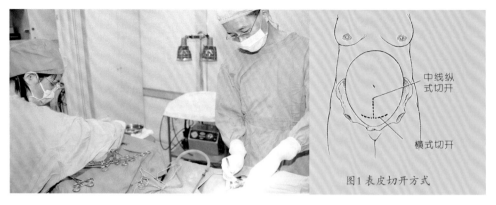

中线纵式切开

横式切开

图1 表皮切开方式

② 剖宫生产流程

期待已久的日子终于到来，小宝贝就要呱呱坠地了，但准爸妈仍不免会对即将面临的手术过程感到担心。下面来熟悉一下手术当天及剖宫生产的流程。

♥ 手术前工作

医护人员会陪同待产妇及家属来到产房，在候诊室会再次核对身份及病历。进入手术室，进行麻醉，一般是采用半身麻醉（包括硬脊膜外及脊髓麻醉法）。进行皮肤准备及放置导尿管。皮肤准备工作指的是剃除体毛，范围是乳房下沿着腋中线腺至大腿上段及会阴部，目的是为避免毛发上的细菌掉落到已切开的伤口，从而造成护理不便。放置导尿管是为避免麻醉后尿道括约肌松弛，造成小便失禁或术后无法排尿的不便，同时，还可以用来监测术后排出尿量。

♥ 剖宫手术

❶ 将皮肤划开(图1)，再切开皮下组织脂肪层。

❷ 将筋膜及白线剪开，剥开腹直肌，打开腹膜，剪开子宫浆膜层。

❸ 将子宫肌肉层切开(图2及图3)，胎儿及胎盘娩出。

❹ 层层缝合起来，贴上透气纸胶带及覆盖纱布就完成了。

❺ 在情况稳定后，新生宝宝也初步清理评估完成，医护人员会将宝宝抱给辛苦的妈妈仔细瞧瞧、亲亲。剖宫产完成后，产妇就会被送至恢复室观察，小宝宝也会被送至婴儿室观察。观察1~2小时后且生命征象稳定，就可回病房休息了。

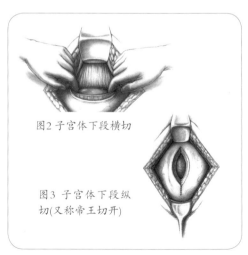

图2 子宫体下段横切

图3 子宫体下段纵切(又称帝王切开)

3 剖宫产常见问题解答

什么是剖宫产的最佳时机？

施行剖宫产的时机基本上在妊娠38周最合适，因为此时胎儿器官原则上已经成熟，而且遇到阵痛、破水等须紧急剖宫的几率也比较小。若需提前剖宫产，则至少也要等到妊娠36周。因为如果宝宝过早出生，可能会面临呼吸窘迫综合征（因肺不够成熟）、颅内出血、肠子坏死等早产并发症。

为了避免宝宝早产，可通过超声波检测胎儿重量、大小，还可通过抽取羊水来确定胎儿肺部的成熟度。

除非是母亲记错最后一次月经的日期，或未做定期产检，妊娠后期才到医院就诊，否则按照孕周判定生产时机的错误几率应该不大。

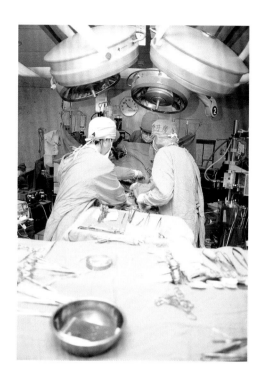

哪些状况必须要剖宫产？

❶ 胎儿窘迫

剖宫产是为了抢救胎儿和保护产妇的安全。因此，当经过客观评估后，发现胎儿的安全受到威胁时，就应紧急实施剖宫生产，以保障胎儿和产妇的安全。

❷ 多胞胎

三胞胎或更多胎妊娠，建议采服剖宫生产。若是双胞胎，则并不是绝对的适应证。若两胎儿都是头位(胎位正常)，则仍可尝试阴道生产；若但两胎儿中有一个胎位不正，则还是以剖宫产为宜。

❸ 产程延长

产程延长可能和产妇子宫收缩不良、产妇的产道过于狭窄(相对于胎儿)或胎儿过大(相对于产道)有关，如果勉强阴道生产，就可能会对母体或胎儿造成伤害，这时候就必须实施剖宫产。

❹ 骨盆狭窄

如果产妇存在骨盆结构的异常，如小儿麻痹病患、有过骨盆骨折病史、身材过于娇小，甚至是侏儒症患者，由于骨盆的出口无法让胎儿顺利通过，这时应采取剖宫产为宜。

❺ 胎位不正

如果初产妇胎位不正，就应实施剖宫产。胎位不正的形式有很多种，也不是全都得剖宫产。若是直腿臀位的胎位不正，产妇又有阴道生产的意愿，则仍然可以尝试自然产，但经产妇要比初产妇安全得多，要和妇产科医生详加讨论才可以实行。

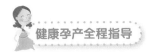

⑥ 前胎剖宫产

前一胎是剖宫产，那么这胎是不是一定也要接受剖宫产？这方面争议很多，有研究指出，曾接受过剖宫产的母亲，若要尝试自然生产，则子宫破裂的几率会比一般自然生产高3倍，而子宫破裂对于产妇和胎儿都会有致命的危险。

⑦ 胎盘因素

若产妇存在前置胎盘，胎盘挡住产道，则无法自然生产。若发生胎盘早期剥离，胎儿则会缺氧窒息，为抢救胎儿和保护产妇的安全，应立即进行剖宫产。

⑧ 子宫曾经接受过手术

若子宫在怀孕前曾经动过手术，如子宫肌瘤切除、子宫整型等手术等，尝试自然生产会增加子宫破裂的危险，这时还是以剖宫产为宜。

⑨ 母体有其他重大疾病，不适合阴道生产者

例如孕妈妈患有心脏病、阴道被病毒或病菌感染，而且是在疾病活跃期，考虑到产妇和胎儿的安全，应采取剖宫产。

⑩ 母亲濒临死亡

母亲因心脏病或意外伤害等情况突然死亡或即将死亡，势必应立即将胎儿剖宫生出。时间上最好能把握在死亡后3分钟以内，最迟不超过7分钟，否则将造成胎儿缺氧。

总之，医生对于每一位准妈妈的生产方式其实并没有太多主观的意见。在产检的时候，医生都会和孕妈妈及其家人讨论，依据产前各项检查结果进行客观评估，同时结合孕妈妈及其家人主观的看法，还要根据待产时的具体状况来决定当时的生产方式。

常见的原因：必须剖宫产最

1. 前胎剖宫产35%
2. 难产或产程迟滞25%
3. 胎位不正10%
4. 胎儿窘迫10%
5. 其他20%

 剖宫产切开的方向如何确定？

剖宫产要切开的部位包括腹部皮肤、腹肌和子宫，两者切开的方向不一定一致，要根据当时具体情况而定。皮肤横向切开伤口较美观，但开刀所需时间较久，出血量也较多（因伤口与血管垂直之故）。而皮肤垂直切开出血量较小，伤口也可开得较大，适合较胖的产妇和较大与胎位不正的胎儿。

子宫切开的开口通常呈横向，与子宫肌肉走向相同，这样伤口容易愈合，下一胎若采取自然产的方式生产，子宫破裂的几率也较低，只有0.7%。但是有些状况必须采取开口面积较大的直切方式，如宝宝未足月生产、胎位不正或前置胎盘等。

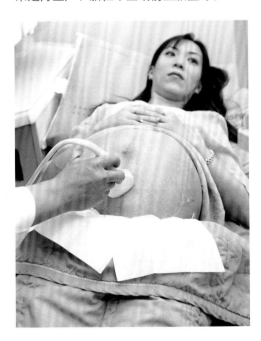

剖宫产会出现什么后遗症？

① 子宫裂伤

因胎儿太大或胎位太低，在生产的过程中扯裂子宫伤口。

② 膀胱或肠道受伤

这种情形较易发生在以前做过腹腔手术的产妇身上，肠道、膀胱因粘连严重而在手术过程中被弄破。

③ 胎儿受伤

刀子划下时不小心伤到胎儿表皮，基本上应无大碍。

④ 子宫裂伤

剖宫产后容易出现子宫裂伤，从而造成出血。

⑤ 子宫伤口或尿道感染

剖宫产后有可能造成子宫伤口或尿道（因留置导尿管而造成）感染。

⑥ 血管栓塞

血管栓塞也可能发生在自然产者身上，肥胖与产后少走动的产妇较容易发生。

 自然产与剖宫产相比较的优缺点是什么？

自然产与剖宫产的比较

自然产	剖宫产
缺点 1.阵痛，但可靠无痛分娩减轻或避免。 2.孕妇及胎儿可能会在生产过程中遇到突发状况。 3.阴道松弛，但可做产后运动预防。 4.少数有骨盆腔器官脱垂的后遗症。 **优点** 1.产后恢复快。 2.产后可立即进食。 3.除会阴外，没有其他伤口。 4.并发症少。	**缺点** 1.出血较多（平均自然产500毫升，剖宫产1000毫升）。 2.并发症较多，尤其是伤口感染。 3.麻醉并发症，例如约有十万分之四的麻醉意外死亡几率。 4.产后恢复较慢。 5.住院时间长。 6.医疗费用较高。 **优点** 1.可避免自然产可能的突发状况，如胎儿缺氧、吸入胎便、子宫破裂、子宫脱垂等。 2.阴道不受影响。

爱心·小·贴士

剖宫产后再尝试阴道生产基本上是可行的，前提条件是第一胎剖宫产的病因（如胎儿过大、胎位不正、胎儿窘迫或产前大出血等）已经不存在。但是如果前一胎的因素仍未消除，例如母亲骨盆狭窄，第二胎还是需要剖宫产。由于目前剖宫产切开子宫肌肉的方向呈横向，不仅愈合的情况较好，下次因阵痛或生产出现破裂的几率也很小，因此准妈妈不必过分担心。

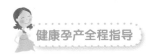

顺利生产必知常识

如果过了预产期还没有动静，就应赶快到医院催生。其实，正确的说法应该是引产。那么这两者有何不同?何时进行?如何操作?为什么许多产妇和家属怕催生?下面将为您解开疑惑。

❶ 何时需要引产

引产的适应证

当怀孕周数已超过预产期(大于40周且小于42周)，子宫仍无自发性的收缩时，就需要引产。

临床上，妇产科医生在确定怀孕周数后，一般不建议孕妇的孕期超过42周。因为超过了42周，羊水减少，胎盘功能减退，容易有胎便产生，所以在过了40周之后，在没有自发性子宫收缩前提下，医师会安排孕妇入产房待产室接受引产。

医生通过专业判断，会使用PGE_1、PGE_2等药物让子宫颈松软，同时加入催产素，让子宫产生节律有效的收缩，以便让胎儿顺利经阴道分娩。

何时需要引产

要想引产，必须在无前置胎盘、无胎盘剥离前兆的前提下才能够进行。

❶ 当怀孕周数超过40周且未超过42周。

❷ 胎盘功能检查有不明原因的异常变化。

❸ 腹中胎儿生长受限(超声波体重小于正常孕周3周以上)，但预测体重超过2500克。

❹ 胎儿体重较大(尤其妈妈患有妊娠期糖尿病)，但预测体重不超过4000克。

❺ 孕妇患有轻度、中度的先兆子痫。

❻ 胎死腹中。

催生不等于引产

虽然催生和引产有着不同的定义，但实际上常混为一谈，一般人常说"过了预产期还没有动静，赶快到医院催生"，但正确的说法应该是引产。不论是引产还是催生，目的都是希望早一点让小宝宝顺利地生产下来。

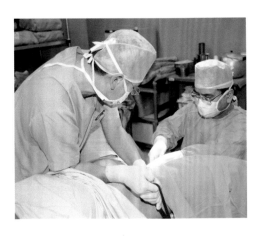

需要引产时应当机立断

在孕妇及胎儿健康的状况下，只要不超过42周，原则上并没有固定引产时间。

准妈妈在产检中可以了解，在36周之后，妇产科医生会要求您每周进行一次产前检查，除了血压、体重、小便的检查外，腹围的大小、胎儿心音的监测、了解胎动的情形及胎盘功能的检查，都显得非常重要。

一旦符合上述的引产时机，便应当机立断接受引产。举例来说，当孕妇患有先兆子痫时(高血压、蛋白尿、下肢水肿)，胎儿会出现宫内生长受限，甚至死亡，母亲会有脑血管破裂、肾脏衰竭的危险，因此确定诊断、及早引产是非常重要的。

 ## 提前引产好吗

当产妇没有达到上述引产的6个条件，同时也未达到40周预产期时，如果只是出自产妇个人因素希望能提前生产，或期望胎儿能在9月1日前(入学学年度分界)出生等，临床偶尔会有此种案例接受提前引产。

然而因为子宫颈尚未成熟、胎儿胎头尚未下降到骨盆腔，所以有可能需要较长的时间来引产，甚至3天还引不出来的情形并不少见。这些案例最后常造成剖宫产机会增加。因此，临床上并不建议提前引产。

② 孩子生不下来，催生来帮忙

 ## 什么是催生

所谓催生，就字面上的意思来看，就是催促生产，因为产妇的子宫没有自发性收缩，或收缩强度及频率较差，妇产科医生觉得有必要帮忙子宫收缩，也就是用药物帮忙把孩子生下来，这就是催生。

催生药物的使用原则如下：

❶ 让子宫颈软化

在待产过程中，子宫颈必须软化，然后慢慢地扩张，就是从子宫颈紧闭到开1厘米、2厘米、3厘米……10厘米，所以，医生首先会使用让子宫颈软化的药物，如前列腺素。

❷ 加强子宫收缩

等到子宫颈软化以后，再使用催产素，调控有效的剂量来刺激子宫做有规律及大强度的收缩，子宫颈就会跟着慢慢扩张，胎头就会跟着慢慢下降。所以在适当的时间，在催生药物作用下，胎儿就会生下来。

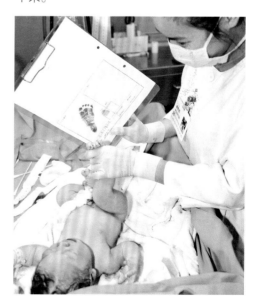

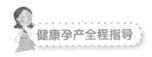
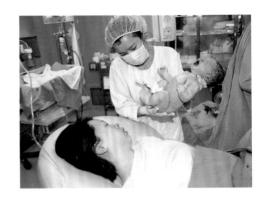

催生的适用状况

催生是在待产中子宫已有收缩，但是频率及强度仍然不够，为了能让子宫做有规律和大强度收缩，减少待产的时间及产妇的不适，在产妇及胎儿稳定的情况下，加用能使子宫颈松软的药物，或加上催生的药物催产素来帮助产程的进行，以减少产程迟滞的发生。

何时需要催生

❶ 已经有自发性产兆，但是子宫颈紧闭或成熟度不佳，或子宫收缩强度及频率不佳时，可考虑使用子宫颈松软的药物及帮助子宫收缩的药物来催生。

❷ 超过37周后，有破水现象，但无规则宫缩时，就需要催生。

❸ 安胎过程中(小于37周)，出现无法抑制的感染迹象(如破水一段时间)，就要催生。

❹ 待产过程中，如果产程进行不顺利，或子宫收缩频率及强度不够，医生就会依据专业判断，来选择追加催生药物帮

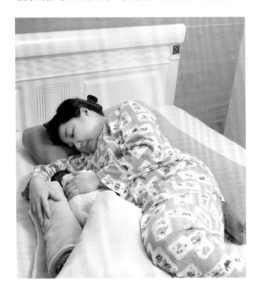

忙。如果收缩强度及频率都足够，而产程仍然持续迟滞，很可能存在骨盆腔狭窄或胎儿过大等因素，此时就应当机立断，改以剖宫产。

 小贴士

为了减轻生产的痛苦，医师会选择适当的麻醉方式，让产程缩短，提高生产质量，让孕妇平安顺利生产。会阴侧切时一般使用局部麻醉，剖宫产一般使用半身麻醉。

♥ 该催生而未及时催生的后果

如果应该用催生来帮忙产程进行，却迟迟没有催生，就可能导致产程持续迟滞不前。如果此时没有持续监测胎儿心率变化，就可能出现突发的胎儿窘迫而未能及时发现。

毕竟待产及生产过程是整个怀孕过程中最危险的时候，在安全、平稳、有效的产程中，减少待产的时间及不适，才是正确的催生之道。民间常说，医生可以控制生产时间，主要是凭借专业的经验及有效使用催生药物来帮忙的缘故。

生产时可能出现的异常情况及处理方法

① 胎儿窘迫

♥ 什么是胎儿窘迫

胎儿窘迫是用来描述胎儿因为受到母亲及胎盘的影响，或是子宫因为受到不同的生理及病理变化，而产生缺氧及酸血症的症状，并且在胎儿心音监测器上出现心跳迟缓的征兆。

在所有的产科急症中，产科医生最担心的就是胎儿窘迫，因为胎儿窘迫意味着胎盘输送给胎儿的血液或养分已经达不到胎儿的需求，而且已经造成胎儿心跳减慢，这绝对是急症中的急症，因此有必要给予适当处置。

♥ 胎儿窘迫的诊断方法

❶ 通过羊水中的胎便来判断胎儿窘迫

可由胎便的浓度、羊水量的多少(羊水量过多或过少都不好)，以及胎心音有无下降来综合进行判断是否存在胎儿窘迫。胎便的出现并不代表胎儿真的有窘迫现象。也有研究显示，即使出现胎便吸入，但如果没有合并胎儿窘迫，就不会造成严重的后遗症。

❷ 胎便的浓稠度反映出胎儿窘迫的严重程度

胎便的严重程度可分三级：

★第一级(轻度)：是指羊水有浅黄绿色胎便污染，常见于过期妊娠，对于胎儿预后没有影响。

★第二级(中度)：羊水胎便污染程度介于第一级和第三级之间。

★第三级(重度)：是指羊水宛如黏稠的豌豆浓汤，若遇到此种情况，通常则意味着胎儿已有窘迫现象，不仅胎儿易患酸血症，一有变异性心搏迟缓现象，剖宫产几率也会提高。因此若在破水时见到第二或第三等级胎便黏稠度，产科医生和孕妈妈则应提高警觉。孕妈妈在待产时，如果羊水的状况逐步由清澈变成绿色黏稠状，就应该考虑是否存在胎儿窘迫的问题，必须小心应对。

❸ 胎儿心音监测器是诊断胎儿窘迫的主要工具

胎儿心音监测器是诊断胎儿窘迫的主要工具。胎儿在面临严重窘迫或濒临死亡时，心跳会出现变化，若生产过程中连续监测胎儿心音，则有机会提早检测胎儿窘迫。一旦出现胎儿心跳迟缓，应该在90分钟之内让胎儿生出。

❹ 胎儿头皮采血+胎心音监测可诊断胎儿窘迫

胎儿头皮采血的作用有以下几点：

★用来确定或否定胎心音监测诊断胎儿窘迫。

★当胎儿窘迫出现时，可以得知胎儿血中的pH值。

★当胎儿头皮采血认为没有胎儿窘迫时，能使产科医生和孕妇知道胎儿目前是

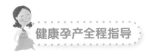
安全的，可以继续待产。

胎儿头皮采血存在一些限制，例如子宫颈未开，或是子宫颈开小于3厘米以内，就无法操作，这时可以考虑做胎儿头皮刺激测验(SST)或胎儿声音刺激测验(FAST)。研究显示，若胎儿的SST正常，则酸血症的机会很小。

⑤ 通过含氧监测器监测胎儿血中含氧量

由于电子科技的进步，含氧监测器敏感度及准确度比以往好很多，只要将监测器的感应器摆在胎儿脸颊，运用735/829nm波长监测，就可以监测胎儿血中含氧量。研究发现，如果胎儿含氧量小于30%以下，就有80%的敏感度及100%的特异性来诊断胎儿酸血症。

② 脐带绕颈

认识脐带

脐带就像胎儿的生命线，是从胎儿的肚脐延伸到胎盘的一条带状物，大概在受孕后5周开始形成，外观因羊膜包裹而稍呈灰白色，直径约为0.82厘米，长度为30~100厘米(平均是55厘米)。脐带周围还有一层很厚的胶质保护着。

脐带内原有4条血管，但右侧的脐静脉在胎儿发育的早期就消失了，因此，平时所见到的脐带内含3条血管，包含了两条动脉和1条静脉，担任养分输送和废物排出的重要工作。

胎儿脐带绕颈很常见

脐带经常会缠绕住胎儿身体的一部分，尤其是颈部，此时就称为脐带绕颈。除了颈部之外，上肢、下肢、肩膀等各部位的缠绕都可以见到。

根据胎儿窘迫的严重程度来选择自然生或剖宫产

遇到胎儿窘迫时，产科医生会做适当评估。如果孕妈妈即将生产且胎儿窘迫属于轻度，原则上自然生产即可。但若胎儿窘迫发生于待产早期，且属于严重型，产科医生则多半会建议剖宫产。

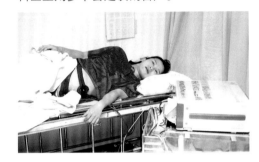

一般而言，脐带缠绕脖子1圈者占总生产数的20%~30%；缠绕两圈者占总生产数的2.5%~5%；缠绕3圈者则占0.2%~0.5%；缠绕4圈以上者则微乎其微。此外，妊娠周数较小时，脐带绕颈的几率也较小；随着周数增加，脐带绕颈的几率

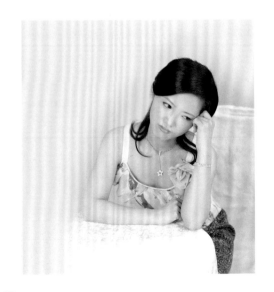

也随之增加。例如，妊娠20周时脐带绕颈的几率为5.8%，到了42周时则接近30%。

脐带绕颈较常发生于脐带过长及胎儿活动力较大的情况。一般而言，脐带长度小于30厘米称为脐带过短，通常较易造成胎儿不良的预后，如胎儿生长受限、先天畸形、待产时胎儿窘迫和胎儿死亡等。

胎儿脐带绕颈是怀孕时常见的一种现象，但在产前很少会造成胎死腹中或神经系统损伤的情形，只要宝宝活动正常，就不必特别紧张。生产方式以自然生产为主，除非遇到胎儿心搏监测出现窘迫的现象而无法矫正时，才会采取剖宫产。没有人会单纯因脐带绕颈而直接剖宫产，只要医生能随时处理，宝宝的健康就应该不会受到影响。

 ## 脐带绕颈的合并症

脐带绕颈的宝宝在分娩时，较易造成一些产科合并症。

在产程进行中，胎儿下降时，子宫收缩可能会压迫到脐带的血管，造成胎儿心跳减速，直到收缩暂停为止。据统计，20%的脐带绕颈胎儿在待产过程中，有中等到严重程度的胎心减速，造成脐动脉的酸碱度下降。因此，在待产时，须有胎儿心搏及宫缩的监视器来监测。一旦在待产过程中发现胎儿心跳异常，经过处理后仍无法恢复正常，医生会根据当时生产的具体情况，必要时采取紧急剖宫产的方式，尽快让胎儿出生。

 ## 脐带绕颈可由超声波诊断

脐带绕颈可通过超声波诊断。如果用一般二维超声波，诊断率为33.3%，但若用彩色血流的方法来检测，则其诊断率为78.9%，三维及四维超声波的诊断率可将近100%。

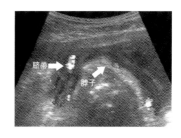

标注：脐带　胖子

用二维超声波彩色血流所检测出的脐带绕颈，诊断率达78.9%

 # ③ 胎盘早剥

胎盘早期剥离是造成胎死腹中的第一元凶，而且其征兆和症状的变异很大，从大量产前出血、休克到毫无任何明显征兆都有可能。要如何察觉并紧急应变？下面为孕妈妈详细讲解。

胎盘早期剥离危害母体及胎儿健康

胎盘和脐带是胎儿与母亲间联系的桥梁。胎儿通过胎盘和脐带获取生长和发育所需的养分，同时也通过此管道将其新陈代谢所产生的废物由母体排出体外。因此，胎盘功能的健全与否，关系着胎儿的成长与健康。

胎盘早期剥离是指在胎儿出生之前，胎盘就与子宫从其着床处分离。如此一来，胎盘和子宫间的紧密联系被破坏，母亲会因此出现产前出血，胎儿也因此而减少了来自母亲的养分供给，以致健康受到危害。

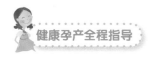
胎盘早期剥离的高危人群

造成胎盘早期剥离的原因目前仍不清楚，但有些情况可能是危险因素，包括以下高危人群：

★高龄及多产次的产妇。

★患有子痫的产妇。

★产妇本身有慢性高血压。

★早期破水。

★吸烟的产妇。

★服用可卡因等毒品的产妇。

★血栓形成体质的产妇。

★之前曾经发生胎盘早期剥离的产妇。

★有子宫肌瘤，特别是在胎盘着床位置后方有子宫肌瘤的产妇。

胎盘早剥会造成胎死腹中

根据目前的统计报告显示，胎盘早期剥离的发生率约为1/200。值得注意的是，胎盘早期剥离是造成胎死腹中的个案里，已知原因的第一名(约15%)。此外，胎盘早期剥离的个案中，其新生儿死亡率高达25%，即使新生儿存活，也有高达14%的新生儿在生后第一年内存在明显的神经系统缺陷。

胎盘早剥症状差异大

胎盘早期剥离的征兆和症状变异性很大。从产妇大量产前出血，甚至休克，到没有任何明显征兆，都有可能。下面列出了胎盘早剥常见的征兆与症状。

★阴道出血。

★子宫压痛或背痛。

★胎儿窘迫。

★高频率的子宫收缩。

★子宫剧烈收缩。

★不明原因的早产。

★胎儿死亡(胎死腹中)。

未及时察觉与处理可能导致严重并发症

若发生严重的胎盘早期剥离而导致严重出血，且没有及时察觉和紧急处理，则可能使产妇凝血机能遭到破坏，从而加速出血现象，进而导致产妇休克、肾脏衰竭及胎死腹中等严重并发症。

如何治疗与处理胎盘早期剥离

发生胎盘早剥后，处理措施主要根据妊娠周数以及产妇和胎儿的状况来决定。

❶ 若胎儿足月且存活

除非状况允许立刻经阴道生产，否则

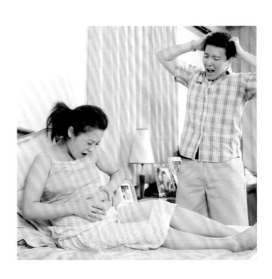

应采取紧急剖宫产。

❷ 若产妇有大量出血，甚至休克

此时应紧急输血并尽快生产，这是控制其进一步出血，以挽救产妇及新生儿的唯一希望。

❸ 若胎盘早期剥离的诊断并未确认，且胎儿仍存活，没有胎儿窘迫的状况发生

此时应进行密切观察，同时做好一切准备，以便有任何不良情况发生时，能立刻采取必要的措施。

爱心·小贴士

胎盘早期剥离是产科医学上一种严重而紧急的病症，它可能威胁到产妇及胎儿的生命及健康。此外，其症状表现变异性极大，有时又不易察觉。因此，对产妇而言，最重要的是随时注意各种可疑的征兆及定时产检。尤其是具有危险因素的产妇，只要有任何征兆，就应立刻就医，以便尽早诊断出胎盘早期剥离，并采取必要措施，将其对产妇及胎儿的影响降至最低。

④ 植入性胎盘

认识植入性胎盘

植入性胎盘是指胎盘不正常地植入子宫壁。正常情况下，胎盘与子宫壁之间有一层蜕膜隔开，当宝宝出生后胎盘便很容易剥离。但是如果产妇的子宫壁曾经受伤过，如以前进行过流产手术、子宫内膜电灼手术或剖宫产，以致宝宝出生后胎盘无法顺利剥离，就会造成大出血，从而威胁到母亲的安全。

有时候虽然没有上述子宫内膜受伤的病史，而只存在前置胎盘(胎盘附着在子宫颈上)，但是，因为该处较薄，胎盘较易植入，也会有造成大出血的危险。在少数特殊的病例中植入性胎盘也可能发生在还未生产时，因为植入子宫壁的胎盘由内而外，造成子宫穿孔破裂，危及母亲及宝宝的安全。

植入性胎盘依照胎盘和子宫壁密接的程度，可分成三种：从最轻微的沾黏性胎

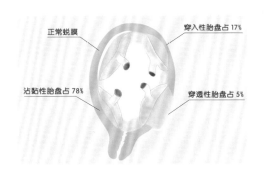

正常蜕膜　　　　　　　穿入性胎盘占 17%

沾黏性胎盘占 78%　　　穿透性胎盘占 5%

盘(紧黏住肌肉层)到中度的穿入性胎盘(穿入子宫肌肉层)，以及最严重的穿透性胎盘(穿过肌肉层到子宫的外层)。

危险因素包括前置胎盘、前胎剖宫产、多次流产

前置胎盘及前胎剖宫产都是造成植入性胎盘的危险因素。

★若只有前置胎盘而没有剖宫产或子宫手术的病史：发生植入性胎盘的几率约4%。

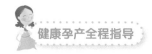
★若此胎有前置胎盘，又曾有过一次剖宫产病史：植入性胎盘的几率为10%~35%。

★若此胎有前置胎盘，又有多次剖宫产病史：植入性胎盘几率大幅增加到60%~65%。

另外，以前有过多次流产手术或者怀过六胎以上的产妇，都属于高危险群，有必要在产前检查时加以仔细判断。

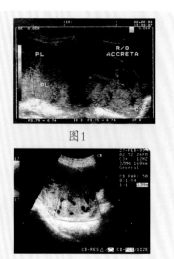

图1

图2

植入性胎盘孕妇死亡率高达7%

植入性胎盘的发生率因近几十年剖宫产及人工流产比率的增加，而呈现大幅上升趋势。根据国外统计，50年来约增加10倍，目前的几率大约是每1000个生产就有一个。

植入性胎盘除了会造成孕妇相当高的死亡率以外，还会造成许多手术中或手术后的并发症，例如大量输血的危险、发生感染、输尿管与膀胱受伤等风险的增加。

植入性胎盘的诊断重点

由于超声波技术的进步，有些较严重的穿入性及穿透性植入胎盘可以事先诊断，主要的诊断重点包括以下内容：

★胎盘中有不规则的窟窿，内有丰富的血流。

★在彩色超声波的扫瞄下，除了可以见到血流极多以外，流速也很快。

★胎盘肥大。

★母血唐氏症筛检中，胎儿蛋白可能升高。

以上特点可帮助诊断出植入性胎盘，但很多病例仍然是到生产时才发现，此时整个医疗团队的通力合作就更显得重要。

植入性胎盘的处置方法

不论是阴道生产还是剖宫生产，当宝宝出生后，植入性胎盘都会导致在娩出胎盘时发生大出血，所以临床上当医生发现胎盘不容易剥离时，必须有高度的警觉及准备，例如要有随时输血的准备，要告知麻醉科医生，甚至最后可能需要进行子宫切除术。一般而言，医生会有以下两方面的考虑：

❶ 如果不想再生小孩：子宫切除术是最好、最安全的办法。

❷ 如果想保留子宫：仍有很多方法可以尝试，但都有其危险性，例如：

★将供应子宫血液循环的子宫动脉或髂内动脉结扎。

★将局部植入之处的胎盘剥下，并加以缝合止血。

★切除该块植入部位正在出血的子宫壁，并加以缝合。

★在胎盘取出后，将子宫前后壁暂时前后缝合。

★必要时不勉强剥离胎盘，暂时留下胎盘，待萎缩后再处理。

PART6

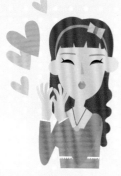

产褥期保健

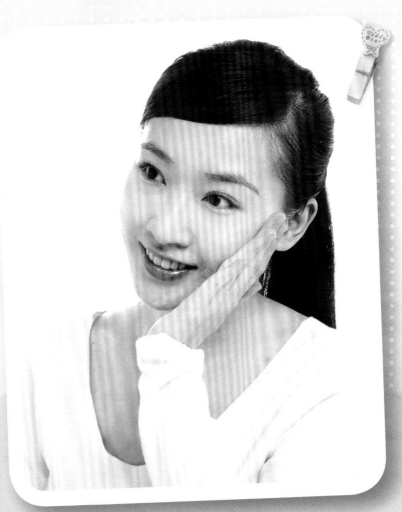

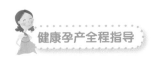

产褥期生活护理

① 妈咪坐月子的时间

分娩过后，宝宝降生了，新妈妈的身体还要经过一段时间才能复原。从胎盘娩出到全身各器官（除乳房外）恢复或接近未孕状态的时间大约需要42天，这一时期称为产褥期，俗称月子。

在产褥期，乳房要泌乳，子宫要复旧，各个系统要逐渐恢复正常状态，血液浓缩，出汗增多，尿量增多，消化系统恢复正常。月子坐得好不好，对女性的一生都是至关重要的。

② 开开心心坐月子

❶ 注意清洁卫生，可以淋浴，但要尽快清洗完毕，在沐浴间内擦干、吹干，并穿着长袖上衣、长裤。

❷ 多休息，以恢复体力。

❸ 自然产后7天、剖宫产后10天可开始运动，应循序渐进，量力而为，若有不适，立刻停止并休息。

❹ 采取均衡饮食，不要过量或油腻，

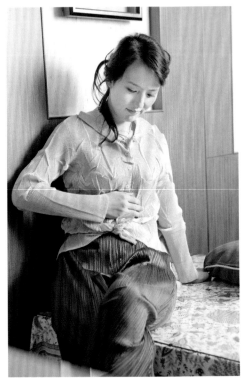

有利于妈咪身体复原及乳汁分泌。

❺ 保持愉快的心情，不要一直闷在房间里，家人应多给予关心和协助（例如分担照顾宝宝的任务），才能让妈咪开心地度过月子期，为之后的育儿生活做好身心准备。

③ 坐月子护理误区

 误区一：新妈咪要避风

不少人认为风是"产后风"（指产褥热）的祸首。其实，产褥热是藏在新妈咪生殖器官里的致病菌作怪引起的，多数是因为消毒不严格的产前检查或新妈咪不注意产褥卫生等。夏日里紧闭门窗，裹头扎腿还会引起新妈咪中暑，实不可取。

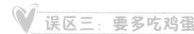

误区二：越晚下床越好

许多人认为，新妈咪体质虚弱，须静养，就让其长期卧床。实际上，顺产妈咪在产后当天就应该下床行走，这样才有利于产后恢复。

误区三：要多吃鸡蛋

鸡蛋的营养丰富，也容易消化，适合新妈咪食用，但并不是吃得越多越好。新妈咪每天吃2~3个鸡蛋足矣。

误区四：初乳不能喝

有的新妈咪认为初乳是"灰奶"，不让婴儿吮吸，而事实上初乳的营养价值很高，含有丰富的免疫抗体，因此不应浪费。

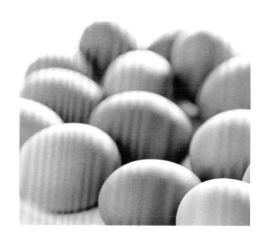

小贴士

有人认为产妇要在满月后才能洗头和洗澡也是错误的。产妇分娩时要出大汗，产后也常出汗，加上恶露不断排出和乳汁分泌，身体比一般人更容易脏，更易让病原体侵入，因此产后讲究个人卫生是十分重要的。

④ 月子中怎样刷牙漱口

月子中可以照常刷牙，以保护牙齿健康。有人认为月子中不能刷牙，这是不对的。新妈咪在月子中须进食大量糖类和高蛋白类食物，进食的次数也会增加，如果不刷牙，最容易发生坏齿，引起口臭和口腔溃疡。漱口刷牙能清除食物残渣和其他酸性物质，保护牙齿和口腔。

早晚要刷牙

刷牙时要用温水，牙刷不要太硬。刷牙时不能横刷，要竖刷，即刷上牙时应从上往下刷，刷下牙时应从下往上刷，而且里外都要刷到。

饭后要漱口

中医学主张产后用手指漱口。方法是将右手食指洗净，或用干净纱布裹住食指，再将牙膏挤于指上，犹如使用牙刷一般来回上下揩拭，然后按摩牙龈数遍。在月子中，这样漱口能预防牙龈炎、牙龈出血、牙齿松动等。也可采取盐水漱口、药液漱口等办法，如用陈皮6克，细辛1克，用沸水浸泡，待温后去渣含漱。

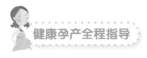
⑤ 新妈咪衣着的选择

新妈咪产后衣着应整洁舒适，冷暖适宜，不宜穿紧身衣裤，也不宜束胸，以免影响血液循环或乳汁分泌。

夏季

夏季新妈咪的衣着、被褥不宜过厚，最好用棉质品，才能吸汗去暑湿。若汗湿衣衫，应及时更换。

冬季

注意保暖，新妈咪床上的铺盖和被子要松软暖和，新妈咪最好穿棉衣或羽绒服，脚穿厚棉线袜或羊绒袜。后背和下体尤须保暖。

春秋季节

在春秋季节，新妈咪的衣着被褥应比平常人稍厚，以无热感为好，穿薄棉线袜。

束腹带

可以选择合适的束腹带来收紧腹部，以防腹壁下垂，但不可过紧，以免影响腹腔脏器的生理功能。

鞋子

新妈咪选择舒适透气的布鞋或软底鞋，不要穿高跟鞋，因为穿高跟鞋会使身体重心改变，引起腰酸腿疼。即使在家里或夏天也不要赤脚，应穿棉线袜或毛袜，防止脚底痛。

小贴士

过分"捂"的不良习俗是不科学的。如果捂得太严，汗液不能蒸发，影响体内散热，造成体温升高。尤其在炎热的夏天，捂得太严可能造成中暑。新妈咪的衣着应随着四季气候变化而进行相应的增减调配。

⑥ 秋冬更迭衣着重保暖

秋冬交替，日夜温差大，产后妈咪该如何调整衣着才不容易感冒呢？

专家表示，产后妈咪的免疫力通常会在2～3周的时间恢复，但是仍建议少去公共场所或直接吹风，进到室内脱下衣物时也应注意保暖，一感到冷就应即刻添加衣物。

此外，保暖工作不应只在局部，还要兼顾整体。长辈时常说，脖子或肚子不受凉就不会感冒，但实际上保暖工作应该兼顾全身，否则照样会感冒。不只是秋冬之际，即使是夏天，妈咪也应该随身携带一件薄外套，穿上袜子，以适应室内外温差大的情况。

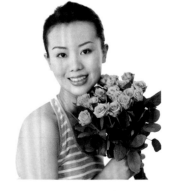

⑦ 新妈咪内衣的选择

新妈咪的生理状况较为特殊，毛孔呈开放状态，易出汗，因此，内衣裤应选择吸汗、透气性好、无刺激性的纯棉布料，宜宽大舒适，不要过于紧身，不要选用化纤类内衣。

胸罩能起到支撑和托扶乳房的作用，有利于乳房的血液循环。对新妈咪来讲，穿着合适的胸罩不仅能使乳汁量增多，而且还能避免因乳汁郁积而患乳腺炎。胸罩能保护乳头免受擦伤和碰伤，避免乳房下垂，减轻运动和奔跑时受到的震动。

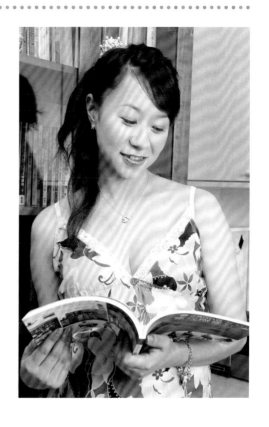

应根据乳房大小选择胸罩的大小和罩杯的形状，并保持吊带有一定拉力，将乳房向上托起。产后乳腺管呈开放状，为了避免堵塞乳腺管，影响哺喂宝宝，胸罩应选择透气性好的纯棉布料，可以穿着在胸前有开口的喂奶衫或专为哺乳期设计的胸罩。

⑧ 何时开始使用束腹带

依照妈咪生产方式的不同，妈咪开始使用束腹带的时间也不同。

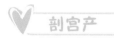 剖宫产

剖宫产的妈咪从手术室出来后，大多处于平躺的休息状态，如果产妇没有特殊活动需要，医护人员不会请妈咪此时一定要使用束腹带。不过当妈咪开始翻身，或第二天要下床活动，尤其是在第一次下床活动之前，为避免牵扯到伤口，医护人员一定会协助妈咪使用束腹带。

基于剖宫产妈咪在隔天就能咳出痰、鼓励妈咪下床活动等因素，一般会建议妈咪在术后第一天就开始使用束腹带。而妈咪在用了束腹带之后，疼痛感一般能得到一定程度缓解。

自然产

针对自然产的妈咪，一般不建议使用束腹带，不过现今自然产的产妇使用束腹带的比例依旧居高不下。自然产的妈咪使用束腹带的必要性毕竟不同于剖宫产者，没有特别要求该何时开始使用，仅需于白天活动前束上即可。

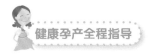

⑨ 使用束腹带的步骤

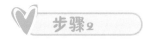

♥ 步骤1

妈咪平躺于床上，将束腹带打开并放于身下，接着从两端拉起。

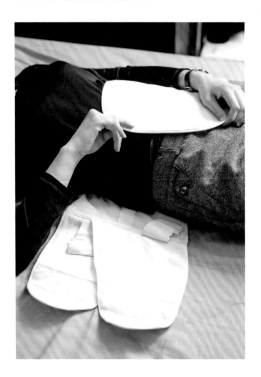

♥ 步骤2

将魔鬼毡固定于粘贴处，最后调整松紧度即可。

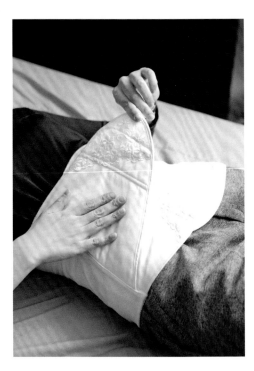

⑩ 新妈咪不宜长时间仰卧

经过妊娠和分娩后，维持子宫正常位置的韧带变得松弛，子宫的位置会随体位的变化而变化，如果产后常仰卧，可使子宫后位，会导致新妈咪腰膝酸痛、腰骶部坠胀等不适。因此，为使子宫保持正常位置，新妈咪最好不要长时间仰卧。

若采取俯卧位，注意不要挤压乳房，每次时间20～30分钟，平时可采取侧卧位，这种姿势不但可以防止子宫后倾，还有利于恶露的排出。

分娩后几天起，早晚各做一次胸膝卧位，胸部与床紧贴，尽量抬高臀部，膝关节呈90度。

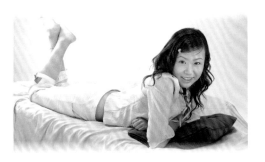

⑪ 提高坐月子的睡眠质量

产后妈咪常常为了照顾宝宝，希望了解清楚宝宝的生长状况而坚持自己照顾宝宝，因此必须迁就宝宝与大人截然不同的作息时间。尤其新生宝宝每2~3小时就要进食，没有昼夜的差异，导致妈咪的睡眠质量变差，进而使肌肤状况、情绪也都变差了。

建议家中其他成员共同协助妈咪。照顾宝宝并不是妈咪一个人的责任，若有人能够共同分担照顾的责任，妈咪也能获得更多的休息时间。妈咪在怀孕期间已经经历过各种不适症状，又经历生产的辛苦，产后应该让妈咪休养生息。

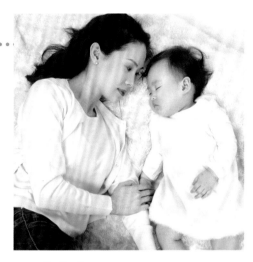

小贴士

妈咪也可以考虑请专业且合格的专业保姆或托婴机构帮忙照顾宝宝，不要在妈咪特别需要保养身体的阶段过度劳累。

⑫ 产后洗澡注意事项

新妈咪气血虚弱，表收不固，抵抗力差，易受邪气侵害，所以产后洗澡应特别注意寒温得当，严防邪气乘虚而入。

新妈咪产后洗澡应该做到"冬防寒，夏防暑，春秋防风"。

冬防寒

在冬天洗澡时，浴室宜暖，浴水须热，但不要大汗淋漓，汗出太多会伤阴耗气，易致头昏、胸闷、恶心等。

夏防暑

在夏天洗澡时，浴室空气要流通，水温应接近体温，在37℃左右，不可贪凉用冷水，产后触冷会导致月经不调、身痛等病。

宜淋浴

新妈咪宜采用淋浴，不宜盆浴，以免污水进入阴道，引起感染。每次洗澡时间不要太长，以15~20分钟为宜。

擦干身体、头发

洗澡后，应及时将身体和头发擦干，穿好衣服以后再走出浴室。最好用干毛巾将头发包起来，以免头部受风着凉，否则，头部的血管遇冷骤然收缩，可能引起头痛。

沐浴后，若头发未干，不要立即睡觉，否则会因湿邪侵袭而致头痛。饥饿时和饱食后不宜洗澡，洗澡后应吃点东西，以补充耗损的气血。

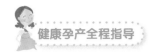
⑬ 新妈咪应经常梳头

梳头可以去除头发中的灰尘、污垢，还可刺激头皮，对头皮起到按摩作用，促进局部皮肤血液循环，满足头发生长所需要的营养，达到防止脱发的作用。另外，梳头还可以使人神清气爽，达到美容的效果。

新妈咪不要用新梳子梳头，因为新梳子的刺比较尖，不小心会刺痛头皮。最好用牛角梳，可起到保健作用。梳头应早晚进行，不要等到头发很乱，甚至打结了才梳，那样容易损伤头发和头皮。头发打结时，从发梢梳起，可用梳子蘸75%的酒精梳理。最好产前把头发剪短，以方便梳理。

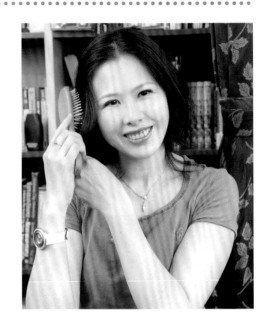

⑭ 产后运动须知

何时开始运动

顺产妈咪可在产后1~2个星期经过充分休息之后进行较为缓和的运动。剖宫产妈咪应在产后1个月再开始进行简单、缓和的小运动，以使手术伤口充分愈合。产后半年内应避免负重、久抱宝宝或久站，防止腹部过度用力影响剖宫产伤口的愈合。

运动因人而异

适当的运动有益身体健康，但并不是每个人都适合运动，应视妈咪是否有运动习惯以及身体状况是否适合运动。

若平时有运动习惯，产后可以循序渐进地加大运动量，但要在身体所能承受的范围内；若平常很少或没有运动习惯的妈咪想要运动，可以从散步、体操等运动开始。

妈咪量力而为

运动不一定要到户外，可以在家做一些爬楼梯、踩跑步机（慢走）、有氧运动、产后伸展操等，或做做简易的家事，不论哪种运动，妈咪都应量力而为。

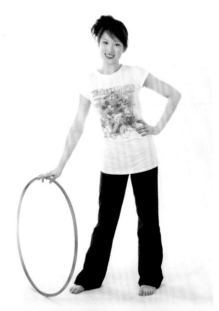

⑮ 产后忧郁改善方式

随着现代人的生活压力逐渐加大，产后忧郁成为不容人们忽视的问题，产后妈咪若发觉自己有产后忧郁的倾向，除了寻求专业的医疗协助外，还可依照以下六种方式，在日常生活中改善自己的生活态度，恢复产前的健康与自信。

❶ 倾诉：可找朋友或家人倾诉心事，寻求内心的支持与安慰。

❷ 不要忽略另一半：适当地处理好与另一半的关系，不要为了全心全意照顾宝宝而忽略了另一半。

❸ 保卫自身权益：生产或坐月子期间若遇到公司为难，可向劳动保障部门咨询与寻求协助。

❹ 不要追求完美：无论是在照顾宝宝还是与另一半相处上，新妈咪都要给自己适应产后新生活的时间。

❺ 保留私人空间：每天可留出属于自己的时间（时间长短依自己的需求而定），做自己想做的事。

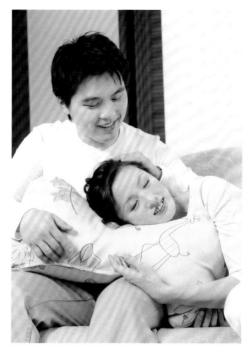

❻ 寻求专业协助：当怀疑自己有罹患忧郁症的倾向时，不要害怕寻求精神科医师的协助，有了专业协助，才能有效地避免忧郁症的发生。

⑯ 轻松缓解产后疲劳

容易倦怠的妈咪，可试试以下几个方法来缓解疲劳，让自己神采奕奕。

 改变生活习惯

产后疲劳的妈咪，多半是压力过大造成的，应尝试放松心情，不要逞能。有些妈咪真的不适合同时兼顾工作和家庭，这些妈咪们应认清自己的状况，避免做过于劳心劳力的事，并养成良好的生活习惯。

◎采取体力消耗最少的侧躺姿。

◎白天至少有两小时以上、晚上至少有4小时以上的持续睡眠。

◎妈咪只须负责哺喂母乳，将照顾婴儿的工作交给其他照顾者，以增加休息时间。

 稳定且持续的运动

运动能强化心肺功能，活络身体，建议妈咪遵守"333"的运动原则，即每周运动3次，每次运动时间至少30分钟，运动过程要让心率达到130次/分以上，才能真正达到有氧运动的效果，促进身体的代

273

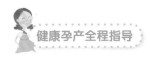
谢。新妈咪也可做些静态的放松运动，如按摩、瑜伽或SPA等。

做瑜伽可放松每个关节与关节面的肌肉和骨头，是身体最好的按摩。在做瑜伽前，一定要进行适当的暖身运动，避免运动伤害。在按摩前，务必先确认自己没有心血管疾病，动脉硬化的病人并不适合按摩，否则在一按一推的过程中，血管很可能会裂开。

提醒妈咪，在按摩时不要推拿关节，只要推揉肌肉与关节接触的部位即可。按摩可通过推揉肌肉使局部血液循环增加，就像让肌肉吃巧克力糖一样舒服，瞬间补充营养。

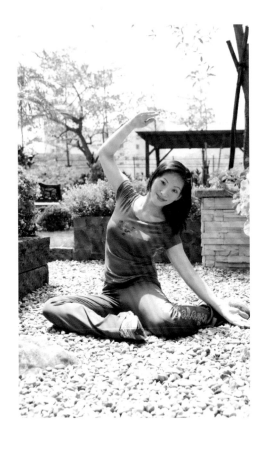

治疗心理问题

许多有情绪问题的人会压抑自己的情感，心理影响生理，容易造成慢性疲劳。有此困扰的人，可试着说出心中的话。抗忧虑药物的主要作用是抑制情绪，它有许多副作用。

建议妈咪先从自身想法、态度与生活作息改起，非不得已不要用药。另外，很多时候疲劳会以疼痛来表现，有些患者会自行服用止痛药，但止痛药不是伤肾就是伤肝，在吃之前应审慎评估有无必要。

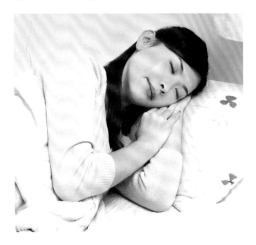

精神差？饮食过量或过少影响大

一般来说，饮食与疲劳之间并没有太大的关系，不过饮食过度会使全身的血液集中于胃肠道，帮助其进行消化、代谢，以致流至脑部及手部的血液不足，这也是为什么吃完饭就容易疲倦想睡的原因。现代女性爱美心切，常把"减肥"二字挂在嘴边，容易使血糖摄取不足，血液循环变差，加上缺乏运动，很容易感到萎靡不振。

容易疲劳的妈咪应保证均衡的饮食，最好不要抽烟、喝酒。抽烟会导致血管收缩，血液循环不畅；喝酒适量就好，睡前喝一小杯酒可促进血液循环，帮助睡眠，但是过量反而会增加肝脏负担。

产褥期饮食调养

① 月子期的饮食原则

营养均衡，奶水自然足

在坐月子期间，妈妈要均衡摄取奶、蛋、豆、鱼、肉类。尤其是产后第一周的泌乳黄金期，妈咪要加强蛋白质和热量的补充，才能促进乳汁分泌。

少量多餐，热量不囤积

妈咪在坐月子期间，为了供给宝宝奶水，需要摄取大量热量和高蛋白食物。许多妈咪饿了就吃，但是若餐餐过量，会很容易囤积脂肪，日后瘦身更困难。因此，妈咪要采取少量多餐的原则，不要让自己的身体处于饥饿状态，每一餐尽量保持在七八成饱即可。

多补充水分、蔬果

有些妈咪在坐月子期间会吃很多补品，但是补品吃多了容易造成便秘，假使孕期就曾有过便秘情形者，在坐月子期间又没有多补充水分和纤维素，很可能会复发便秘。

② 产后妈咪饮食六大原则

❶饮食均衡。

❷控制热量。

❸饮食不宜过度油腻或刺激，应采取清淡饮食。

❹避免吃肥肉或肉皮。

❺避免摄取过多盐分。

❻对于补品，可多喝汤，少吃料（油腻的汤应少喝）。

③ 坐月子饮食宜忌

❶饮食宜清淡，尤其在产后7日内，可选择以清鸡汤、清鱼汤和清排骨汤为主的食谱。

❷产后不宜进食冰冷食物，否则会影响身体的气血运行，容易引起身体酸痛。

❸不要用酒代水饮用，可煮些龙眼红枣汤、炒黑豆煎水、淡红糖水当饮料服用。

❹浓茶、咖啡，以及所有辛辣、燥热、油炸、油腻、黏滞难消化、坚硬的食物皆不宜多食。

❺不要吃从来没吃过的食物，以免因不适应而造成肚子痛或拉肚子。

❻要补充纤维素（吃一些青菜、水果），如果是只摄取脂肪和蛋白质，又因为有伤口而不敢出力，往往会造成便秘。

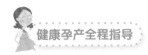
❹ 剖宫产妈咪产后饮食

　　剖宫产手术后，妈咪需等排气后才能进食，医生会先给予大量点滴补充水分及电解质，待排气后采取渐进式饮食，即先进食流质食物，肠胃无不适后即可吃点白稀饭，仍无不适即可正常饮食，其余饮食原则及注意方式与自然产相同。

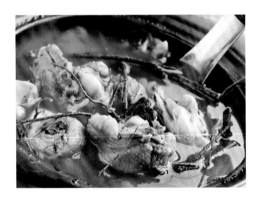

❺ 清淡饮食保健康

　　哺喂母乳的妈咪可以多吃麻油、花生等富含蛋白质及适量脂肪的食物。此外，产后肠胃需要时间恢复，应避免吃过于刺激性的食物。

　　每位妈咪的身体状况及对食物的接受度不同，妈咪应视个人具体状况来进行调整，并无绝对禁忌或必吃的食物。有很多坐月子的妈咪常有食物太过油腻、太补的感觉，到底吃进去是补了身体，还是造成了身体负担呢？

　　专家建议，妈咪在坐月子期间，饮食应以清淡、营养为原则，可多摄取高蛋白、高钙、高铁的食物。妈咪需注意，即使产后的食物多是补品，但若摄取过多，也会造成身体的负担，因此妈咪必须把握好产后食物，虽然不能帮助你减重，但至少能让你健康且不致发胖。

❻ 产后进补何时佳

　　无论妈妈是自然产还是剖宫产，能否使用中药调理都要看伤口的愈合程度。在产后，妇产科医生通常都会给妈咪开些消炎止痛药或子宫收缩剂，用药时要注意避免药物产生加乘作用。第一阶段所用的生化汤，自然产者应在产后第3天，且无血崩或伤口感染等情况下才可服用；剖宫产者则应该避开服用子宫收缩剂的时间，然后再开始服用，或考虑不用。

　　有些大补气血的药比较燥热，不适合在产后初期伤口仍未愈合时使用，否则可能导致充血疼痛、恶露增加等后遗症。

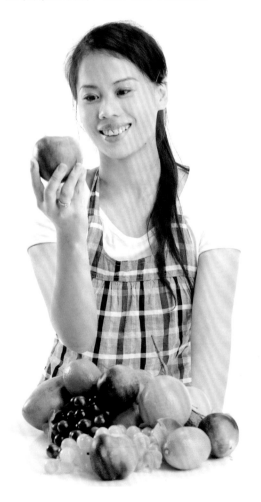

7 哪些进补药材需避免

人参

人参具有很好的补气效果，对于子宫收缩颇有帮助，但它具有止血功能，因此不建议在刚开始服用生化汤时使用。

另外，哺乳期间使用人参、党参，可能会导致乳汁分泌减少，如非必要，可用黄芪代替。虽然红参可补气，但比较燥热，在恶露仍多时应避免使用。

上述为一般禁用人参的理由，但如果妈妈产后非常虚弱，出血量很大，中医医师可能还是会考虑使用人参。

黄连

黄连是苦寒药物，但并不会损害消化功能。虽然妈妈产后初期体质比较燥热，但产后多虚且需排出恶露，使用太寒的药物可能伤及气血，导致恶露变少而排不干净，故不建议使用。

以此类推，如白萝卜、大白菜、西瓜等偏寒的食材，及茶、咖啡等刺激性饮料也不宜使用。若有特殊情况，则需先询问医生的意见。

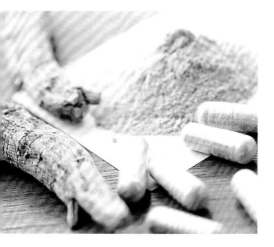

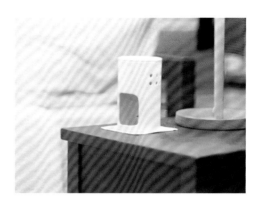

8 妈咪冬季进补须知

中医观点

内经中提到："冬三月，此谓闭藏，水冰地坼，无扰乎阳，早卧晚起，必待日光，使志若伏若匿……"意思就是冬天的这三个月，因气候较为寒冷，气会不断外露，使能量流失。从西医角度来看，气不断散失的现象即为失温。中医则认为，要将气内敛在身体中，保证身体暖和，是冬天养生最重要的目标。

冬季进补您补对了吗？

如果在尚未弄清楚自己体质的情况下就胡乱进补，是会补出问题的。以燥热体质来说，冬天就不太适合进补，即使要补，也要采取"凉补"，不能采取"温补"。因此，可选择偏凉的百合莲子汤等补品，加入一些木耳与少许冰糖，煮成甜汤食用。

属于燥热体质的妈咪不宜再吃姜母鸭、当归羊肉汤、中药炖排骨等食物，否则容易出现后续症状，如口腔溃疡、便秘、夜晚睡不好等。气虚者或血虚体质者则可考虑吃十全大补汤或十全大补鸡。

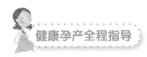
⑨ 产褥期新妈咪调理食谱

① 山药冬瓜鲤鱼汤

材料：

新鲜冬瓜连皮200克，山药9克，枸杞3克，鲤鱼200克，生姜两小片，盐、酒少许。

制法：

❶ 将新鲜冬瓜（留皮带子）与鲤鱼洗净后，分别切块备用。

❷ 将上述药材与冬瓜一同放入沙锅中，加水煮30分钟。之后加入鲤鱼煮熟，最后添加少许盐、酒调味，即可食用。

功效：

清热利水，解毒，减肥。

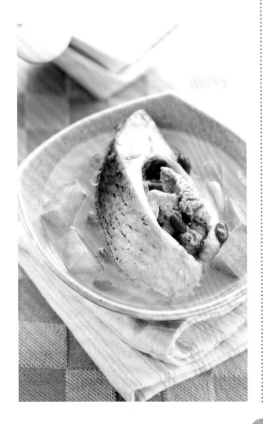

② 冬瓜薏仁瘦肉汤

材料：

冬瓜300克，薏苡仁15克，鸡胸肉100克。

制法：

将冬瓜洗净，去皮，切块，放入锅中，加上薏苡仁（先用水浸泡半小时）、鸡胸肉，倒入适量水，先用大火煮滚，再转小火炖煮约半小时。

功效：

薏苡仁可轻身益气、健胃补脾。鸡胸肉含蛋白质，低脂肪，对产后消小腹效果佳。

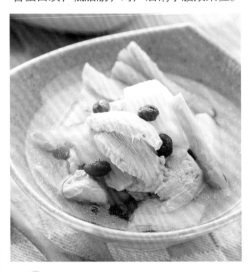

③ 滋阴润肺止痒汤

材料：

沙参9克，麦冬9克，玉竹12克，枸杞9克，鲜山药250克，鸡胸肉1片，生姜两小片，盐少许。

制法：

❶ 将鲜山药洗净，切块。鸡胸肉洗净，切片备用。

❷ 将上述药材与食材一同放入沙锅中，加水煮熟调味即可食用。

红烧海参豆腐

材料:

荷叶4.5克,何首乌4.5克,葛根9克,枸杞15克,海参1碗,豆腐1块,小玉米粒1碗,高汤半碗,太白粉适量,米酒、盐、酱油与醋适量。

制法:

① 将除枸杞以外的其余药材加700毫升水,煮1小时,过滤后备用。

② 豆腐微微酥炸,再加入全部材料,煮熟调味后,用太白粉勾芡即可食用。

功效:

补气养血,促进新陈代谢和油脂分解。

5 鲈鱼汤

材料:

鲈鱼半条,生姜3~4片,当归3片,红枣5颗。

制法:

将鲈鱼内脏清除干净。待水滚后,放入所有材料一同炖煮即可。

功效:

活血化瘀,补充蛋白质,增强体力。

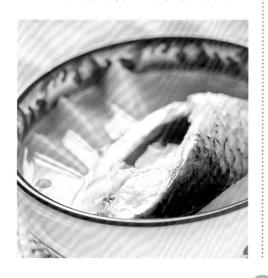

6 红豆紫米甜汤

材料:

红枣6个(15克),黑枣6个(15克),红豆20克,紫糯米20克,冰糖一茶匙。

制法:

① 红豆洗净,用水浸泡。

② 红、黑枣洗净备用。

③ 将所有食材加适量水放入电饭锅中,炖烂即成。

功效:

本药膳具有补气养血的功效,非常适合肠胃虚弱、容易腹泻、贫血的新妈咪食用。

7 麻油鸡

材料:

麻油两匙,鸡肉300克,米酒200毫升,姜50克。

制法:

① 用麻油炒老姜至呈浅褐色。

② 把煮好的鸡肉、米酒等一起放入烹调。

功效:

① 麻油有助于子宫收缩,调节体内脂质。

② 鸡肉含有丰富的蛋白质,可以促进组织再生,其中又以乌骨鸡的营养价值最高。

③ 姜能改善胃口且开痰下食,温中止呕,用姜调味可促进食欲,但要小心因温燥而产生口干、口苦、烦躁、便秘等现象。

④ 米酒可促进血液循环,但性燥热,用量不宜过大。

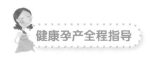
产褥期疾病护理

❶ 自然产伤口护理要点

自然产的撕裂伤口通常会在产后的3～5天愈合，愈合速度比剖宫产产妇快。伤口的大小及疼痛的程度与多个因素有关，如胎儿的重量、母亲骨盆腔的宽窄及生产的速度等。

建议自然产24小时后可采用温水冲洗法，即用温水冲洗会阴，水温41℃～43℃，一天3～4次，持续到伤口愈合。在伤口尚未复原的期间，使用温水冲洗会阴比较温和不刺激，还可避免细菌随着水进入子宫内部而引起发炎。

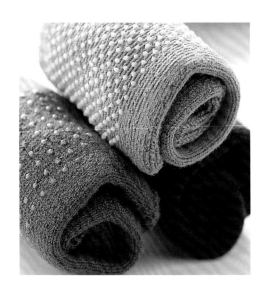

❷ 剖宫产伤口护理要点

剖宫产手术多采半身麻醉，在术后下肢会有麻木感，需要慢慢恢复知觉。待麻醉消退后，伤口会有疼痛感，子宫收缩时也会有不适感。喂奶时，可将宝宝放在垫有枕头的大腿上，或采用侧卧方式，以减少宝宝压迫到妈咪产后伤口而导致疼痛。

产后3～5天可做子宫环形按摩，此按摩法可以促进子宫的复原及恶露的排出，也可预防因收缩不良引起的产后大出血。剖宫产后的妈咪若已能自行稳定走动（术后的2～3天），便可使用防水贴布遮盖伤口，用淋浴的方式洗澡，浴后要尽快恢复伤口的干燥清洁。若有任何感染的症状，就要立即就医。

子宫环形按摩法

先找到子宫的位置（位于肚脐下方，腹部中央），当子宫变软时，用手掌稍微施以力量进行环形按摩，感觉子宫发硬，如此才表明收缩良好。

❸ 剖宫产伤口的护理建议

剖宫产的手术伤口位于下腹部，约15厘米长，手术当天用厚棉垫覆盖，配合束腹带加压止血。术后第一天医师会为你的伤口换药，改用纱布或贴美容胶。

除了保持伤口清洁与干燥外，每天还需观察伤口是否有红、肿、热、痛或分泌物。若皆正常，出院当天要再换一次药，并重新贴上美容胶。手术后10天可开始淋浴洗澡，建议半年内皆采用淋浴，避免泡澡。除每天观察伤口外，一星期还需更换一次美容胶，并持续使用半年，以避免产生瘢痕。

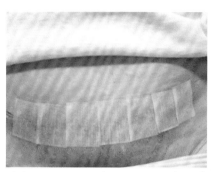

美容胶贴法：原则上，伤口须完全覆盖，由一侧贴往另一侧。

❹ 会阴伤口的护理建议

❶ 多吃富含纤维素的食物。会阴伤口疼痛会影响排便的顺畅度和意愿。妈咪可以多吃纤维素含量丰富的食物，一方面可减少便秘的发生，另一方面排便顺畅，也可减少会阴伤口的疼痛感。

❷ 根据医师指示服用止痛药及抗生素，可以减轻疼痛，预防产后伤口感染。

❸ 如厕后，先用温开水轻轻冲洗会阴部，再用卫生纸轻轻按压。

❹ 在会阴伤口完全愈合后，再恢复性生活，以免伤口发生感染。

❺ 假使会阴伤口有红、肿、热、痛的情形，请尽快告知妇产科医师。对剖宫产的伤口进行护理时勿碰水、勿抠抓。

❻ 剖宫产妈咪在术后，医师会在伤口上擦拭碘伏和贴美容胶带，伤口在愈合之前要尽量避免碰水。妈咪在淋浴时，请勿撕开美容胶带，等淋浴结束后，再轻轻撕开美容胶带，将伤口轻轻按压擦干，之后再换上新的美容胶带即可。

❺ 恶露的颜色和流量变化

产后2～3天：血量多，颜色鲜红。

产后3～4天：血量明显减少，颜色会变得更淡。

产后约两星期后：恶露颜色变得更淡，有点接近淡黄色，且量更少，有些妈咪的体质特殊，需要一个月的时间才能将恶露排空。

小贴士

恶露应该是越来越少，假使出现流量暴增、恶露有异味、发热、腹痛等现象，一定要尽快去医院，让妇产科医师检查有无子宫发炎感染的现象。

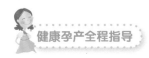
⑥ 子宫按摩帮助恶露排出

在怀孕过程中，胎儿逐渐长大，将子宫撑大，在产后子宫会慢慢收缩回来，直到变成一个拳头大小。产后子宫的位置在肚脐的周围，每日会下降大约一个横指的高度，直到完全下降至骨盆腔。妈咪在生产后，子宫内的黏膜、血液、组织会随胎儿娩出而剥落，形成恶露。一般来说，剖宫产妈咪在开刀时，医师会尽量将恶露清除干净，但是自然产的妈咪就得多花点心思，以求尽快排空恶露。

建议妈咪在产后就可以进行子宫按摩，帮助子宫收缩，促进恶露排空。

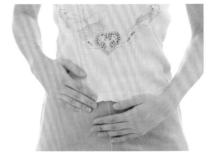

按摩步骤一

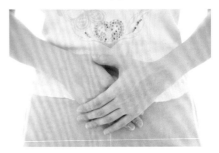

按摩步骤二

⑦ 如何应对产褥热

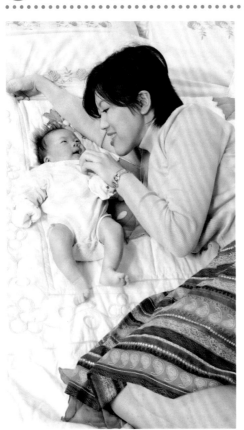

产褥热是指产后妈咪出现异常的发热症状，若是发热已达38℃以上，就可能是产褥热。产褥热生成的原因很多，包括泌尿系统感染、乳腺炎、子宫内膜炎与伤口感染等，都需要进行检查治疗。

如果是会阴伤口发炎引起的发热症状，可将药膏涂抹于会阴部。若会阴伤口恢复较慢或伤口较大，则可再搭配温水冲洗，以促进血液循环，帮助伤口愈合。但若伤口已严重感染，出现红肿、疼痛、化脓等情形，就要采取口服抗生素治疗，或进行切开引流的手术。

产褥热发生的原因是发炎感染，因阴道有伤口而使细菌逆行性感染，或在医院通过医护人员感染细菌。若有子宫发炎的情形，也可观察产后有无大量深红色且带有恶臭味的恶露，来判定是否需要进行治疗。产后妈咪的抵抗力较差，若无充分休息与足够的营养，就易发生产褥热。

❽ 高血压产妇坐月子注意事项

❶ 高血压产妇在产后48小时内需要注意血压状况，留意有无头痛不适或视力模糊等现象出现。

❷ 注意恶露量，若脉搏变快，尿量减少，需注意有无产后大出血的情况。

❸ 高血压产妇在坐月子期间，一定要保持身心舒适，家人应为产妇提供安静舒适的环境，尽量卧床休息，限制访客，这在产后头几天是很重要的。

❹ 在坐月子饮食方面，可采取高纤维、高蛋白、低钠饮食，一般建议要多摄食蔬菜、白色肉类（例如鱼肉、鸡肉），可以快速改善水肿的情况。

❺ 产后坐月子时，产妇若能充分休息，对高血压的治疗非常重要。家人要多协助产妇照顾新生婴儿，以免产妇因婴儿的哭闹而无法正常睡觉，否则将会使高血压情形恶化，不好控制。

❻ 家人要给予心理支持，预防产妇产后忧郁症的发生，这一点相当重要。

❼ 若产妇还在服用降血压药，如果突然站起来，可能会发生一过性低血压，有时甚至会昏倒，因此产妇要非常小心起立的动作。

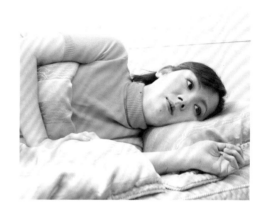

❾ 产后贫血的治疗

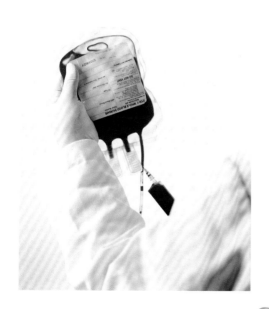

产后贫血是由于妊娠期贫血未得到纠正和分娩时出血过多造成的。贫血会使人乏力，食欲不振，抵抗力下降，容易引起产后感染，严重的还可能引起心肌损害和内分泌失调，所以应及时治疗。

血色素90克/升以上者属轻度贫血，可通过食疗纠正，应多吃动物内脏、瘦肉、鱼虾、蛋、奶、绿色蔬菜等。血色素60～90克/升者属中度贫血，除改善饮食外，还需接受药物治疗，常口服硫酸亚铁、叶酸等。低于60克/升者属重度贫血，单靠食疗效果缓慢，应多次输新鲜血液，尽快恢复血色素，减少后遗症的发生。

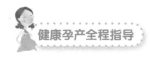
⑩ 什么是子宫复旧不全

怀孕期间

怀孕期间，母体为适应胎儿生长发育的需要，出现一系列生理变化，其中以子宫的变化最大，子宫腔的容积由非孕时的5毫升增大到足月时的5000毫升，子宫的重量由非孕时的50克增加到足月时的1000～1200克。

分娩后

分娩后，由于子宫肌肉的收缩，迫使肌层内的血管管腔闭锁或变得狭窄，子宫肌细胞缺血，发生自溶，子宫体积明显缩小，胎盘剥离面也随子宫的缩小和新生内膜的生长而得以修复。一般在产后5～6周可基本恢复到非孕状态，这个过程称为子宫复旧。当复旧功能受到阻碍时，即引起子宫复旧不全。

观察

可以通过产后宫底下降的情况和恶露量来观察子宫复旧情况。

正常情况下，当胎盘娩出后，子宫底下降至脐下；12小时后，由于盆底肌肉的恢复，子宫底上升与脐平，以后每天下降1～2厘米；大约在产后1周，子宫缩小至怀孕12周大小，可在耻骨联合上方扪及；在产后20天，子宫底降至骨盆腔内，腹部检查摸不到子宫底；产后42天，子宫完全恢复至正常大小。

可根据上述标准，每天观察新妈咪产后子宫复旧的情况。检查前新妈咪要先排尿。

子宫复旧不全时，血性恶露持续的时间延长，可达7～10天或更长时间，量也明显增多，有时可出现大量流血，恶露混浊或伴有臭味；在血性恶露停止后，还会有脓性分泌物排出。新妈咪多感觉腰痛及下腹坠胀，偶尔也有恶露量少而剧烈腹痛者。

通过检查还可发现，如果子宫复旧不全，会比同时期的正常产褥期妈妈的子宫大且软，多为后倾后屈位，常伴有轻度压痛，宫颈也软，宫口多未关闭。

如未能及时纠正子宫复旧不全，因伴有慢性炎症，会使子宫壁内纤维组织增多，从而导致子宫纤维化。纤维化子宫可引起月经期延长和月经量增多。

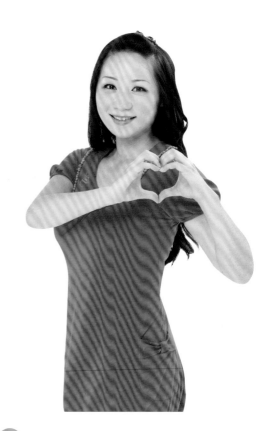

⑪ 子宫复旧不全的应付措施

子宫复旧不全时，应采取以下措施：

❶ 应给予子宫收缩剂，以促进子宫收缩，如麦角流浸膏1毫升，每日3次，共2日；也可用催产素10单位，肌肉注射，每日1~2次，连续3日。

❷ 伴有炎症现象时，应给予广谱抗生素消炎治疗。

❸ 用中药活血化瘀，促进子宫收缩，如益母草膏2~3毫升，每日3次。

❹ 子宫后倾时，新妈咪应经常采取膝胸卧位，以纠正子宫位置。每日1~2次，每次10~15分钟。

❺ 如果怀疑有胎盘或大块胎膜残留，就应该行刮宫疗法。

❻ 子宫肌瘤合并子宫复旧不全者，应该采用保守治疗。

❼ 新妈咪应该注意休息，保持良好的情绪，加强营养，大小便要通畅。

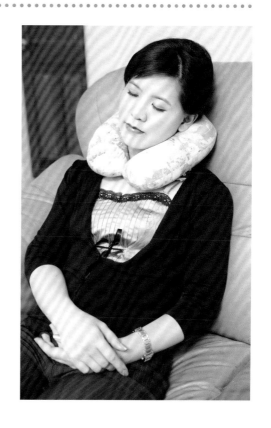

⑫ 产后谨防静脉栓塞

静脉栓塞是孕产妇最容易发生的疾病之一，而且以下肢发生静脉栓塞最为常见，还可发生于门腔静脉、肠系膜静脉、肾静脉、卵巢静脉及肺静脉等。深静脉栓塞是围产期的一种严重并发症，应引起警惕。

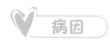

一是血液中的凝血因子多了，而溶解血块的因子少了。

二是静脉血管血流速度变慢，深部静脉受压，血流淤滞，再加上新妈咪活动少，静脉中处于高凝状态的血液容易凝结成块（即血栓），从而阻塞血管（即栓塞）。

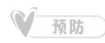

对孕产妇来说，预防深静脉栓塞最好的办法是多活动。在妊娠末期，不要因为行动不便而停止活动，应坚持散步或做适量家务。产后第一周是栓塞的多发期，新妈咪应早下床，做适量运动，即使是手术后，也应尽量在床上做翻身、伸屈肢体等运动。只要深部静脉血管内的血能不停流动，血栓就难以形成了。

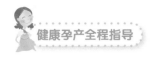

当然，产前产后还要严密观察，一旦出现发热，必须警惕是否发生静脉炎。如果是，就要用抗菌素进行治疗。如果发现下肢肿胀、疼痛、发凉、青紫等情况，要及时就医，如早期采用抗凝药物治疗，则无需开刀。如果延误了诊治，就需手术取出血块。

对孕产妇来说，及早注意预防静脉栓塞为上策。

⑬ 产后便秘的预防措施

预防新妈咪便秘，可采取以下措施：

❶ 适当活动，不要长时间卧床。产后头两天，新妈咪应勤翻身，吃饭时应坐起来。健康、顺产的新妈咪，在产后第二天即可开始下床活动，逐日增加起床时间和活动范围。

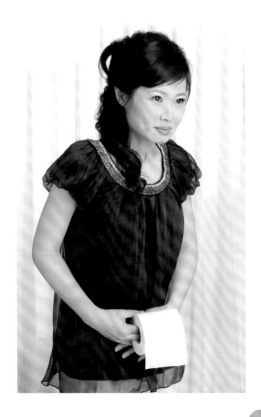

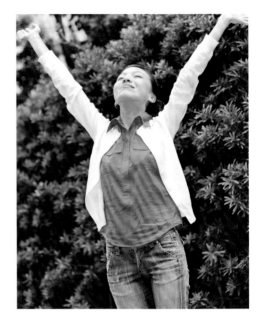

❷ 在床上做产后体操，进行缩肛运动，锻炼骨盆底部肌肉，促使肛门部血液回流。方法是：做忍大便的动作，将肛门向上提，然后放松。早晚各做一次，每次10～30回。

❸ 新妈咪饮食要合理搭配，荤素结合，多吃一些含纤维素多的食物，如新鲜的蔬菜瓜果等，香蕉就有较好的通便作用。

❹ 少吃辣椒、胡椒、芥末等刺激性食物，尤其是不可饮酒。要多喝汤、饮水。

❺ 每日进餐时，应适当吃一些粗粮，做到粗细粮搭配，力求主食多样化。麻油和蜂蜜有润肠通便的作用，产后宜适当多食用。

❻ 平时应保持精神愉快，心情舒畅，避免不良的精神刺激，因为不良情绪可使胃酸分泌量下降，肠胃蠕动减慢。

❼ 注意保持每日定时排便的习惯，以便形成条件反射。

❽ 每天绕脐顺时针进行腹部按摩2～3次，每次10～15分钟，可以帮助排便。

14 产后便秘的处理方法

新妈咪便秘的处理方法有以下几种：

❶ 用黑芝麻、核桃仁、蜂蜜各60克，先将芝麻、核桃仁捣碎，磨成糊，煮熟后冲入蜂蜜，分2次1日服完，能润滑肠道，通利大便。

❷ 用中药番泻叶6克，加红糖适量，开水浸泡代茶饮。

❸ 用上述方法效果不理想者，可服用养血润燥通便的"四物五仁汤"：当归、熟地各15克，白芍10克，川芎5克，桃仁、杏仁、火麻仁、郁李仁、瓜蒌仁各10克，水煎，两次分服。

❹ 严重者，可在医生指导下，应用一些缓泻药，如果导、开塞露等，还可以请护士进行温肥皂水灌肠。不要盲目用力，以防子宫脱垂及直肠脱出。

15 产后痔疮的预防措施

新妈咪产后由于子宫收缩，直肠承受胎儿的压迫突然消失，使肠腔舒张扩大，粪便在直肠滞留的时间较长，容易形成便秘。如果在分娩过程中会阴撕裂，还会造成肛门水肿疼痛等。因此，产后注意肛门保健和预防便秘是预防痔疮发生的关键。

❶ 勤喝水，早活动。由于产后失血，肠道津液水分不足，以致造成便秘，而勤喝水，早活动，可增加肠道水分，促进肠道蠕动，预防便秘。

❷ 少吃辛辣、精细的食物，多吃富含粗纤维食物，搭配芹菜、白菜等，这样消化后的食物残渣就比较多，大便容易排出。

❸ 勤换内裤，勤洗浴。这样不但可以保持肛门清洁，避免恶露刺激，还能促进肛门周围的血液循环，消除水肿，预防外痔。

❹ 产后应尽快恢复排便习惯。一般产后3日内一定要排一次大便，以防便秘。新妈咪不论大便是否干燥，第一次排便一定要用开塞露润滑，以免损伤肛管黏膜而发生肛裂。

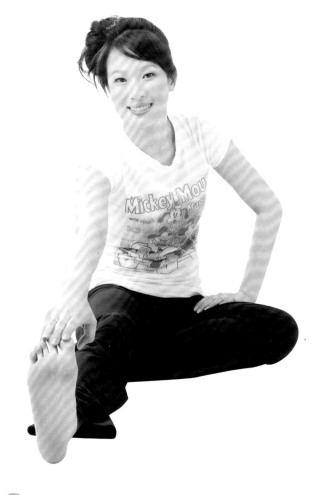

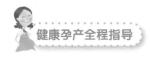
⑯ 产后排尿困难怎么办

产后排尿困难是一件很难受的事。预防产后排尿困难的方法有以下几种：

❶ 在产后4小时主动排尿，不要等到有尿意再解。解除新妈咪对小便引起疼痛的顾忌，鼓励和帮助新妈咪下床排尿。排尿时要增加信心，放松精神，平静自然地排尿，要把注意力集中在小便上。

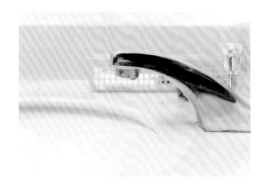

❷ 如不能排出尿液，可在下腹部用热水袋热敷，或用温水熏洗外阴和尿道口周围，也可用滴水声诱导排尿。

❸ 为促进膀胱肌肉收缩，可针灸关元、气海、三阴交等穴位。

❹ 可肌注新斯的明0.5毫克，也可取中药沉香、琥珀、肉桂各0.6克，用开水冲服。

❺ 如果以上方法都没有效果，就应该在严密消毒下导尿，并将导尿管留置24~48小时，先持续开放24小时，使膀胱充分休息，然后夹住导尿管，每4小时开放一次，待其水肿、充血消失后，张力自然恢复，48小时后拔除，一般都能恢复排尿功能。在留置导尿管期间应多饮水，使尿量增加，以免尿路感染。每天冲洗会阴两次，保持外阴清洁。

⑰ 应对产后会阴瘙痒

产后的伤口在未感染的情况下，一般可以很快复原，但若出现感染症状，易合并疼痛和不适感。产后回家休养的妈妈们，应注意避免伤口感染，一旦发现感染症状，应立即复诊治疗，以免恶化。

新妈咪可通过观察来辨别是否受到感染，包括恶露颜色是否正常、分泌物的味道有无异常、伤口是否出现不明的渗液、恶露是否出现怪味并伴有不明血块和组织碎片等。若有异常，就要考虑是否出现感染。严重者，伤口部位甚至会出现红、肿、热、痛等症状，并伴随体温升高。

建议产后妈咪在每次如厕后，可使用卫生纸轻拍（由前往后）的方式，将余尿吸干。平日可用市售的冲洗壶来清洗会阴部，或调制稀释的白醋保持阴道偏酸的环境。要注意适当保养，切勿过度清洁。

在穿着上，产后妈咪应选择透气宽松的衣物，不要穿着过紧的裤子，一般不要穿着产后塑身型衣裤，因为会妨碍伤口的复原。

小贴士

会阴瘙痒严重时，要到医院检查，根据病症的严重程度进行相应的治疗。建议新妈咪不要胡乱用药，应在医生的指导下进行用药。

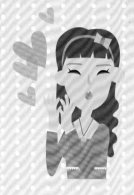

PART 3

哺乳期保健

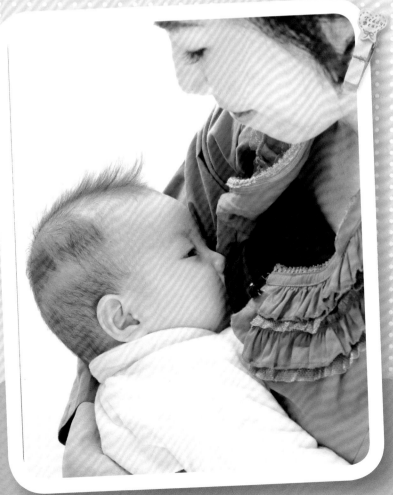

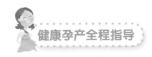

哺乳期生活护理

① 乳晕为什么越来越黑

乳晕颜色变黑，其实从青春期以后受到内分泌的影响，就已经开始，再加上内衣的摩擦、体质、吸吮、怀孕、哺乳、年龄增长等因素，乳晕会越来越黑。必要时，可以使用乳晕美白产品来淡化乳晕的颜色。

② 哺喂母乳后乳房变形怎么办

产后哺喂母乳的妈咪，在停止喂奶后，乳房通常都会变形。这是因为妈咪在哺喂母乳时，乳腺及肌肉脂肪组织被撑大，所以在停止哺喂母乳后，乳房就会松弛、萎缩，甚至变形。

因此，提醒妈咪在产后要选择合适的内衣，支撑乳房，多多练习扩胸运动，多多按摩乳房，就能改善乳房下垂的困扰。

③ 产后乳房护理要点

 按摩乳房

保持乳腺畅通，避免乳房皮肤弹性变差。

 不要只选择一边喂奶

不要只让宝宝吸吮一边，以免妈咪乳房大小不一。

 避免快速瘦身

产后不要快速瘦身，以免脂肪过快消失，导致皮肤松弛。

 选择塑身内衣

选择塑身内衣一方面可达到支撑效果，另一方面可以解决脂肪不均匀的问

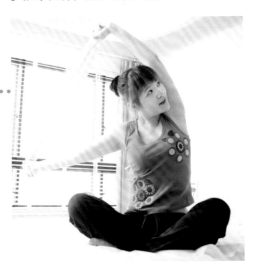

题，可以改善身体的线条。挑选时要注意必须透气，不能太紧。

 扩胸运动

早晚各做一次扩胸运动，每次重复动作20～30次，这样可增加胸部肌肉的弹性，有效预防乳房变形或下垂。

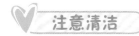

注意清洁

新妈咪不需要用肥皂或沐浴液清洁乳房，如果乳房皮肤过于干燥，可用羊脂膏涂抹乳房，以保持水分，使其变得滋润。给宝宝哺喂母乳前，可用开水清洁擦拭乳头，等喂完奶之后，直接用奶水涂抹，因为奶水具有极佳的滋润效果。

④ 哺乳期 ≠ 安全期

许多产后妈咪以为喂母乳能抑制排卵，就能自然避孕，因此在产后没有采取避孕措施，结果才生完没多久就又有了。因此需要提醒爸妈们，哺乳期不代表安全期，一定要做好避孕措施，以免在没有计划的情况下又怀了下一胎。

完全哺乳的妈咪

产后6个月内，新妈咪一直哺乳，而且完全是母乳喂养，在此期间，新妈咪几乎不排卵，怀孕的可能大约只有2%，但并非完全能够达到避孕效果。

不喂母乳的妈咪

产后没有喂母乳的妈咪，月经来之前就要避孕。月经大约6星期以内会来，90%的新妈咪会在3个月内恢复正常月经，也有部分新妈咪在真正月经来之前，会产生间歇性少量出血。

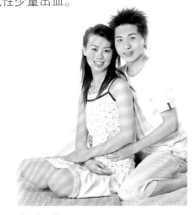

小贴士

产后性生活要在确认新妈咪恢复健康、恶露干净后开始。但因生产多少都会造成阴道、会阴受损，所以刚开始时要缓慢，放轻松，以免疼痛影响性致。

⑤ 喂母乳也能瘦身

哺乳期间，妈咪虽然补充了较多的蛋白质及其他营养素，不过别担心，宝宝在吸吮母乳的过程中，妈咪可以消耗的热量相对增加许多，而且可以促进子宫收缩，小腹也会逐渐平坦。

有些妈咪爱吃汉堡、面包、可乐等高热量的食物，但是这些食物对妈咪的健康及乳汁的分泌一点帮助也没有。如果妈咪平时能够多吃些富含矿物质、蛋白质的食物，而非热量高且难以消化的淀粉、油炸、甜分高的食物，乳汁也会比较充足。

因此，新妈咪将饮食控制好，再加上哺喂母乳，供需之间掌握得当，并不容易发胖。美国曾做过一项调查，如果妈咪一天平均喂乳750毫升，便可消耗630千卡的热量。一般而言，只要一天能够消耗500千卡，一周便可减少体重0.5千克。持续哺喂母乳的妈咪，基本上只需要饮食均衡摄取，不必特别执行减重计划，体重依然能够渐渐下降。

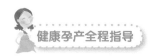

哺乳期饮食调养

❶ 哺乳妈咪饮食注意事项

❶ 哺乳妈咪忌吃大麦及麦制品，以免影响乳汁分泌。

❷ 增加乳汁的食材有以下几种：

海鲜类：虾、鲈鱼、乌仔鱼、黄鳝。

点心类：红豆红糖汤、芝麻核桃粥。

豆腐类：香菇豆腐汤。

花生及肉类：水煮花生、花生猪蹄汤、金针猪脚汤、海带排骨汤、乌骨鸡料理。

❷ 帮助下奶的食物

能够帮助下奶的食物有猪蹄、猪肠、鸡蛋、鸭蛋、羊肉、牛肉、羊奶、牛奶、丝瓜、金针菜、葱、豆腐、豆浆、芝麻、花生、核桃、地瓜、鱼类、虾子、牡蛎、花枝、海参、枸杞、桂圆等。

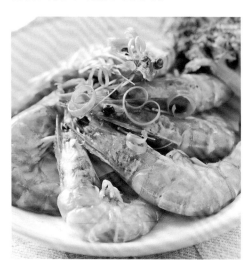

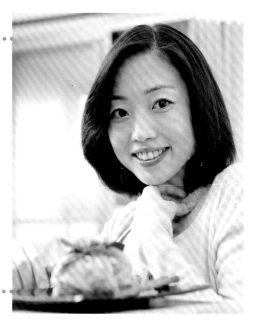

❸ 中药调养产后哺乳问题

中药药方除可作为一般调养以外，妈妈如有以下问题，还可求助中医，选择合适的药方。

♥ 水肿

如果新妈咪在产后1~2周恶露很多，或水分代谢不好，容易出现水肿，此时可视体质使用红豆汤、薏仁汤，或在药方中加入益母草，以达到利水消肿的效果。

♥ 乳汁不足

如果要促进乳汁分泌，妈妈可多食用鱼汤、猪蹄等含高蛋白的食物，而八珍汤本身既可补气血，又能促进乳汁分泌。另外，如果希望乳汁通畅，除了要做好乳房护理，定时排空乳汁外，还可在原有的八珍汤内，另加一些香附等行气药物，使乳腺管更加通畅。

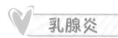
乳腺炎

妈妈坐月子期间，如有发热、发炎等情形，均应就医处理。针对患乳腺炎的一侧乳房，热敷按摩不可少。在药材的选择上，最常用的是蒲公英，加一些当归、川芎或王不留行直接煮水喝，可消炎，促进乳腺管通畅。这时妈妈也要避免吃油腻的食物，以免加重乳腺管阻塞。

退奶

新妈咪若因为某些因素而无法继续哺喂母乳，建议用麦芽直接煮水喝，或者选用韭菜等会减少乳汁分泌的材料。

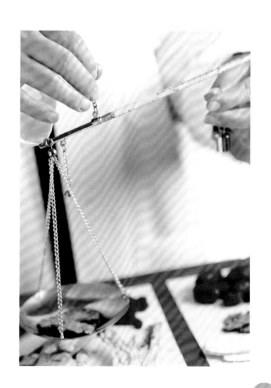

④ 哺乳妈咪营养食谱

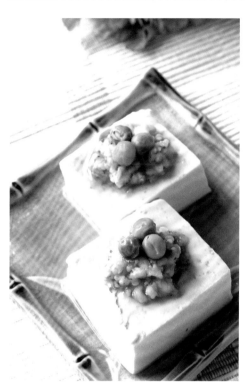

① 虾仁镶豆腐

材料：

豆腐100克，虾仁40克，青豆仁3克，蚝油1小匙。

制法：

❶ 豆腐洗净，切成四方块，挖去中心的部分备用。

❷ 虾仁洗净，剁成泥状，镶入挖空的豆腐中，并摆上青豆仁装饰。

❸ 将做好的豆腐摆入电饭锅内锅，外锅加入半杯水蒸熟。

❹ 将蚝油、水倒入锅中，熬煮成稠状，再淋到蒸好的豆腐上即成。

功效：

虾仁及豆腐所含油脂较少，是优质的蛋白质来源，可增加母乳的营养。

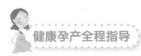

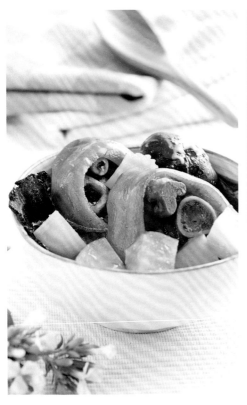

③ 姜丝鲈鱼汤

材料：

七星鲈鱼1尾(约500克重)，玉米须10克，车前子10克，姜丝适量，水5碗，盐1/4茶匙。

制法：

❶ 将玉米须洗净，加入车前子和5碗水炖煮30分钟，取药汁。

❷ 鲈鱼洗净，处理好后，从中对切，加入姜丝、药汁、盐，放入锅中炖煮即成。

功效：

有利尿的作用，可以改善产妇下肢水肿的现象，同时能有效促进产后乳汁分泌，恢复体力。

② 青木瓜猪脚

材料：

青木瓜半个，猪脚1只，黄豆100克，爆姜少许，米酒水适量，黄芪15克，当归10克，桂枝5克，肉苁蓉5克，党参25克，红枣8颗，川芎10克，肉桂2.5克。

制法：

❶ 青木瓜洗净，去皮，去子，切块。猪脚去杂毛，洗净，切块，汆烫后洗净备用。

❷ 黄豆洗净，用水泡约两小时。

❸ 将所有材料放入炖锅中，加入米酒水直到盖过材料，炖煮至烂。

功效：

促进乳汁分泌，使肌肤光滑有弹性。

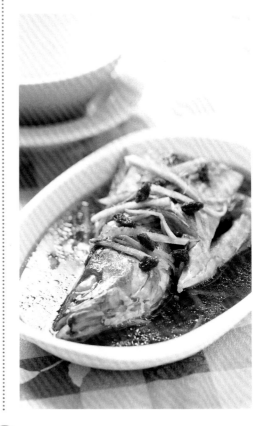

④ 花生猪蹄汤

材料：

前猪蹄600克，老姜4片，花生200克，葱1支，八角1个，王不留行15克，通草25克，黄芪50克，当归7.5克，红枣3颗，黑枣3颗，炙甘草两片，酒50毫升，盐1/2小匙。

制法：

❶ 猪蹄洗净，用沸水汆烫，再用清水冲洗。

❷ 将上述药材用滤纸袋包裹好，备用。

❸ 将全部材料和药材包放入炖锅内，炖煮约90分钟，取出药材包即成。

功效：

此汤具有补充气血、通乳、促进乳汁分泌的功能。

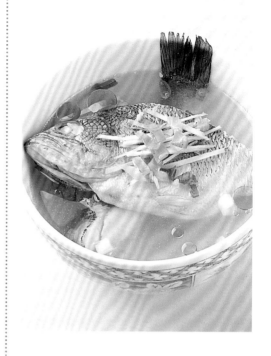

⑤ 鲤鱼姜丝汤

材料：

鲤鱼1尾，车前子6克，玉米须15克，姜丝适量，调味料及盐适量。

制法：

❶ 将鲤鱼去鳞及内脏洗净后，切成段备用。

❷ 将车前子（用布包）、玉米须同鲤鱼放入锅中，加水适量，先用大火煮开，再转小火煮熟即可。

功效：

❶ 鲤鱼可以利尿消水肿，并且能促进乳汁分泌。

❷ 车前子、玉米须可以利尿消肿，有助于改善产妇下半身肥胖，且有通乳的作用，想要瘦腰、美腿的妈妈不妨试试吧！

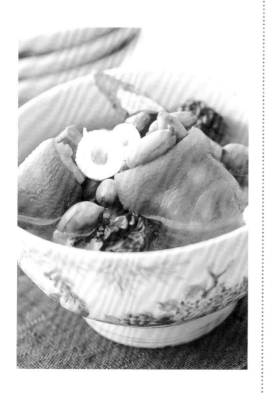

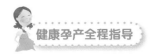

哺乳期常见问题处理

① 哺乳妈咪生病怎么办

哺乳权不应被剥夺

妈妈的身体在受到感染的时候，会启动全身免疫系统对抗疾病，产生的抗体可以通过乳汁传给宝宝，增强宝宝对疾病的抵抗力。因此，妈咪生病时，若未服药物，一般可以继续喂奶。

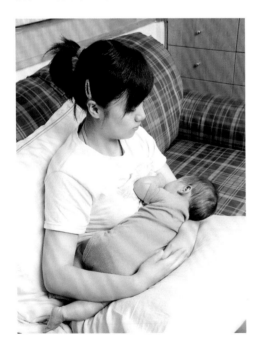

小贴士

提醒哺乳妈咪不要滥用药物，如果必须用药，应在医生指导下使用，以免影响宝宝。

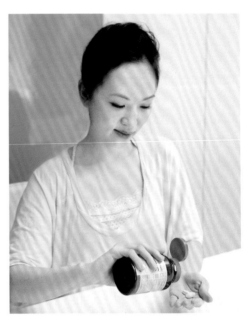

哺乳妈咪用药注意事项

❶ 大部分药物都会进入奶水里，由于宝宝肝脏的解毒能力差，进入乳汁的药物成分容易对宝宝造成影响，妈咪应谨慎选择服用的药物。

❷ 如果医生让妈妈服用药物时要求妈妈要停喂母乳，应要求医生换用其他较安全的药物，不要急着停喂母乳，因为目前一般都能找到更安全的替代药物。

❸ 避免使用复方性药物，如综合性感冒药，应先从单一成分药物尝试。

❹ 药效短的（一天需吃多次）比药效长的安全，因为其能更快地从奶水中消失。

⑫ 新妈咪应慎用西药

新妈咪在哺乳期用药应慎重。大多数药物可通过血液循环进入乳汁，或使泌乳量减少，或使宝宝中毒，可能损害宝宝健康，如损害新生儿的肝功能、抑制骨髓功能、抑制呼吸、引起皮疹等。

对乳儿影响较大的药物

❶ 四环素可使乳儿牙齿发黄。

❷ 链霉素、卡那霉素可引起乳儿听力障碍。

❸ 乳母服用磺胺药物可产生新生儿黄疸。

❹ 乳母长时间使用巴比妥，可引起乳儿高铁血红蛋白症。

❺ 氯丙嗪能引起乳儿黄疸。

❻ 乳母使用灭滴灵，可能使乳儿出血、厌食、呕吐。

❼ 麦角生物碱会使乳儿恶心、呕吐、腹泻、虚弱。

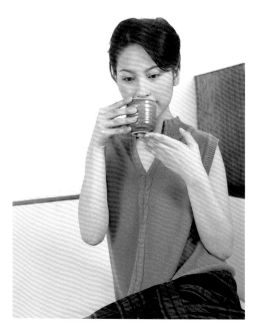

❽ 利血平使乳儿鼻塞、昏睡。

❾ 避孕药使女婴阴道上皮细胞增生。

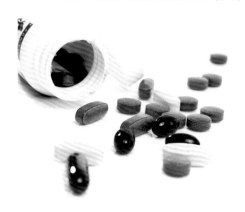

对新生儿影响较大的药物

❶ 抗生素：氯霉素、四环素、卡那霉素等。乳母服用氯霉素后，容易使宝宝腹泻、呕吐、呼吸功能不良、循环衰竭及皮肤发灰，还会影响宝宝造血功能。

❷ 镇静、催眠药：阿米托、氯丙嗪等。

❸ 镇痛药：吗啡、可待因、美沙酮等。

❹ 抗甲状腺药：碘剂、他巴唑等。

❺ 抗肿瘤药：如5-氟尿嘧啶等。

❻ 其他：如磺胺药、异烟肼、阿司匹林、麦角、水杨酸钠、泻药、利血平等。

小贴士

乳母在服用任何药物时，应了解此种药物是否对孩子有影响，最好征求医生的意见。如果确实需要服用对宝宝有影响的药物，可暂停哺乳或断奶。

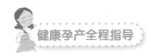

❸ 新妈咪不宜滥用中药

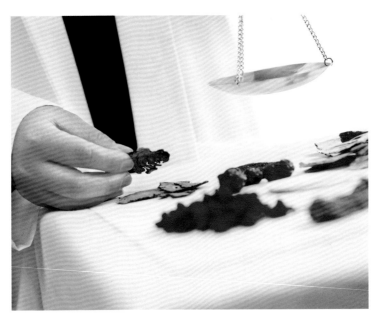

养血、活血化瘀、清热解毒、理气通下，可以改善微循环，增强体质，促进子宫收缩，促进肠胃功能恢复及预防产褥感染。但是，如果新妈咪一切正常，最好不要用中药，须吃药时，应在医生指导下进行。

产后用药的一个关键问题是要注意不要影响乳汁的分泌，以免影响哺乳，对宝宝不利。产后一定要

新妈咪产后服用某些中药，可以达到补正祛淤的作用，如产后保健汤，包括以下草药：当归、川芎、桃仁、红花、捆草、炙甘草、连翘、败酱草、枳壳、厚朴、生地、玄参、麦冬等，可以滋阴

忌用中药大黄，大黄不仅会引起盆腔充血、阴道出血增加，还会进入乳汁中，使乳汁变黄。炒麦芽、逍遥散、薄荷油有回奶作用，所以乳母忌用。

❹ 产后乳房肿痛怎么办

让宝宝早吸吮是解除乳房胀痛的好办法。当宝宝吸吮力不足时，可借助吸乳器将乳汁充分吸出。

挤奶的同时进行乳房按摩，通过刺激与压力促进乳腺管开放，将乳汁完全挤出来。

乳腺管通畅后，乳房胀痛的症状就会缓解或消失。新妈咪佩戴合适的乳罩，将乳房托起，有助于乳房的血液循环，也可减少乳房胀痛。

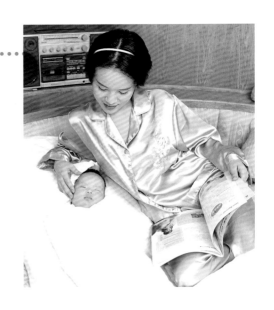

⑤ 妈咪乳头破皮怎么办

哺乳妈咪常抱怨宝宝吸奶太用力，导致乳头破皮疼痛，其实不是宝宝力气大，而是喂奶姿势错误造成的。喂奶时，一定要让宝宝的嘴含住乳头和乳晕，如果宝宝只含住了乳头，很容易使妈妈乳头被拉扯而受伤。当妈咪感觉疼痛时，最好先暂停喂奶，将乳房稍微按压后，轻轻把乳头拉出，然后用正确的姿势让宝宝同时含住乳头、乳晕吸吮。

要想让喂奶顺利进行，妈咪在喂奶时可先刺激宝宝的嘴巴，让宝宝的嘴巴张得足够大，才能同时含住乳头和乳晕。

万一乳头破皮受伤，不必擦消炎药，只要用乳汁涂抹，大约两天后就会痊愈，因为乳汁中含有天然的修复成分。

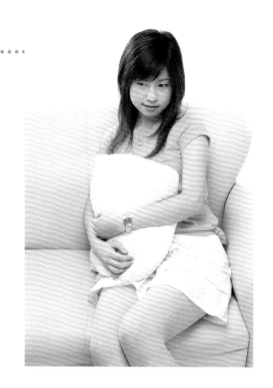

⑥ 急性乳腺炎的起因

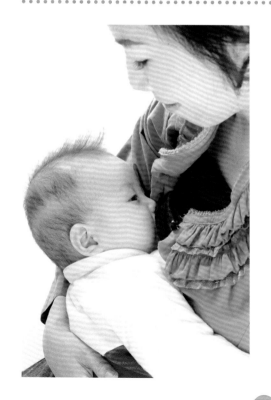

♥ 病因

不少新妈咪往往在哺乳时未让婴儿将乳汁吸尽，导致乳汁郁积在乳腺小叶中。一旦乳头发生皲裂，哺乳时会有剧烈疼痛，更影响新妈咪的充分哺乳。此外，有些新妈咪的乳头发育不良（如乳头内陷），也有碍于哺乳的进行。新妈咪的乳汁中含有比较多的脱落上皮细胞，更容易引起乳管的阻塞，使乳汁郁积加重。乳汁的郁积又往往使乳腺组织的活力下降，为入侵细菌的生长繁殖创造了有利条件。

♥ 细菌侵入途径

急性乳腺炎的病原菌主要是金黄色葡萄球菌，由链球菌引起的乳腺炎比较少

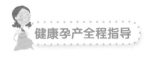
见。细菌侵入的途径有三种：

❶ 由于哺乳不当引起乳头皲裂，新妈咪双手不清洁，使细菌污染乳房，然后细菌从裂口处侵入，再沿淋巴管蔓延至皮下和腺叶间的脂肪和结缔组织，引起蜂窝组织炎。

❷ 另有一种在医院内流行的乳腺炎，多由耐青霉素的菌株引起，病菌通过婴儿的鼻咽部，在哺乳时直接沿乳腺管逆行侵入乳腺小叶，在郁积的乳汁中生长繁殖，引起乳腺小叶感染。

❸ 新妈咪若患有呼吸道感染或生殖道感染，细菌经血液循环到达乳腺，也容易造成感染。

⑦ 乳腺炎的症状

早期

病程早期，乳房疼痛伴发热，体温在38℃左右，乳腺肿胀疼痛，出现界限不清的肿块，伴有明显的触痛，皮肤表面微红或颜色未变。乳房肿块主要是乳汁郁积和淋巴结肿大、静脉回流不畅所致，如能积极治疗，多能消散。

中期

炎症继续发展，症状更加严重，多有寒战、高热。乳腺的疼痛加剧，常呈搏动性。皮肤表面红肿发热，伴有静脉扩张。腋下可扪及肿大并有压痛的淋巴结。血白细胞计数明显增高。如系溶血性链球菌感染，则浸润更为广泛。感染严重的，可以引起败血症。

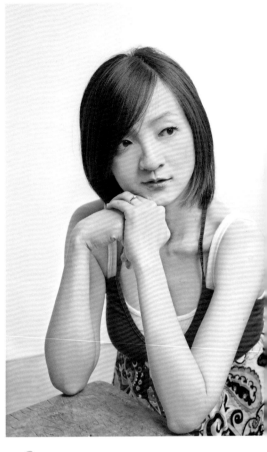

后期

炎症逐渐局限而形成脓肿。脓肿的部位有深有浅。表浅的脓肿波动明显，可向体表溃破，或穿破乳管从乳头排出脓液。深部的脓肿早期不易出现波动感，如未经及早切开引流，则慢慢向体表溃破，可引起广泛的组织坏死，也可穿破乳腺后的疏松结缔组织间隙，在乳腺和胸肌之间形成乳腺后脓肿。

小贴士

如果确诊为乳腺炎，应在医生的指导下服用抗生素和通乳药物。

⑧ 乳腺炎的早期发现

当哺乳女性感到发冷、发热、全身不适、乳房局部红肿疼痛时，就应该及时就诊。

检查乳腺炎时，室内应光线明亮，病人端坐，两侧乳房充分暴露。

观察两侧乳房的大小、形态是否对称，有无局限性隆起或凹陷，乳房皮肤有无红肿及橘皮样改变，浅表静脉是否扩张，乳头、乳晕有无糜烂。

检查者用手指掌面而不是指尖进行扣诊，不要用手指抓捏乳腺组织。检查顺序为乳房外上、外下、内上、内下各象限以及中央区，先查健康的一侧，后查患病的一侧。

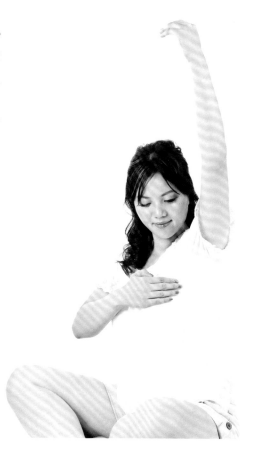

⑨ 乳腺炎的预防

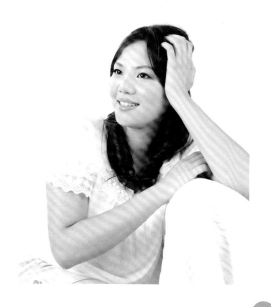

乳腺炎是新妈咪常见的一种病症，轻者不能给婴儿正常喂奶，重者则要手术治疗。如果及早预防或发现后及时治疗，可避免或减轻病症。

❶ 预防急性乳腺炎的关键在于防止乳汁郁积和保持乳头清洁，避免损伤。

❷ 从孕晚期开始，经常用温水清洗两侧乳头。有人建议在产前经常用酒精擦洗乳头和乳晕，可促使局部皮肤变坚硬。应该定时哺乳，每次哺乳后都应使乳汁吸尽。如未能吸尽，在哺乳后可扣及乳房肿块，此时应该用手按摩乳房，挤出或用吸奶器吸出乳汁，防止乳汁郁积。

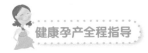

③ 如已发生乳腺炎，应及时治疗，必要时应暂停哺乳，并用吸奶器吸尽郁积的乳汁。

④ 产前每月在乳头及乳晕上擦一次花生油，妊娠8个月后每日用温水洗擦乳头、乳晕，使乳头皮肤变韧耐磨，预防产后婴儿吸吮而皲裂。有乳头内陷者更应注意矫正。

⑤ 产后每次喂奶前后用温水洗净乳头及乳晕。产后按需哺乳，哺乳前按摩乳房，哺乳后用吸奶器吸尽乳汁。

⑥ 掌握正确的哺乳姿势，要让婴儿含住大部分乳晕，而不是只含乳头。每次喂奶时要使奶汁完全吸空，如婴儿吸吮力不够，不能吸空时，可用吸奶器或用手将乳汁挤出，不使乳汁郁积在乳房内。如发生乳汁郁积，可用手从乳房四周向乳头方向轻轻按摩后，用吸奶器将乳汁吸出或用手挤奶，每天7～8次。

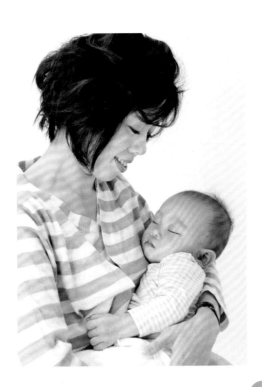

⑦ 哺乳后应清洗乳头。不要让婴儿含着乳头睡觉。哺乳时间不宜过长，防止乳头破损或皲裂。若乳头皲裂，可涂鱼肝油铋剂或蓖麻油铋剂，喂奶前则要将药剂擦净。也可在哺乳后挤出少量乳汁涂在乳头上。皲裂严重时需暂停喂奶，用手将乳汁挤出或用吸奶器将奶吸出，伤口愈合后再喂奶。乳头内陷的新妈咪，每天清洗后用手指向外牵拉乳头加以纠正。

⑩ 乳腺炎的治疗

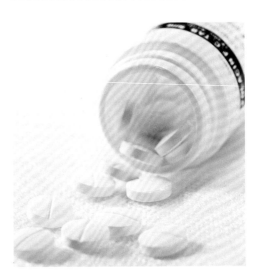

治疗乳腺炎可选用青霉素、氨基苄青霉素、红霉素、先锋霉素等抗生素。处在乳汁郁积期的病人，可以继续哺乳。在局部硬结处可敷上中药如意金黄散，或将仙人掌捣碎后外敷，2～3天即可见效。

早期乳腺炎如果得到及时治疗，就可以治愈。炎症早期可继续哺乳，排空乳汁，防止乳汁郁积。感染严重时可用健侧乳房哺乳，喂完奶后用吸奶器吸尽残余乳汁。患侧乳房应等脓肿切开，排出脓液后才可哺乳。如已经形成脓肿，要及时请外科医生切开引流。